看護学テキスト NiCE

薬理学

――――――
編　集
――――――

荻田　喜代一
首藤　誠

南江堂

執筆者一覧

編集

荻田喜代一	摂南大学薬学部　特任教授
首藤　誠	摂南大学薬学部臨床研究センター　准教授

編集協力

竹中　泉	大阪信愛学院大学看護学部看護学科　教授
中山　由美	四天王寺大学看護学部看護学科　教授

執筆（執筆順）

荻田喜代一	摂南大学薬学部　特任教授
米山　雅紀	摂南大学薬学部薬理学研究室　教授
田中　雅幸	摂南大学薬学部臨床薬学研究室　准教授
首藤　誠	摂南大学薬学部臨床研究センター　准教授
菊田　真穂	摂南大学薬学部社会薬学研究室　教授
小森　浩二	摂南大学薬学部実践薬学分野　准教授
中山　由美	四天王寺大学看護学部看護学科　教授
竹中　泉	大阪信愛学院大学看護学部看護学科　教授

	―看護師・薬剤師・薬理学者が編集した看護のための薬理学書―
はじめに	薬理学は治療に欠かせない「くすり」のからだへの作用を追究する学問であり，薬物療法のために薬理学を学ぶことは医療人にとってきわめて重要です．中でも，看護における薬理学は，看護職の専門化・多様化・高度化に伴って，看護基礎教育，大学院教育，現場の看護師の継続教育で重要視されています．看護学教育モデル・コア・カリキュラムにおける薬理学教育は，「C-5-4)-(1) 薬物及び薬物投与による人間の反応」に記載され，そのねらいとして「的確な薬物療法を行うために必要な基本的な考え方（薬理作用，有害事象，与薬時の注意事項）と看護援助を学ぶ」とあります．看護師は与薬の実践者であり，患者にもっとも近いところで「くすり」の作用や副作用（有害事象）を観察することで薬物療法の重要な情報を入手することができます．その情報をより的確に観察するためには「くすり」の作用のみならず，その作用のしくみ，「くすり」の生体内動態（吸収，分解，排泄）などの知識が必要です．看護教育では，このような患者志向性の薬理学（Patient-oriented Pharmacology）を修得し，医師・薬剤師と協働して薬物療法に貢献できる看護師の養成が期待されています．

本書は，「医療の最前線の看護を経験した看護学部教員」，「医療の最前線の薬剤師を経験した薬学部教員」，「薬理学研究に従事している薬理学の専門家」を編集者・執筆者とした看護基礎教育，大学院教育，現場の看護師教育の本格的な薬理学の学びの書です．

本書はコンパクトながら，看護師の学びにとって十分な情報を盛り込んでいます．特長として，薬理作用の理解のために，①前提となる解剖生理や病態の知識，②作用機序の理解を助ける効果的な図表，③代表的な薬物の特徴をまとめた一覧表を盛り込みました．また，患者のもっとも近くにいる看護師にとって重要な情報となる，④与薬後に注意すべき特徴的・重篤な副作用はできるだけ記述し，⑤臨床で役に立つ薬物療法における「看護のポイント」，⑥看護師と医師・薬剤師のチーム医療を意識した記述などがあります．

また，本書は，看護教育にとどまらず，看護師が医療の現場で協働する薬剤師の教育における Patient-oriented Pharmacology の教科書としての活用も推奨します．本書を通して看護学生と薬学生が共に学ぶことで薬物療法に貢献する医療人チームとなることを期待します．

2020 年 10 月

編集者を代表して

荻田 喜代一

目次

| 第1章 | **総 論** | 荻田喜代一 | 1 |

A	薬物療法における看護業務に必要な知識	1
1	薬と薬物療法	1
a	薬と毒	1
b	医薬品	1
c	薬物療法	2
2	薬物療法における看護師の役割	3
a	誤薬の防止と適切な薬物の適用	3
b	治療効果の確認，有害作用の防止と早期発見	3
c	期待される効果が得られる患者への服薬指導・補助	4
d	患者・家族への治療方針の説明	4
3	処方箋	4
a	処方箋の記載項目	5
b	麻薬処方箋および注射薬処方箋	5
4	添付文書	5
B	薬が効くしくみ	8
1	薬理作用の基礎	8
a	薬の主作用と副作用	8
b	薬の投与量と作用	8
2	薬物の作用点	9
a	受容体	10
b	イオンチャネル	11
c	トランスポーター	13
d	酵素	14
C	薬の投与方法と生体内運命	14
1	薬の投与経路と剤形	15
a	経口投与	16
b	舌下投与	17
c	直腸内投与・腟内投与	17
d	経皮投与	18
e	注射投与	18
f	その他の投与方法	19
2	薬物の吸収	19
a	バイオアベイラビリティ	19
b	薬物の生体膜透過性と消化管吸収に影響を及ぼす因子	20
3	薬物の分布	21
a	薬物の血管から組織・細胞への移行	21

b	血液-組織関門	22
c	分布容積	22
4	薬物の代謝	22
a	薬物代謝反応	23
b	代謝の変動要因	23
5	薬物の排泄	24
a	腎排泄	24
b	胆汁排泄	25
6	薬物血中濃度モニタリングおよび全身クリアランス	25
a	薬物血中濃度モニタリング	25
b	クリアランス	26
c	全身クリアランス	26
d	点滴の血中濃度	26
D	薬の効果に影響を与える因子	26
1	年齢	27
a	小児	27
b	高齢者	28
2	妊産婦・授乳婦	28
a	妊産婦	28
b	授乳婦	29
3	遺伝子	29
4	臓器障害	30
a	肝障害	30
b	腎障害	30
c	心疾患	30
E	薬の連用・併用で起こる薬理作用の変化	30
1	薬物耐性・薬物依存	30
a	薬物耐性	30
b	薬物依存	31
2	薬物アレルギー	31
3	薬物相互作用	31
a	薬物動態学的相互作用	31
b	薬理学的（薬力学的）相互作用	32
F	医薬品の管理と保存	33
1	劇薬と毒薬	33
2	麻薬・向精神薬・覚醒剤	33
a	麻薬	34
b	向精神薬・覚醒剤	35

第2章　自律神経系に作用する薬
米山雅紀　37

A 神経系の構成 37
B 自律神経系 37
1 自律神経の解剖学的特徴 37
2 自律神経系の生理学的意義 39
3 自律神経系における神経伝達物質と受容体 ... 39
C 交感神経に作用する薬 40
1 カテコールアミン 41
2 非カテコールアミン 43
　a 直接型作動薬 43
　b 間接型作動薬 43
　c 混合型作動薬 44
3 交感神経遮断薬（抗アドレナリン薬） 45
　a アドレナリン受容体遮断薬 45

　b アドレナリン作動性神経遮断薬 45
D 副交感神経系に作用する薬 46
1 直接型コリン作動薬 46
　a コリンエステル類 46
　b 合成コリンエステル類 46
　c 天然アルカロイド 47
　d その他 47
2 間接型コリン作動薬（コリンエステラーゼ
　阻害薬） 47
　a 可逆的コリンエステラーゼ阻害薬 48
　b 非可逆的コリンエステラーゼ阻害薬（有機
　　リン化合物） 48
3 副交感神経遮断薬（抗コリン薬） 48

第3章　心臓・血管系疾患治療薬
田中雅幸　51

A 心臓・血管の構造とはたらき 51
1 心臓の構造 51
2 血管系の構造とはたらき 51
B 高血圧と治療薬 52
1 血圧調節のしくみ 52
2 高血圧 53
3 治療と薬物療法の方針 53
　a 治療の方針 53
　b 薬物療法の方針 53
C 虚血性心疾患と治療薬 57
1 狭心症・心筋梗塞 57
2 薬物療法の方針 58
3 狭心症治療薬 58
　a 血管拡張薬 58
　b 交感神経遮断薬 59
　c 抗血小板薬 59
　d 抗凝固薬（ヘパリン） 60
4 血栓溶解薬 60
5 心筋梗塞の再発予防に用いられる薬 60

D 心不全と治療薬 60
1 心不全 60
　a 心臓の部位による分類 61
　b 機能および進行速度による分類 61
2 薬物療法の方針 61
　a 進展ステージによる選択 61
　b 薬物の作用による選択 61
3 心不全治療薬 62
　a 強心薬 62
　b 交感神経遮断薬 63
　c レニン・アンギオテンシン系阻害薬 64
　d 抗アルドステロン薬 64
　e 利尿薬 64
　f 血管拡張薬 64
E 不整脈と治療薬 64
1 不整脈 65
　a 不整脈とは 65
　b 心筋細胞の電気活動 65
2 薬物療法の方針 67
3 抗不整脈薬 67

第4章　血液・造血器系疾患治療薬
田中雅幸　69

A 血液と造血器系 69
1 血液成分 69
2 造血器 69
B 貧血と治療薬 70
1 貧血の種類 70
2 貧血治療薬 71
　a 鉄剤 71

　b ビタミン B_{12}，葉酸 71
　c 副腎皮質ステロイド薬 72
　d エリスロポエチン製剤 72
　e その他 72
C 抗血栓薬と止血薬 73
1 血管内皮と血小板のはたらき 73
2 血液凝固と線溶のしくみ 73

3 血栓性疾患と抗血栓薬 ──────── 73
  a 抗血小板薬 ──────── 74
  b 抗凝固薬 ──────── 77
  c 血栓溶解薬 ──────── 78
4 出血性疾患と止血薬 ──────── 79
  a 凝固促進薬（ビタミンK製剤）──────── 79
  b 抗線溶薬 ──────── 80

  c 血管強化薬 ──────── 80
  d 酵素製剤 ──────── 80
  e 血液凝固因子製剤 ──────── 80
  f トロンボポエチン受容体作動薬 ──────── 80
D 血液製剤 ──────── 81
  a 輸血用血液製剤 ──────── 81
  b 血漿分画製剤 ──────── 82

第5章　消化器系疾患治療薬
首藤　誠　85

A 消化性潰瘍と治療薬 ──────── 85
1 胃酸分泌のしくみ ──────── 85
2 薬物療法の方針 ──────── 85
3 消化性潰瘍治療薬 ──────── 86
  a 攻撃因子抑制薬 ──────── 87
  b 防御因子促進薬 ──────── 88
  c *H.pylori*（ヘリコバクター・ピロリ）の除菌 ──────── 88
B 食欲不振・消化不良と治療薬 ──────── 89
1 消化管の運動調節 ──────── 89
2 食欲・消化用薬 ──────── 89
  a 健胃薬 ──────── 89
  b 消化酵素薬 ──────── 90
  c 胃腸機能調節薬 ──────── 90
C 嘔吐と治療薬 ──────── 90
1 嘔吐のしくみ ──────── 90

2 制吐薬 ──────── 91
D 下痢・便秘と治療薬 ──────── 92
1 下痢・便秘のしくみ ──────── 92
2 止瀉薬 ──────── 92
3 下　剤 ──────── 93
E 腸疾患と治療薬 ──────── 95
1 腸疾患 ──────── 95
2 炎症性腸疾患・過敏性腸症候群の治療薬 ──────── 95
F 肝臓・膵臓疾患と治療薬 ──────── 96
1 肝炎と治療薬 ──────── 96
  a 肝　炎 ──────── 96
  b 肝炎治療薬 ──────── 97
2 膵炎と治療薬 ──────── 98
  a 膵　炎 ──────── 98
  b 薬物療法の方針 ──────── 98

第6章　呼吸器系疾患治療薬
田中雅幸　99

A 呼吸器系のしくみ ──────── 99
B 気管支喘息と治療薬 ──────── 99
1 気管支喘息 ──────── 99
2 薬物療法の方針 ──────── 99
  a 長期管理薬と発作治療薬 ──────── 100
  b 吸入薬と吸入器具 ──────── 100
  c 治療ステップ ──────── 102
3 気管支喘息治療薬 ──────── 102
  a 抗炎症薬 ──────── 102
  b 抗アレルギー薬 ──────── 104
  c 気管支拡張薬 ──────── 104
C 鎮咳薬 ──────── 105
1 咳のしくみ ──────── 105
2 鎮咳薬 ──────── 105
  a 中枢性鎮咳薬 ──────── 106
  b 末梢性鎮咳薬 ──────── 106

D 去痰薬 ──────── 107
1 去痰障害のしくみ ──────── 107
2 去痰薬 ──────── 107
  a 気道分泌促進薬，気道潤滑薬 ──────── 107
  b 気道粘液溶解薬 ──────── 108
  c 気道粘液修復薬 ──────── 108
E 呼吸抑制と呼吸刺激薬 ──────── 108
1 呼吸抑制のしくみ ──────── 108
  a 呼吸の調節 ──────── 108
  b 呼吸抑制の原因 ──────── 108
2 呼吸刺激薬 ──────── 109
  a 中枢性呼吸興奮薬 ──────── 109
  b 末梢性呼吸興奮薬 ──────── 109
  c 麻薬拮抗性呼吸刺激薬 ──────── 109
  d その他 ──────── 110

第7章　腎臓・尿路・生殖器系疾患治療薬　　　　　菊田真穂　111

A 腎臓の構造とはたらき ……………… 111
1 体液調節 …………………………………… 111
2 尿の生成 …………………………………… 111
B 電解質平衡異常と治療薬 ……………… 112
1 電解質平衡異常 …………………………… 112
2 電解質平衡異常の治療薬 ………………… 113
C 利尿薬 ……………………………………… 113
1 利尿薬の薬物療法への適応 ……………… 113
2 薬物療法の方針 …………………………… 114
3 利尿薬の分類と作用機序 ………………… 114
　a　ループ利尿薬 ………………………… 114
　b　チアジド系利尿薬 …………………… 115
　c　カリウム保持性利尿薬 ……………… 115
　d　炭酸脱水酵素阻害薬 ………………… 116
　e　浸透圧利尿薬 ………………………… 116

f　その他 …………………………………… 116
D 神経因性膀胱と治療薬 ………………… 117
1 蓄尿と排尿のしくみ ……………………… 117
2 神経因性膀胱 ……………………………… 117
3 蓄尿障害治療薬（過活動膀胱治療薬）…… 118
4 排尿障害治療薬（低活動性膀胱治療薬）… 118
E 前立腺肥大症と治療薬 ………………… 119
1 前立腺肥大症 ……………………………… 119
2 前立腺肥大症治療薬 ……………………… 119
　a　選択的 α_1 受容体遮断薬 ……………… 119
　b　5α 還元酵素阻害薬 ………………… 120
　c　抗アンドロゲン薬 …………………… 120
F その他の泌尿器系疾患と治療薬 ……… 120
1 尿路結石治療薬 …………………………… 120
2 勃起不全治療薬 …………………………… 121

第8章　ホルモン関連薬　　　　　　　　　　小森浩二　123

A 内分泌系 …………………………………… 123
B 視床下部-下垂体系と関連薬 ………… 125
1 視床下部ホルモン関連薬 ………………… 125
2 下垂体ホルモン関連薬 …………………… 126
　a　下垂体前葉ホルモン関連薬 ………… 126
　b　下垂体後葉ホルモン関連薬 ………… 127
C 甲状腺ホルモンと関連薬 ……………… 128
1 甲状腺ホルモンの分泌調節と生理作用 … 128
2 甲状腺疾患と治療薬 ……………………… 128
　a　甲状腺中毒症と治療薬 ……………… 129
　b　甲状腺機能低下症と治療薬 ………… 129
D 副腎皮質ホルモンと関連薬 …………… 130
1 副腎皮質ホルモンの分泌調節と生理作用 … 130
　a　糖質コルチコイド …………………… 130
　b　鉱質コルチコイド …………………… 130
2 副腎皮質ホルモン分泌異常症と治療 …… 131
3 糖質コルチコイド関連薬
　（副腎皮質ステロイド薬）……………… 131
　a　糖質コルチコイド関連薬の薬理作用 … 131
　b　糖質コルチコイド関連薬の種類 …… 132

　c　薬物療法の方針 ……………………… 132
　d　糖質コルチコイド関連薬の臨床適応・副作用
　　 …………………………………………… 133
4 副腎皮質ホルモン合成阻害薬と
　抗アルドステロン薬 ……………………… 134
　a　副腎皮質ホルモン合成阻害薬 ……… 134
　b　抗アルドステロン薬（アルドステロン拮抗薬）
　　 …………………………………………… 134
E 性ホルモンと関連薬 …………………… 134
1 女性ホルモンと関連薬 …………………… 134
　a　女性ホルモン関連疾患 ……………… 135
　b　女性ホルモン関連薬 ………………… 135
2 男性ホルモンと関連薬 …………………… 137
F 副甲状腺ホルモンとカルシトニン …… 138
　a　副甲状腺ホルモン（パラトルモン）… 138
　b　カルシトニン ………………………… 139
　c　活性型ビタミン D_3 ………………… 139
　d　パラトルモン，カルシトニン，ビタミン D_3
　　 の関連薬 ……………………………… 139

第9章　代謝系疾患治療薬　　　　　　　　　　菊田真穂　141

A 糖尿病と治療薬 ………………………… 141
1 糖尿病 ……………………………………… 141
　a　体内における糖の利用 ……………… 141
　b　インスリンの分泌と作用 …………… 141
　c　糖尿病の合併症 ……………………… 142

2 薬物療法の方針 …………………………… 142
3 糖尿病治療薬 ……………………………… 142
　a　血糖値の改善を目的に用いられる薬物 ……… 142
　　a-1　インスリン製剤（注射剤）…… 142
　　a-2　経口血糖降下薬 ………………… 145

　　　a-3　インクレチン関連薬 ─────146
　b　糖尿病合併症の治療に用いられる薬物 ─────147
B 脂質異常症と治療薬 ─────148
1 脂質代謝と関連病態 ─────148
2 脂質異常症 ─────148
3 薬物療法の方針 ─────148
4 脂質異常症治療薬 ─────148
　a　高コレステロール血症治療薬 ─────148
　b　高トリグリセリド血症治療薬 ─────151

C 高尿酸血症・痛風と治療薬 ─────152
1 高尿酸血症・痛風 ─────152
2 薬物療法の方針 ─────152
3 高尿酸血症・痛風治療薬 ─────153
　a　痛風発作治療薬 ─────153
　b　尿酸生成抑制薬 ─────153
　c　尿酸排泄促進薬 ─────154

第10章　抗炎症薬，鎮痛薬　　　小森浩二　155

A 抗炎症薬 ─────155
1 炎症のしくみ ─────155
　a　アラキドン酸カスケード ─────156
　b　エイコサノイドの生理作用 ─────156
2 抗炎症薬 ─────157
　a　NSAIDs の作用および作用機序 ─────157
　b　NSAIDs の種類 ─────157
　c　NSAIDs の副作用 ─────159
　d　NSAIDs の投与経路と剤形 ─────159
B 鎮痛薬 ─────160

1 痛みのしくみ ─────160
2 鎮痛薬 ─────161
　a　非オピオイド鎮痛薬 ─────161
　b　オピオイド鎮痛薬（麻薬性鎮痛薬）─────161
　c　非麻薬性鎮痛薬（麻薬拮抗性鎮痛薬）─────163
3 麻薬拮抗薬 ─────164
C 疼痛治療の考え方 ─────165
1 オピオイド鎮痛薬による疼痛緩和 ─────165
2 がん性疼痛の治療 ─────165
3 神経障害性疼痛の治療 ─────167

第11章　免疫・アレルギー系疾患治療薬　　　小森浩二　169

A 免疫のしくみと異常 ─────169
1 自然免疫と獲得免疫 ─────169
2 サイトカイン ─────170
3 アレルギー反応 ─────170
**4 アレルギー症状を引き起こすケミカル
　 メディエーター** ─────170
B 免疫異常による疾患の治療薬 ─────172
1 抗アレルギー薬 ─────172
　a　ケミカルメディエーター遊離抑制薬 ─────172

　b　抗ヒスタミン薬（H_1 受容体遮断薬）─────173
　c　トロンボキサン関連薬 ─────174
　d　ロイコトリエン関連薬 ─────174
　e　Th2 サイトカイン阻害薬 ─────174
2 免疫抑制薬 ─────174
　a　細胞増殖抑制薬 ─────175
　b　リンパ球機能阻害薬 ─────175
　c　生物学的製剤（遺伝子組み換え製剤）─────175

第12章　骨・関節系疾患治療薬　　　小森浩二　177

A 骨・カルシウム代謝 ─────177
1 骨のリモデリング ─────177
2 カルシウム代謝 ─────177
B 骨粗鬆症と治療薬 ─────178
1 骨粗鬆症 ─────178
2 骨粗鬆症治療薬 ─────178
　a　骨質改善薬 ─────178

　b　骨吸収抑制薬（ホルモン関連製剤）─────178
　c　骨形成促進薬 ─────180
C 関節リウマチと治療薬 ─────180
1 関節リウマチ ─────180
2 薬物療法の方針 ─────180
3 抗リウマチ薬 ─────181
　a　疾患修飾性抗リウマチ薬（DMARDs）─────181

第13章　抗感染症薬　　　菊田真穂　183

A 感染症と病原微生物 ─────183
1 感染症 ─────183
2 病原微生物 ─────183

B 感染症と抗菌薬治療 ─────184
1 薬物療法の方針 ─────184
　a　抗菌薬の投与方法 ─────184

b　抗菌薬の副作用 ──────185

2 抗菌薬 ────────────185

　a　細胞壁合成阻害薬 ──────185

　b　タンパク質合成阻害薬 ────188

　c　細胞膜機能阻害薬 ─────189

　d　葉酸合成阻害薬（スルホンアミド系）──189

　e　核酸合成阻害薬（ニューキノロン系）──190

3 耐性菌と耐性獲得のしくみ ───190

C 抗結核薬 ───────────190

1 薬物療法の方針 ───────190

2 抗結核薬 ──────────191

D 抗真菌薬 ───────────192

　a　アゾール系 ───────192

　b　アミン系 ───────193

　c　ポリエン系 ───────193

　d　キャンディン系 ──────194

　e　フッ化ピリミジン系 ────194

E 抗ウイルス薬 ─────────194

1 抗 HIV 薬 ──────────194

　a　ヒト免疫不全ウイルス（HIV）感染症 ───194

　b　薬物療法の方針 ──────194

2 抗インフルエンザウイルス薬 ──196

　a　ノイラミニダーゼ阻害薬 ───196

　b　キャップ依存性エンドヌクレアーゼ阻害薬

　　 ───────────196

　c　M$_2$ イオンチャネル阻害薬 ──196

　d　RNA ポリメラーゼ阻害薬 ──197

3 抗ヘルペスウイルス薬 ────197

　a　抗単純ヘルペスウイルス・水痘・帯状疱疹
　　 ウイルス薬 ─────────197

　b　抗サイトメガロウイルス薬 ──198

F 駆虫薬 ────────────198

G 消毒薬 ────────────198

　a　消毒薬の取り扱いについて ──199

　b　消毒薬の効果に影響する因子 ──200

H 予防接種 ───────────200

第14章　抗がん薬 菊田真穂 203

A がんの基礎知識と治療 ─────203

1 が　ん ───────────203

2 がんの治療 ─────────203

B 抗がん薬 ───────────203

1 抗がん薬の作用と分類 ────203

2 殺細胞性抗がん薬 ──────204

　a　アルキル化薬 ──────205

　b　代謝拮抗薬 ───────206

　c　プラチナ（白金）製剤 ───206

　d　植物アルカロイド ─────207

　e　抗腫瘍抗生物質 ──────208

3 分子標的薬 ─────────208

　a　EGFR 阻害薬 ──────210

　b　血管新生阻害薬 ──────210

　c　HER2 阻害薬 ──────211

　d　Bcr/Abl 阻害薬 ──────211

　e　抗 CD20 抗体薬 ─────211

　f　免疫チェックポイント阻害薬 ──211

4 抗腫瘍ホルモン薬 ──────212

5 免疫増強薬 ─────────213

6 その他の抗がん薬 ──────213

第15章　中枢神経系疾患治療薬 首藤　誠 215

A 中枢神経系の構造とはたらき ──215

1 中枢神経系の構造 ──────215

2 中枢神経系の機能と神経伝達物質 ──215

B 不眠症と治療薬 ───────216

1 睡眠のしくみと不眠症 ────216

　a　睡眠・覚醒リズム ─────216

　b　不眠症 ───────217

2 ベンゾジアゼピン系薬 ────217

　a　ベンゾジアゼピン系薬の作用と分類 ──217

　b　GABA$_A$ 受容体とベンゾジアゼピン系薬 ──217

　c　ベンゾジアゼピン系薬の副作用 ──218

3 睡眠薬 ────────────218

　a　ベンゾジアゼピン系睡眠薬 ──218

　b　その他の睡眠薬 ──────218

C 不安障害と治療薬 ──────219

1 不安障害 ──────────219

2 抗不安薬 ──────────219

　a　ベンゾジアゼピン系薬 ───220

　b　セロトニン 5-HT$_{1A}$ 受容体刺激薬 ──220

　c　選択的セロトニン再取り込み阻害薬（SSRI）
　　 ───────────220

　d　ヒドロキシジン ──────220

D 統合失調症と治療薬 ─────220

1 統合失調症 ─────────220

2 脳内ドパミン作動性神経経路 ──221

3 薬物療法の方針 ───────221

4 抗精神病薬 222
　a 定型抗精神病薬 222
　b 非定型抗精神病薬 222
E 気分障害と治療薬 224
1 気分障害 224
　a うつ病性障害 224
　b 双極性障害 224
2 薬物療法の方針 224
3 気分障害の治療薬 225
　a 抗うつ薬 225
　b 気分安定薬（双極性障害治療薬） 228
F てんかんと治療薬 228
1 てんかん 228
2 薬物療法の方針 228
3 抗てんかん薬 228
　a 作用機序による分類 228
　b 抗てんかん薬の副作用 230
G パーキンソン病と治療薬 230
1 パーキンソン病 230
2 薬物療法の方針 231
3 パーキンソン病治療薬 232
　a ドパミン前駆物質 232
　b ドパミン受容体刺激薬 232

　c ドパミン遊離促進薬 232
　d ドパミン分解抑制薬 233
　e 抗コリン薬 233
　f ノルアドレナリン前駆物質 233
　g その他 233
H 認知症と治療薬 233
1 認知症 233
2 薬物療法の方針 234
3 アルツハイマー型認知症治療薬 234
　a コリンエステラーゼ阻害薬 235
　b NMDA型グルタミン酸受容体遮断薬 235
I 脳血管障害と治療薬 235
1 脳血管の構造 235
2 脳梗塞と治療薬 235
　a 脳梗塞の分類 236
　b 急性期の薬物療法 236
　c 慢性期の薬物療法 237
3 脳出血・くも膜下出血と治療薬 237
　a 脳出血と治療薬 237
　b くも膜下出血と治療薬 237
4 片頭痛と治療薬 237
　a 片頭痛 237
　b 片頭痛治療薬 238

第16章　感覚器・皮膚系疾患治療薬
米山雅紀 239

A 皮膚疾患と治療薬 239
1 皮膚の構造とはたらき 239
2 皮膚疾患治療薬 240
　a ステロイド（副腎皮質ホルモン薬）外用剤 240
B 眼疾患と治療薬 242
1 眼の構造とはたらき 242
2 点眼剤 243
　a 散瞳薬 243

　b 縮瞳薬 244
　c その他 244
3 緑内障治療薬 244
4 白内障治療薬 244
C 耳疾患と治療薬 246
1 耳の構造とはたらき 246
2 めまい治療薬 246
3 その他の耳疾患治療薬 246

第17章　外科手術で用いられる薬物
米山雅紀 247

A 全身麻酔薬 247
1 全身麻酔薬の作用とその特徴 247
　a 中枢神経系への作用機序と麻酔作用 247
　b 全身麻酔薬の分類 248
2 全身麻酔薬の種類 249
　a 吸入麻酔薬 249
　b 静脈麻酔薬 249
　c 麻酔前投薬 251
B 局所麻酔薬 251
1 局所麻酔薬の作用機序 251
2 局所麻酔薬の作用とその特徴 251

　a 感覚の消失順序 251
　b 血管拡張作用 252
　c pHによる影響 252
　d 適用法 252
3 局所麻酔薬の種類 252
C 筋弛緩薬 252
1 末梢性筋弛緩薬 253
　a 神経筋接合部と骨格筋収縮（アセチルコリン
　　による興奮の伝達） 253
　b 脱分極性筋弛緩薬 255
　c 非脱分極性筋弛緩薬 255

　　d　その他の末梢性筋弛緩薬 ────── 255
　2　中枢性筋弛緩薬 ───────────── 255

D　造影剤および放射性医薬品 ────── 256
　1　造影剤 ──────────────── 256
　2　放射性医薬品 ──────────── 256

第18章　救急の際に用いられる薬物　　　　　　　　　　　小森浩二　257

　1　蘇　生 ────────────────── 257
　2　昏　睡 ────────────────── 257
　　a　低血糖による昏睡 ──────── 258
　　b　糖尿病性昏睡 ───────────── 258
　　c　肝性昏睡 ─────────────── 258
　3　けいれん ──────────────── 258
　　a　低血糖によるけいれん ────── 258

　　b　低ナトリウム血症によるけいれん ───── 258
　　c　けいれん発作が起こっている場合 ───── 258
　　d　けいれん重積状態の場合 ────── 259
　4　呼吸障害 ──────────────── 259
　5　鎮痛・鎮静 ────────────── 259
　6　高カリウム血症・アシドーシス ────── 259

第19章　中毒と解毒薬　　　　　　　　　　　　　　　　首藤　誠　261

A　中　毒 ────────────────── 261
　1　中毒と応急処置 ─────────── 261
　2　薬毒物の吸収抑制，遅延，排泄促進 ─── 261
B　解　毒 ────────────────── 262
　1　医薬品中毒 ────────────── 262
　　a　中枢抑制薬 ──────────── 262

　　b　アセトアミノフェン ──────── 263
　2　農薬中毒 ──────────────── 263
　3　化学用品・工業用品による中毒 ──── 263
　　a　メタノール ───────────── 263
　　b　金　属 ─────────────── 264

第20章　漢方薬　　　　　　　　　　　　　　　　　　　首藤　誠　265

　1　漢方の基本概念 ─────────── 265
　2　漢方薬の使用上の注意 ─────── 265
　　a　漢方製剤の体内吸収 ──────── 265

　　b　漢方薬の作用 ───────────── 265
　3　漢方薬の使用上の注意 ─────── 266

第21章　薬物療法における看護のポイント　　　　　　　　　　　269

　1　看護師が行う服薬指導時の留意点 ─中山由美　269
　　a　与薬時の確認事項 ──────── 269
　　b　家族およびキーパーソンの理解 ─── 269
　　c　薬物療法に対する理解 ────── 269
　　d　その他の注意点 ──────────── 270
　2　与薬時に共通するインシデント事例 ─竹中　泉　270
　　a　患者の取り違え ──────────── 270

　　b　薬剤の取り違え ──────────── 271
　　c　インスリンの単位の誤解 ────── 271
　　d　持参薬の確認不足 ──────── 272
　　e　PTPシートの誤飲 ─────────── 272
　　f　服薬方法の説明不足 ──────── 272
　　g　点滴チューブの確認不足 ────── 273

索　引　　　　　　　　　　　　　　　　　　　　　　　　　　　275

1 総　論

A 薬物療法における看護業務に必要な知識

　現代の医療では，急性期治療から慢性期治療・終末期医療にいたるまで医薬品による薬物療法が行われている．薬物療法では薬（薬物）の効果や使用法（適応法）を間違えることが大きな事故につながることがある．したがって，薬物の特性や使用法を十分に理解することが薬物療法にとって最も重要である．ここでは，看護師として理解しておくべき基本的な薬物の特性，使用法および管理などについて学ぶ．

1 薬と薬物療法

a 薬 と 毒

　薬物は生体の機能に変化をもたらす化学物質の総称であり，生体に有用な作用を示す場合を薬物といい，有害な作用を示す場合を毒物という．ほとんどの薬物では用量（使用量）が過剰になれば毒物にもなり，毒物でも適量で用いれば有益な作用を示すことがある．すなわち，薬物は「両刃の剣」であり，使用法により毒物にもなる（「クスリ」⇔「リスク」）．

b 医 薬 品

　医薬品は，医薬品，医療機器等の品質，有効性及び安全性の確保等に関する法律（医薬品医療機器等法）第2条で以下のように規定されている．

●医薬品の規定

1　日本薬局方に収められている物
2　人又は動物の疾病の診断，治療又は予防に使用されることが目的とされている物であって，機械器具等でないもの（医薬部外品及び再生医療等製品を除く．）
3　人又は動物身体の構造又は機能に影響を及ぼすことが目的とされている物であって，機械器具等でないもの（医薬部外品，化粧品及び再生医療等製品を除く．）

（医薬品医療機器等法 第2条より抜粋）

　また，医薬部外品とは次に掲げるもので人体に対する作用が緩和なものをいう．「吐きけその他の不快感又は口臭若しくは体臭の防止」「あせも，ただれ等の防止」「脱毛の防止，育毛又は除毛」の目的のために使用されるものであって機械器具等でないもの（医薬品医療機器等法 第2条より抜粋）と規定されている．

　また，医薬品医療機器等法 第41条により，医薬品の性状および品質の適正を図るため，厚生労働大臣が薬事・食品衛生審議会の意見を聴いて定めた医薬品の規格基準書（日本薬局方）がある．日本薬局方には，国内で汎用されている医薬品についての確認試験，純度試験，定量法等の分析法，製剤の製造法，生薬の成分，その分析法などが記載されている．

　医薬品の分類には，投与方法，剤形，薬効，法規，起源・構造，使用目的などによるも

表 1-1　医薬品の分類

投与方法による分類	内用剤，外用剤，注射剤など
剤形による分類	散剤，錠剤，坐剤，注射剤など
薬効による分類	日本標準商品分類など
法規による分類	毒薬，劇薬，麻薬，向精神薬，覚醒剤，覚醒剤原料，習慣性医薬品，要指示医薬品，指定医薬品など
起源・構造による分類	生薬，血液製剤，放射性医薬品など
使用目的による分類	治療薬，診断薬，予防薬など

のがある（**表1-1**）．また，使用区分による分類では，医療機関で取り扱う**医療用医薬品**と医師の処方箋や指示なしに薬局や薬店で購入できる**一般用医薬品**(**OTC医薬品**：over the counter drug）に分けられる．

　医療機関で処方される医療用医薬品には，新薬（先発医薬品）とジェネリック医薬品（後発医薬品）がある．新薬は新しい有効成分・使い方が開発された医療用医薬品であり，ジェネリック医薬品は新薬の特許期間などが過ぎた後に同じ有効成分で，効き目，品質，安全性が新薬と同等であることを条件に承認された医療用医薬品である．

　医薬品の名称には，化学式に基づく名称「化合物名」，一般的な薬物の名称「一般名（薬物名）」，製薬企業が販売のためにつけた名称「商品名（販売名）」がある．また，散剤，錠剤，カプセル剤などに含まれる薬物の成分の一般名を「成分名」という．薬理学では薬物を主に一般名で学ぶが，医療機関等では主に商品名が使用される．最近，ジェネリック医薬品の普及により一般名を使用する医療機関もある．

c　薬物療法

　病気の治療には「外科的治療」と「内科的治療」があり，薬物療法（薬物を用いる治療）は，主に内科的治療に用いられ，疾患の原因や治療の目的により以下のような種類がある（**図1-1**）．

①**原因療法**：病気の原因を取り除くための療法．胃潰瘍の原因となるヘリコバクター・ピロリ（ピロリ菌）の除菌が胃潰瘍の原因療法にあたる．

②**対症療法**：病気の原因を除去することなく，病気の症状を緩和するための療法．痛み除去のための鎮痛薬の使用などが対症療法にあたる．

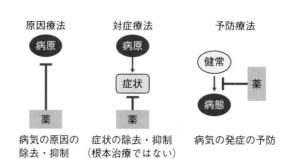

図 1-1　薬物療法の種類

③**予防療法**：病気の原因をあらかじめ抑制する療法．動脈硬化症の原因となる高コレステロール血症を治療するスタチン系薬の使用なども予防療法にあたる．

④**補充療法**：ビタミンやホルモンなどの生体内の生理活性物質の不足が原因で起こる病気に対して，不足している生理活性物質を補充する．インスリン分泌の不足が原因で起こる糖尿病におけるインスリン注射が補充療法となる．生理活性物質の補充により病気の原因が取り除かれる場合には原因療法，病気の症状が軽減される場合には対症療法，病気の予防となる場合には予防療法でもある．

2 薬物療法における看護師の役割

　医療の高度化に伴い，さまざまな医療職種による**チーム医療**が行われている．チーム医療では，医師の指示のもと各医療従事者が個々に治療にあたるのではなく，患者にかかわる医療従事者同士が連携をとり，それぞれの専門性を発揮しながら協働して，より適した医療サービスを提供する．医療チームは，患者の症状や環境に応じて，医師，看護師，歯科医師，薬剤師のほか，栄養士，調理師，社会福祉士（ソーシャルワーカー），介護福祉士，理学療法士，作業療法士，放射線技師，臨床検査技師，言語聴覚士などから構成される．看護師は，患者に最も近くでケアすることからチームスタッフに伝達・共有・交換すべき情報を多くもっている．看護師はこれらの情報を積極的に収集しチームメンバーに提供することで，よりよい治療を検討するコミュニケーション環境をつくることが重要な役割の1つである．

　薬物療法における看護師の役割には，①誤薬の防止と適切な薬物の適用，②治療効果の確認，有害作用の防止と早期発見，③期待される効果が得られる患者への服薬指導・補助，④患者・家族への治療方針の説明などがある．

a 誤薬の防止と適切な薬物の適用

　患者への投薬（与薬）のミスは医療事故のなかでも多いことから，患者にわたす薬物やその投薬方法を間違えないことはきわめて重要である．誤薬を防止するための「**与薬の6R**」を十分に理解しておくことが大切である．その他，処方薬についての知識（作用，副作用，禁忌，作用機序など），患者の状態，薬の必要性，処方箋の内容と患者との一致，確実な服用なども確認すべきである．また，名称が類似した医薬品もあるので十分な名称の確認が必要である．

●与薬の6R

① Right patient（氏名）　　④ Right dose（用量）
② Right drug（薬剤名）　　⑤ Right route（用法）
③ Right purpose（目的）　　⑥ Right time（時間）

b 治療効果の確認，有害作用の防止と早期発見

　「治療方針に沿った効果が十分に現れているか」「有害作用がみられていないか」などを注意深く観察することは看護師の重要な役割である．その記録を医療チームの他職種に提供することも重要である．この情報は患者の治療状況の確認などに重要であり，医師・薬剤師が治療方針や調剤方法を変更することにつながることもある．このような役割を十分

表1-2　コンプライアンスとアドヒアランス

コンプライアンス	患者が服薬や行動制限などにおいて医療従事者の指示に,「従っているか」を評価すること. 従っていない場合をノンコンプライアンスという
アドヒアランス	患者が服薬や行動制限などにおいて医療従事者の指示を,「自らの意思で実施しているか」を評価すること. 実施していない場合をノンアドヒアランスという

に果たすために,看護師は「患者の特徴・状態」「疾患の病態・症状」「治療方針」「処方薬の期待される効果」「処方薬の有害作用」などについてよく理解しておかなければならない.

c 期待される効果が得られる患者への服薬指導・補助

　本物の薬剤の外見と似ているが,薬物としての効き目がないもの（偽薬）を服用した場合でも一定効果がみられることがある. これをプラセボ効果（偽薬効果）という. 本来の薬物を服用した場合もプラセボ効果によって薬物の作用が高まる可能性もあるので,看護師には薬物の効果が高まるような対応が望まれる.

　薬物療法では,服薬方法（服用時間,服用量など）を正しく守る（遵守する）ことが必要である. また,服用前後の行動や姿勢においても,遵守されなければ症状の悪化や転倒・転落などの二次的事故の発生を助長することになる. 遵守の概念には,コンプライアンスとアドヒアランスがある（表1-2）.

　「患者の自主性を重んじるため」や「患者が治療方針を十分に理解して治療に臨むため」には,コンプライアンスよりもアドヒアランスの概念が重要とされている. 患者のアドヒアランスを向上させるためには,薬剤の効能や副作用,服用する時間,服用しなかった場合に起こりうること,行動制限の意味,行動可能範囲の理解などを詳細に説明することが必要である. このように,患者の同意を得たうえで,患者が自ら率先して実施するよう援助することが大切である.

d 患者・家族への治療方針の説明

　患者は治療方針の不安や疑問があっても医師等に問い合わせることに抵抗がある場合がある. また,高齢者や小児などは医師などによる説明を理解することが困難な場合がある. このような場合には看護師による追加の説明やコミュニケーションが患者の不安をなくすことに有効である. また,患者のアドヒアランスの向上や治療への協力を得るためには,家族に治療方針を丁寧に説明して家族の理解と信頼を得ることが有効である.

3 処 方 箋

　処方箋とは,治療に必要な薬の種類や量,服用法などが記載された医療機関が発行する文書である. 処方箋の交付は医師法 第22条および歯科医師法 第21条において「処方せんの交付義務」に定められ,医師および歯科医師は治療上必要と認められた場合には,患者またはその看護にあたっている者に処方箋を交付しなければならない. また,薬剤師は処方箋のなかに疑義がある場合には,その疑義について確認したのちでないと調剤してはならないと薬剤師法 第24条に定められている.

a　処方箋の記載項目

　　処方箋には，次の事項が記載されていないといけない．「患者の氏名，年齢，性別」「薬剤の名称（商品名または一般名）」「剤形（錠やカプセルなど）」「1回服用量（1回1錠など）」「1日服用回数（1日3回など）」「服用時期（朝昼夕食後など）」「服用日数または服用回数（必要に応じて随時服用する頓服薬の場合）」「発行年月日，使用期間」「病院（診療所）の名称および所在地または医師の住所」「医師の記名押印または署名」．また，個々の処方薬について，ジェネリック医薬品への変更に差し支えがあると判断した場合には，「変更不可」欄に「レ」または「×」を記載し，医師が「保険医署名」欄に署名または記名・押印することとされている（**図1-2**）．

b　麻薬処方箋および注射薬処方箋

　　麻薬を処方する場合には，上記の項目に加えて，「麻薬施用者免許証の番号」「患者の住所」を記載しなければならない．注射薬処方箋の記載項目は，通常の内服薬の項目に準じているが，注射薬の特殊性を考慮して，投与方法，投与ルート（静脈内注，筋注など），投与回数，投与速度，投与時期，投与年月日などの詳細な内容も記載されている．

4　添付文書（図1-3）

　　添付文書とは，医療用医薬品の成分組成，用法・用量，薬効薬理，副作用，使用上の注意などを記載した製品取り扱い説明書であり，インターネットなどで簡単に情報を取得できる．添付文書には医薬品を適正かつ安全に使用するための情報が記載されており，読む習慣をつけることが大切である．

　　①改訂年月日：医薬品の発売後に新たな副作用などがみつかった場合には，添付文書が更新される．1年1回程度改訂される場合が多いが，その都度新しい情報を確認することが重要である．

　　②警告：添付文書の右肩に赤帯が付されている場合には，警告として，発売後に死亡例や不可逆的で重篤な副作用例が報告されたことを示す．

　　③禁忌・原則禁忌：禁忌は「記載されている患者には投与してはいけない」ことを意味し，原則禁忌は，「記載されている患者には投与しないことを原則とするが，ショック等生命の危機に直面しており，緊急時に用いる場合にはこの限りではない」ことを意味する．

　　④使用上の注意：基本的な注意，薬物相互作用（併用が禁止される「併用禁忌」，併用に注意が必要な「併用注意」），高齢者への投与，妊婦・産婦・授乳婦への投与，小児への投与，適用上の注意（注射薬の混合時の注意，製剤の特性に伴う投与上の注意），過量投与時の症状とその対応法などが記載されている．副作用は，「重大な副作用」「その他の副作用」に分けて記載される．重大な副作用は致命的な結果をもたらすものであり，それらの副作用の症状やその前兆の出現などの注意深い観察が必要である．また，その他の副作用のうち，頻度の高い副作用にも注意を払うべきである．

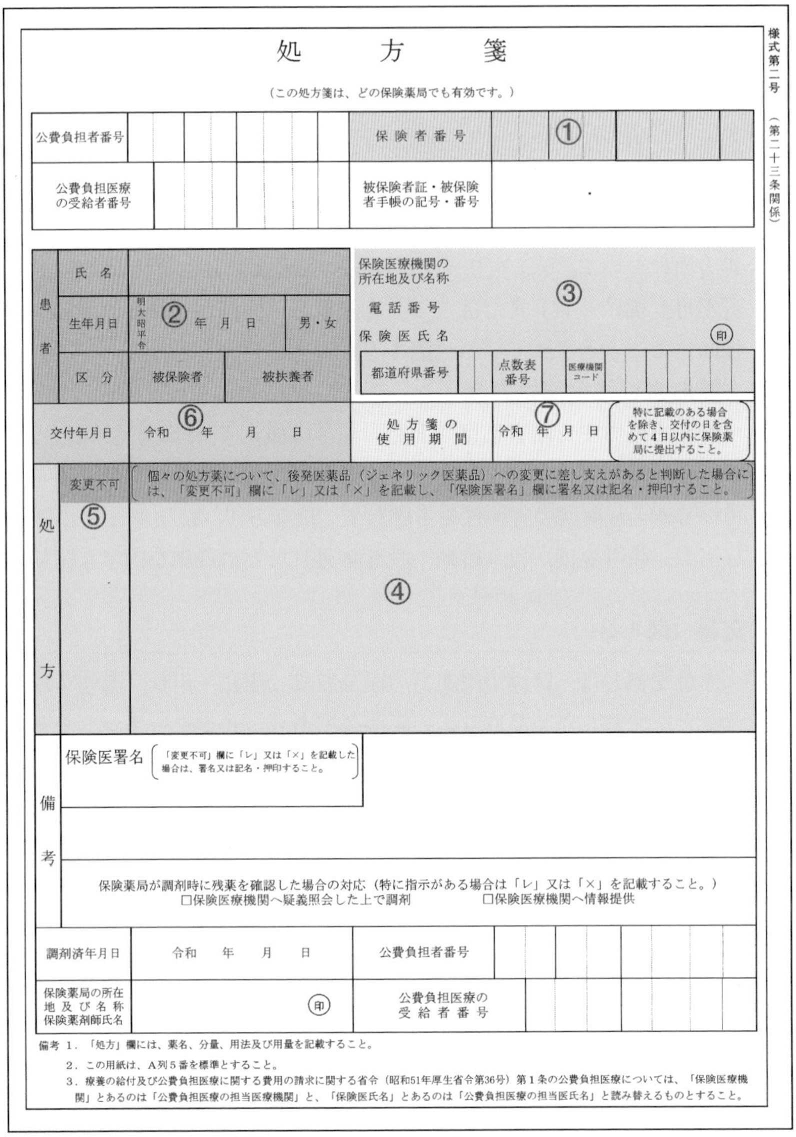
様式第二号（第二十三条関係）

処 方 箋

（この処方箋は、どの保険薬局でも有効です。）

公費負担者番号		保 険 者 番 号	①
公費負担医療の受給者番号		被保険者証・被保険者手帳の記号・番号	・

患者	氏 名		
	生年月日	明大昭平令 ② 年 月 日	男・女
	区 分	被保険者	被扶養者

保険医療機関の所在地及び名称 ③

電 話 番 号

保 険 医 氏 名 ㊞

都道府県番号		点数表番号		医療機関コード	

交付年月日	令和 ⑥ 年 月 日	処 方 箋 の 使 用 期 間	令和 ⑦ 年 月 日	特に記載のある場合を除き、交付の日を含めて4日以内に保険薬局に提出すること。

処方

変更不可 ⑤

個々の処方薬について、後発医薬品（ジェネリック医薬品）への変更に差し支えがあると判断した場合には、「変更不可」欄に「レ」又は「×」を記載し、「保険医署名」欄に署名又は記名・押印すること。

④

備考

保険医署名 〔「変更不可」欄に「レ」又は「×」を記載した場合は、署名又は記名・押印すること。〕

保険薬局が調剤時に残薬を確認した場合の対応（特に指示がある場合は「レ」又は「×」を記載すること。）
□保険医療機関へ疑義照会した上で調剤 □保険医療機関へ情報提供

調剤済年月日	令和 年 月 日	公費負担者番号	
保険薬局の所在地及び名称 保険薬剤師氏名	㊞	公費負担医療の受給者番号	

備考 1．「処方」欄には、薬名、分量、用法及び用量を記載すること。

2．この用紙は、A列5番を標準とすること。

3．療養の給付及び公費負担医療に関する費用の請求に関する省令（昭和51年厚生省令第36号）第1条の公費負担医療については、「保険医療機関」とあるのは「公費負担医療の担当医療機関」と、「保険医氏名」とあるのは「公費負担医療の担当医氏名」と読み替えるものとすること。

図 1-2 処方箋

①保険者番号など

②患者情報（氏名，生年月日，性別，被保険者/被扶養者別）

③保険医療機関の所在地・名称・連絡先，医師の氏名（押印あるいは署名）

④薬剤の名称，剤形（錠・カプセルなど），分量（1 回あたり分量），用法（1 日服用回数，食後などの服用時期），用量（服用日数または頓服薬では回数）

⑤ジェネリック医薬品への変更不可について（変更不可の場合にのみ☑や×をつける）

⑥交付年月日

⑦使用期間（記載がない場合には交付日を含めて 4 日以内に保険薬局に提出すること）

※処方箋には患者の病気の名前・症状は記載されていない．薬剤師は処方された薬が適正なものかどうかを確認するため，患者の状態について聞くことがある．

※※2018年3月改訂（第13版 薬生安）
※2018年1月改訂

作成または改訂年月日

【警告】
（赤枠・赤字で記載，
右肩の赤帯）

【禁忌】・【原則禁忌】

【組成・性状】

【効能・効果】

【用法・用量】

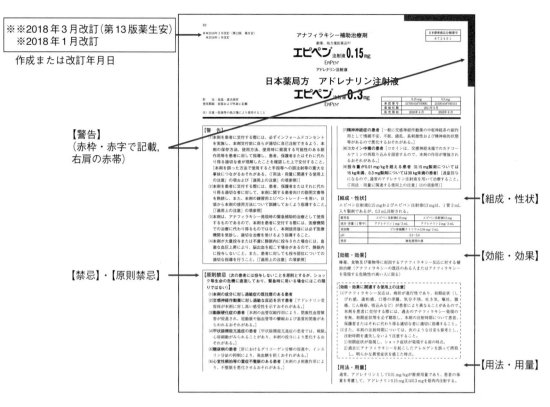

【使用上の注意】
（慎重投与，併用禁忌，併用注意，副作用，
高齢者への投与，妊婦・産婦・授乳婦への
投与，小児等への投与，適用上の注意など）

※その他に以下の情報が記載される．
【薬物動態】
（吸収・代謝・排泄）
【薬効薬理】
（動物実験結果を含む）
【有効成分に関する理化学的知見】

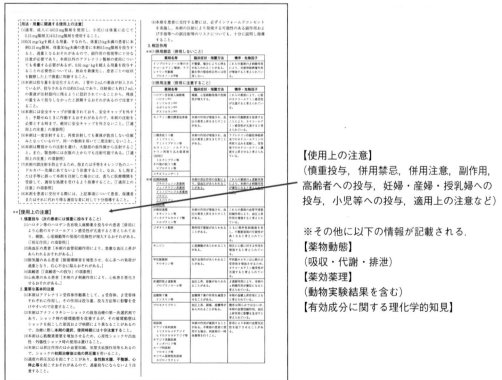

図1-3　添付文書

B 薬が効くしくみ

1 薬理作用の基礎

a 薬の主作用と副作用（図1-4）

薬物は生体内で多くの作用を示す．そのなかには，①治療に必要な作用，②有害ではないが，治療に不要な作用，③有害な作用などがある．同じ薬物の作用でも疾病の違いや患者の状態の違いにより有益となる場合や有害になる場合がある．

薬物のもつ作用のうち，治療に必要な作用を**主作用**といい，それ以外の作用を**副作用**という．副作用のすべてが有害な作用というわけではなく，主作用のなかにも生体にとって好ましくない作用もある．たとえば，抗がん薬がもつがんの治療に必要な作用はがん細胞以外には好ましくない作用となる．

薬物の作用のなかで生体にとって好ましくない作用を**有害作用**という．また，薬物との因果関係が明らかでないが，生体にとって好ましくない現象を起こす場合がある．このような現象と有害作用を含めて**有害事象**という．ただし，一般には有害作用や有害事象を副作用という場合が多い．添付文書では，「効能・効果」欄に主作用から得られる効果，副作用の欄にアレルギー反応や依存症などを含む「重大な副作用」「その他の副作用」として有害事象が記載されている．

b 薬の投与量と作用

薬物の作用は，一定の投与量で作用が発現し，投与量の増加に従って増大して最大となる．この薬物の投与量と作用との関係を示すと，S字状の曲線（シグモイド曲線）が得られる．これを**用量-反応曲線**（dose-response curve）という（**図1-5**）．

薬物の薬理作用を示す最低の用量を最小有効量，最大の薬理作用を示す用量を最大有効量，最大有効量の1/2の作用を示す用量を**50%有効量**（50% effective dose：ED_{50}）という．一般に，ED_{50}値が小さいほど薬物の反応性が高いことを示す．また，最大有効量を超えて薬物を投与すると，毒性を示す最低の用量（最小中毒量）に達し，さらに用量を増やすと最大中毒量となる．最大中毒量の1/2の毒性を示す用量を**50%中毒量**（50% toxic dose：TD_{50}）という．さらに用量を増やしていき，死にいたる用量を致死量といい，最小致死量と**50%致死量**（50% lethal dose：LD_{50}）がある．ED_{50}値とTD_{50}値あるいはLD_{50}

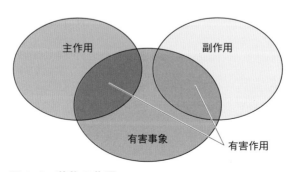

図1-4　薬物の作用

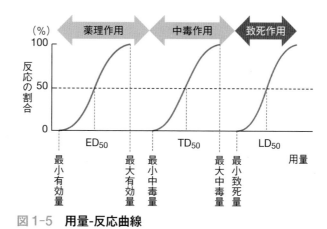

図 1-5 用量-反応曲線

値が近ければ安全性が低く，離れていれば安全性が高いと評価される．薬物の安全性の指標として**治療係数**（**安全域**，therapeutic index）が用いられ，次の式で表される．

$$治療係数（安全域）＝ LD_{50}（TD_{50}）/ED_{50}$$

2 薬物の作用点

　生体の恒常性を保つために働く物質には，神経伝達物質，ホルモン，オータコイド，サイトカイン（⊶ p.170）などの生理活性物質（細胞間情報伝達物質）がある（**図 1-6**）．それらはいずれも，生体内の細胞表面や細胞内に存在するタンパク質（受容体）に特異的に結合して作用を現す．また，生理活性物質の発現量を調節する酵素（合成酵素，分解酵素など）や，生理活性物質の細胞内外への輸送を調節するトランスポーターがある．薬物が結合する受容体，イオンチャネル，酵素，トランスポーターなどの分子を作用点（作用部位）あるいは標的分子という．

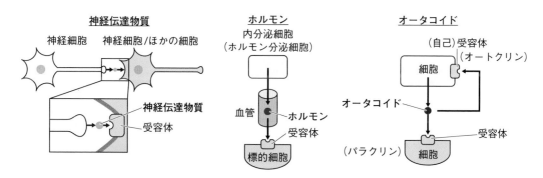

図 1-6 細胞間情報伝達物質
神経伝達物質：神経終末からシナプス間隙に放出されて隣接する神経細胞やほかの細胞の受容体へ結合して情報を伝える．
ホルモン：内分泌細胞（ホルモン分泌細胞）から血中へ遊離して血液中を通り標的細胞の受容体へ結合する．
オータコイド：神経細胞以外の種々の細胞から分泌される．隣接した細胞の受容体に結合するものをパラクリン，分泌細胞の受容体に結合するものをオートクリンという．

a 受 容 体

　　受容体に結合するすべての物質を**リガンド**という．リガンドのうち，生体物質のように受容体を活性化させる薬物を**刺激薬**（**作動薬，作用薬，アゴニスト**）という．受容体に結合しても作用を示さず，生体物質の作用を抑制する薬物を**遮断薬**（**拮抗薬，アンタゴニスト，ブロッカー**）という．

　　薬物の受容体への結合しやすさを薬物の**親和性**（親和力）といい，ED_{50} 値が小さいほど親和性が高い．また，薬物が受容体を活性化する能力を薬物の**内活性**（効力）という．受容体の作用を最大に発現させる薬物を**完全刺激薬**（フルアゴニスト）といい，その内活性を「1」とする．一方，受容体に十分に結合しても受容体の作用を最大に発現しない薬物を**部分刺激薬**（部分アゴニスト）という．部分刺激薬の内活性は「0 より大きく，1 よりも小さい」となる．また，100％受容体の作用を遮断する薬物を**完全遮断薬**（フルアンタゴニスト）といい，その内活性は「0」である（**図 1-7**）．

1）刺激薬と遮断薬の相互作用

① 協力作用

　　複数の薬物を併用した場合に単独の薬物を投与した場合の効力が「たし算の合計」となることを**相加作用**という．また，単独の薬物を投与した効力のたし算の合計よりも強い場合を**相乗作用**（シナジー作用）という．

② 拮抗作用（図 1-8）

　　競合的遮断薬（競合的拮抗薬）：受容体上の生理的リガンドや刺激薬が結合する部位に直

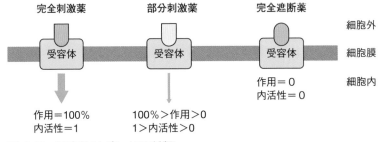

図 1-7　**受容体リガンドの種類**

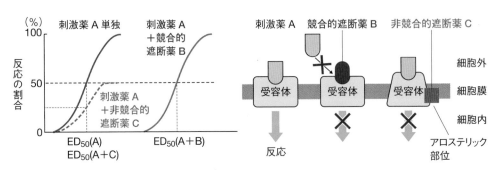

図 1-8　**競合的拮抗作用と非競合的拮抗作用**

接的に結合することにより，競い合う形式で作用を遮断する．用量–反応曲線において，刺激薬単独の曲線を右に平行移動させ，ED_{50} 値を増大させる．一方，最大反応には影響を与えない．

　非競合的遮断薬（非競合的拮抗薬）：受容体上の生理的リガンドや刺激薬が結合する部位以外に結合して遮断する．非競合的遮断薬は，受容体の形を変化させて作用を消失させるアロステリック部位への結合や受容体以降の細胞内反応を阻害することで受容体機能を遮断する．したがって，用量–反応曲線において刺激薬の ED_{50} 値には影響を与えず，最大反応を低下させる．

2）受容体の種類

　受容体は，細胞内の情報伝達機構（細胞内変化）の特徴により分類される．細胞膜受容体には，イオンチャネル内蔵型受容体（リガンド依存性イオンチャネル），G タンパク質共役型受容体（代謝調節型受容体），酵素活性内蔵型受容体がある．また，脂溶性物質などの膜透過性の高いリガンドは細胞内受容体（細胞質受容体＝核内受容体，核受容体）に結合して遺伝子の転写を調節し，機能タンパク質の発現変化により細胞機能を調節する（**図1-9**）．

① イオンチャネル内蔵型受容体（リガンド依存性イオンチャネル）

　このタイプの受容体は，受容体自身が特定のイオンチャネル（細胞膜のイオンを通す穴）を形成しており，生体内リガンドや刺激薬の結合によりイオンチャネルが開口して，イオンが細胞内外へ移動する．ニコチン性アセチルコリン受容体（Na^+ チャネル），グルタミン酸受容体（Ca^{2+} チャネル，Na^+ チャネル），γ–アミノ酪酸（$GABA_A$）受容体（Cl^- チャネル），グリシン受容体（Cl^- チャネル）などがある．

② G タンパク質共役型受容体

　このタイプの受容体は，**三量体 G タンパク質**（Gq タンパク質，Gs タンパク質，Gi タンパク質）を介して細胞膜や細胞内の酵素などのはたらきを変化させて細胞内の機能分子（セカンドメッセンジャー）の産生を調節する．セカンドメッセンジャーには，イノシトール1,4,5-三リン酸（IP_3），ジアシルグリセロール（DAG），サイクリック AMP（cAMP）などがあり，それらの濃度変化がさまざまな細胞内酵素などのはたらきを調整して，細胞機能を変化させる．

③ 酵素活性内蔵型受容体

　このタイプの受容体は，酵素（チロシンキナーゼ，グアニル酸シクラーゼ）が細胞内部に内蔵されており，その酵素活性化による細胞機能を変化させる．チロシンキナーゼとはタンパク質のチロシン残基をリン酸化する酵素であり，グアニル酸シクラーゼは GTP からサイクリック GMP（cGMP）を産生する酵素である．

b　イオンチャネル

　通常，細胞膜を介して物質が輸送されるのを**膜輸送**という．脂溶性の高い物質は細胞膜に溶け込んで単純拡散で移動できる．しかし，イオン類をはじめとする水溶性物質は細胞膜を透過できない．そのため，これらの水溶性物質の輸送は**チャネル**や**トランスポーター**が担っている．膜輸送には，移動する物質の濃度勾配に従った移動（**受動輸送**）と，その濃度勾配に逆らった輸送（**能動輸送**）がある．

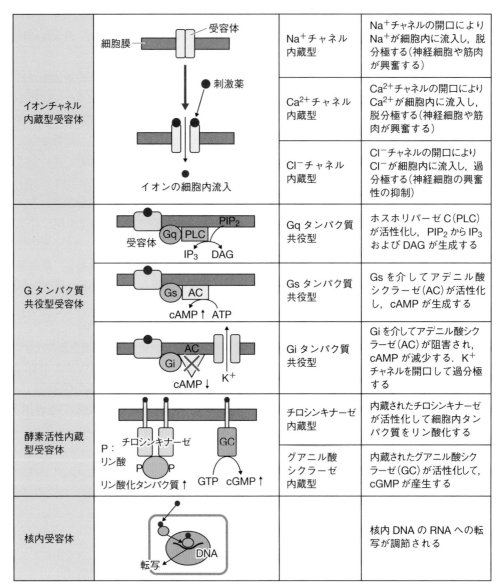

イオンチャネル内蔵型受容体	受容体、細胞膜、刺激薬、イオンの細胞内流入	Na⁺チャネル内蔵型	Na^+チャネルの開口によりNa^+が細胞内に流入し，脱分極する（神経細胞や筋肉が興奮する）
		Ca^{2+}チャネル内蔵型	Ca^{2+}チャネルの開口によりCa^{2+}が細胞内に流入し，脱分極する（神経細胞や筋肉が興奮する）
		Cl^-チャネル内蔵型	Cl^-チャネルの開口によりCl^-が細胞内に流入し，過分極する（神経細胞の興奮性の抑制）
Gタンパク質共役型受容体	受容体、Gq、PLC、PIP_2、IP_3、DAG	Gqタンパク質共役型	ホスホリパーゼC（PLC）が活性化し，PIP_2からIP_3およびDAGが生成する
	Gs、AC、cAMP↑、ATP	Gsタンパク質共役型	Gsを介してアデニル酸シクラーゼ（AC）が活性化し，cAMPが生成する
	Gi、AC、cAMP↓、K⁺	Giタンパク質共役型	Giを介してアデニル酸シクラーゼ（AC）が阻害され，cAMPが減少する．K^+チャネルを開口して過分極する
酵素活性内蔵型受容体	P：リン酸、チロシンキナーゼ、GC、リン酸化タンパク質↑、GTP、cGMP↑	チロシンキナーゼ内蔵型	内蔵されたチロシンキナーゼが活性化して細胞内タンパク質をリン酸化する
		グアニル酸シクラーゼ内蔵型	内蔵されたグアニル酸シクラーゼ（GC）が活性化して，cGMPが産生する
核内受容体	DNA、転写		核内DNAのRNAへの転写が調節される

図 1-9　受容体の種類

PIP₂：phosphatidylinositol 4,5-bisphosphate，IP₃:inositol 1,4,5-trisphosphate，DAG：diacylglycerol

　　イオンチャネルは，細胞膜を貫くタンパク質であり，イオンチャネルが活性化して開くと，イオンが細胞膜を透過できる．イオンの移動は濃度差により行われるため，細胞外に多いイオンは細胞外から細胞内へ移動し，細胞内に多いイオンは細胞内から細胞外へ移動する．イオンチャネルには，陽イオンチャネル（Na^+チャネル，K^+チャネル，Ca^{2+}チャネル）と陰イオンチャネル（Cl^-チャネル）がある．

　　細胞の内外ではイオンの分布が異なっており，通常，細胞外にはNa^+，Ca^{2+}，Cl^-の濃度が細胞内に比べて高く，細胞内はK^+濃度が細胞外に比べて高い．また，細胞内外には電位の差があり，通常，細胞内が細胞外に比べて陰性（マイナス）となっている．この差

を膜電位という．Na$^+$チャネルあるいは Ca^{2+}チャネルが開口すると，それぞれ Na$^+$あるいは Ca^{2+}が細胞内に流入し，膜電位が正方向へ上昇（**脱分極**）して神経の興奮や筋肉の収縮を起こす．一方，K$^+$チャネルの開口は細胞内 K$^+$を細胞外へ流出させるので，膜電位が負方向へ低下（**過分極**）して神経や筋肉の興奮を抑制する．また，Cl$^-$チャネルの開口は Cl$^-$の細胞内流入を起こして細胞を過分極させる（**図 1-10**）．

c　トランスポーター

イオントランスポーターは，細胞内外のイオンの能動輸送に関与する．イオントランスポーターには，ATP の分解エネルギーを利用して目的のイオンを能動的に輸送する**イオンポンプ**，および細胞内外の Na$^+$濃度勾配を利用して目的のイオンを能動的に輸送する **Na$^+$/Ca^{2+}交換輸送体，Na$^+$-K$^+$-2Cl$^-$共輸送体，Na$^+$-K$^+$共輸送体**などがある（**図1-11**）．

イオンポンプには，細胞の静止膜電位に関係する Na$^+$ポンプ（Na$^+$, K$^+$-ATPase）や胃の壁細胞で胃酸分泌を担当するプロトンポンプ（H$^+$, K$^+$-ATPase）などがある．Na$^+$/Ca^{2+}交換輸送体は，Na$^+$の濃度勾配を駆動力として利用して，Ca^{2+}が Na$^+$の移動方向と逆に輸送される．したがって，Na$^+$濃度変化が Ca^{2+}の輸送能や輸送方向を決定する．通常，細胞外 Na$^+$濃度が高いので Na$^+$は細胞外から細胞内へ移動する．その結果，Ca^{2+}は細胞内から細胞外へ輸送される（順送）．しかし，細胞外 Na$^+$濃度が低下すると，Ca^{2+}は細胞内から細胞外へ輸送されにくくなる．また，細胞内 Na$^+$が増加して細胞内 Na$^+$が細胞外へ移動すると，Ca^{2+}は細胞外から細胞内へ輸送される（逆送）．また，腎臓の Na$^+$-K$^+$-2Cl$^-$共輸送体や Na$^+$-K$^+$共輸送体は Na$^+$の輸送と同じ方向へ K$^+$や Cl$^-$が輸送される．

図 1-10　**イオンチャネル**

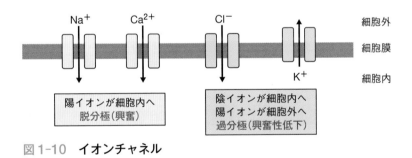

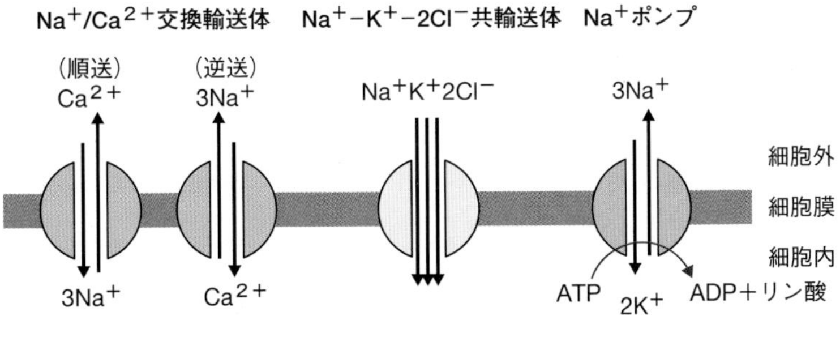

図 1-11　**トランスポーターの種類**

d 酵　　素

　　生体の恒常性維持のための細胞で起こる代謝反応のほとんどは，酵素により迅速に行われる．酵素は生体内の生理活性物質量を適切に保っている．そのため，薬物が生体内物質の合成酵素を阻害すればその生体内物質は減少し，分解酵素を阻害すればその生体内物質は増加することになる．また，薬物代謝酵素は薬物の不活化あるいは活性化を起こすので，薬物が薬物代謝酵素を阻害すると薬物相互作用が起こる．このように，薬物の酵素に対する作用の理解が薬理作用の理解には重要である．

C 薬の投与方法と生体内運命

　　投与された薬物は，血液中への吸収，血液中から組織・細胞への分布，肝臓などでの代謝，腎臓や腸からの体外への排泄の過程をたどる．この一連の過程を薬物体内動態という（図 1-12）．

　　薬物体内動態の基本的指標は，薬物の血中濃度である．薬物を投与したのちに測定した血漿中の薬物濃度から血中濃度曲線が得られる（図 1-13）．投与後に最大となった血漿中の薬物濃度を最高血中濃度（C_{max}）といい，それに要した時間を最高血中濃度到達時間（t_{max}）という．また，血中濃度が最高血中濃度に達したのちに，徐々に減少して最高血中濃度の半分となるまでの時間を生物学的半減期（$t_{1/2}$）という．血中濃度曲線の下部の面積は，薬物血中濃度-時間曲線下面積（area under the curve：AUC）という．AUC は，体内に吸収された薬物の総量の目安となり，投与された薬物が「①どのくらいの濃度で，②どのくらいの期間にわたり，③血中を循環したのか」の指標となる．薬物が効果を示す

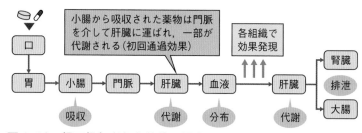

図 1-12　**経口投与された薬物の運命**

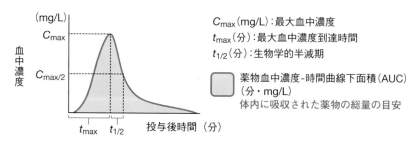

図 1-13　**血中濃度曲線**

ためには，標的となる組織・器官の細胞内で適切な濃度に達する必要がある．また，薬物の血中濃度が中毒域に達すると，有害作用が出現するため，薬物の有害作用が発現しないように血中の薬物濃度を調節する必要がある（**図1-14**）．薬物の投与経路や剤形および患者の状態により体内動態が異なるため，薬剤の特性や患者の状態に応じて適切な投与方法や医薬品の剤形を選択する必要がある．

1 薬の投与経路と剤形

　医薬品は，**表1-3**に示すようにさまざまな経路により体内に投与される．薬物の投与方法によって投与後の血中濃度変化は異なり，注射投与が速く最高血中濃度に達する（**図1-15**）．注射投与のなかでも静脈内投与が最も速く最高血中濃度に達し，効果の発現も最も速い．また，有害作用の発現も静脈注射が最も速いことになる．

a 経口投与

　口から飲み込んだ薬物は，通常，胃を通過して小腸粘膜から血液中に吸収される．血中に吸収された薬物は門脈系を介して肝臓へ運ばれ，肝臓内の薬物代謝酵素により一部代謝を受ける．これを**初回通過効果**という．その後，薬物は全身循環にのって標的の組織・器官に運ばれる（**図1-12**）．

　薬物には，①肝臓で代謝されて薬物の作用が失われる薬物（**肝代謝型薬物**），②肝臓で代謝を受けない薬物，③代謝されても作用が変わらない薬物，④代謝を受けることで活性化される薬物がある．また薬物のなかには，主に腎臓での排泄により薬物の作用が消失する

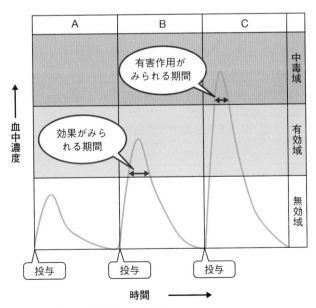

図1-14　薬物の血中濃度と作用
上図は，薬物の血中濃度曲線を示している．
A：最高血中薬物濃度が有効域に達していないために効果は見込めない．
B：血中濃度は投与後一定時間に有効域に達しており，一定期間の効果が見込める．
C：血中濃度は投与後一定時間に有効域に達しており，一定期間の効果が見込めるが，
　　その後，中毒域にまで達しているために有害作用が発現する．

表1-3 医薬品の投与経路

経 口	散剤，錠剤，カプセル剤などを口から飲む．一般に，血中濃度の上昇はおだやかであるが，剤形によってその速度が異なり，持続時間も剤形によって異なる．薬物は，肝臓の初回通過効果を受けたのちに血中に移行する
舌 下	舌下錠を舌の下に置く．血中濃度の上昇は経口投与よりも速く，速効性が見込める．薬物は初回通過効果（肝臓による代謝）を受けることなく血中に達する
直腸内	直腸内投与には坐剤があり，血中濃度の上昇は経口投与よりも速く，速効性が見込める．薬物は初回通過効果（肝臓による代謝）を受けることなく血中に達する
腟 内	溶液，錠剤，クリーム，ゲル，腟坐剤を経腟的に投与する
皮膚（経皮）	局所的または全身的な効果を得るため，外用剤の皮膚への塗布あるいはテープ剤やパッチ剤を皮膚へ貼付する．持続時間が長いのが特色である
注射（静脈内，筋肉内，皮下，脊髄腔内）	皮下組織内，筋肉内，静脈内，脊髄腔付近への注射．長期的に投与する方法として点滴静脈内投与がある．血中濃度の上昇は速く，なかでも静脈内投与が最も速い
吸 入	気体あるいは微粒子を口から肺へ吸入する．気道や肺などの局所での作用を期待して用いられるほか，全身作用を期待して用いる場合もある
点眼，点鼻	眼や鼻腔内に投与する．眼や鼻腔での局所作用を期待して用いられる．ただし，全身性の副作用も考慮して投与すべきである

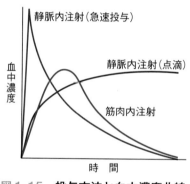
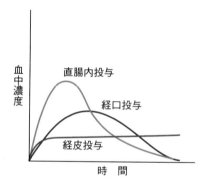

図1-15 投与方法と血中濃度曲線

ものもある（腎排泄型薬物）．肝障害患者では，肝臓での薬物代謝能が低下しているので，肝代謝型薬物の薬理作用が強くなり，副作用の発現率が上昇することもある．

　経口投与では，消化管内の食物やほかの薬物の存在によって薬物の吸収量や吸収速度が変化することがあるので，①空腹時に服用する薬物，②食後に服用する薬物，③ほかの薬物と併用してはいけない薬物などがある．また，経口投与できない薬物のなかには，消化管で吸収されにくい薬物や消化管内で分解されやすい薬物，胃や小腸で消化される薬物（タンパク質製剤，ペプチド製剤）がある．

　経口投与できる医薬品の剤形には，散剤，顆粒剤，液剤，錠剤，カプセル剤がある．液剤には水剤，シロップ剤，ドライシロップ剤がある．錠剤には，コーティングしていない裸錠（素錠）以外に，フィルムコーティング錠，糖衣錠，腸溶錠，口腔内崩壊錠（OD錠），

舌下錠，徐放錠がある（**図1-16**）．カプセル剤には，硬カプセル，軟カプセル，徐放カプセルがある．徐放錠や徐放カプセルは効果が長く続く利点がある．

b 舌下投与

舌下錠を舌の下に置く方法で（**図1-16**），薬物は舌の下にある毛細血管から血液中に直接吸収される．また，舌下投与で吸収された薬物は，門脈系を介することなく，すばやく全身循環系に入る．したがって，肝臓での初回通過効果を受けることなく標的組織・器官に達するため，速効性や投与量の減量などが期待される．たとえば，狭心症の急性発作の治療にはニトログリセリン舌下錠が適している．

舌下錠と類似のものに，臼歯の歯茎と頬の間に入れて薬物を唾液でゆっくりと溶かせて口腔粘膜から吸収させる**バッカル錠**がある（**図1-16**）．麻薬性鎮痛薬や副腎皮質ステロイド薬などがある．

c 直腸内投与・腟内投与

坐剤は，薬物と油脂性あるいは水溶性の基剤を混ぜて一定の形状に成型した薬剤であり，肛門から直腸内に挿入する．油脂性基剤の坐剤は，体温以上の温度になると溶けてしまうので冷蔵庫で保存する．油脂性基剤の坐剤は体温により直腸内で溶け，水溶性基剤の坐剤は直腸内の水分を吸収して溶けて，主薬を放出する．直腸粘膜は薄くて血液供給が豊富なことから薬物は速やかに毛細血管内に吸収される．また，直腸下部の静脈は門脈系を経由しないで直接的に下大静脈に入るので，直腸下部から吸収された薬物は肝臓を通らず，初回通過効果を受けることなく全身循環に到達する．したがって，坐剤は経口投与よりも速く血中濃度が上昇し，作用が速く現れる．

直腸内投与は，経口投与が難しい乳幼児，吐き気・嚥下困難がある場合，消化管の外科手術後の食事制限のために薬物を内服できない患者などに必要に応じて用いられる．

腟内投与では，溶液，錠剤，クリーム，ゲル，腟坐剤を経腟的に投与する．薬物はゆっくりと腟壁から吸収される．更年期や不妊治療のための女性ホルモン関連薬の投与や腟カンジダ症，トリコモナス腟炎などの感染症治療に適用される．

裸錠（素錠）
乳糖やデンプンなどと有効成分を混ぜ，そのまま錠剤の形としたもの

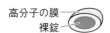

フィルムコーティング錠
裸錠の周りを水溶性の高分子の膜で覆った錠剤，苦味をなくす

糖衣錠
裸錠の周りを砂糖で包んだ錠剤，苦味をなくす

腸溶錠
胃で溶けず，腸で溶けるよう設計された錠剤．胃酸に弱い薬物に適す

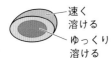

徐放錠
外側が速く溶け，内部にゆっくり溶ける薬剤があることで長時間作用する

口腔内崩壊錠（OD錠）
水なしで服用できる錠剤．唾液によって錠剤が崩壊する

舌下錠
舌の下に入れ，唾液によって溶かす錠剤．急速に吸収され，初回通過効果を受けない

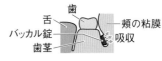

バッカル錠
臼歯の歯茎と頬の間に入れて薬物を唾液でゆっくりと溶かして口腔粘膜から吸収させる．初回通過効果を受けない

図1-16　錠剤の種類

d 経皮投与

　　皮膚に塗る薬剤（外用剤）は局所効果を得ることが目的であり，乾癬や湿疹，皮膚感染（ウイルス，細菌，真菌），かゆみ，乾燥肌などの表在性皮膚疾患の治療に最も多く使われる．外用剤には，軟膏，クリーム，ローション，溶液，パウダー，ゲルなどの製剤がある．

　　皮膚に，テープ剤やパッチ剤などの貼付剤を用いて，薬物を局所あるいは全身に投与する．これらの薬物は皮膚の浸透をよくするアルコールなどの化学薬品と混ぜ合わせることで，注射をしなくても皮膚から血液中に吸収される．パッチ剤を使えば，薬物を数時間から数日間継続投与でき，血液中の薬物の濃度を比較的一定に保つことができる．たとえば，ニトログリセリン貼付剤（狭心症の発作予防），ニコチンパッチ（禁煙），フェンタニル貼付剤（がん性疼痛の緩和）などがある．

e 注射投与

　　注射による投与には，皮下投与，筋肉内投与，静脈内投与，脊髄腔内投与がある（図1-17）．注射投与では，速やかに血中濃度が上がるため，速効性や確実な効果発現が利点である．一方，注射では患者に苦痛を与えることも少なくなく，投与した薬物を回収できないために誤薬などを起こした場合には取り返しのつかない事故につながることもある．

①皮下投与（皮下注）：針を皮膚のすぐ下にある脂肪組織に挿入する．注入した薬液は毛細血管に入り，血流あるいはリンパ管を経て標的組織・器官に達する．刺激性の薬物や容量の多い薬物は皮膚の知覚神経を刺激して強い痛みを感じさせるので皮下投与に適さない．また，皮膚組織の障害を防ぐために，体液と等しい浸透圧（等張）の薬液を用いる．

②筋肉内投与（筋注）：筋肉は皮膚と脂肪組織の下にあるため長い針を使い，上腕，太腿あるいは尻の筋肉に注射する．薬物の血液中への吸収速度は，筋肉への血液供給速度によって決まり，血液供給が少ないと吸収に時間がかかる．皮下投与と同様に，非刺激性・等張な薬液が用いられるが，薬液量は皮下投与より多くても適用できる．

③静脈内投与（静注）：針を直接静脈に挿入する．最も速く，確実な吸収が得られる投与経路である．血液中で薬液が希釈されるために，(1)薬液の浸透圧が等張でなくともよく，(2)抗がん薬などの細胞傷害性をもつ薬物にも適用できる．1回で全量の薬液を静脈内に

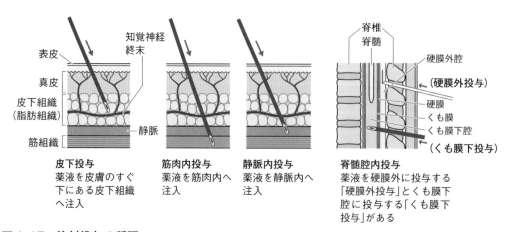

図1-17　注射投与の種類

投与する急速静注では，速やかに高い血中濃度に達するために目的とする効果は速く発
現するが，副作用の発現も速いために危険性も高くなる．

④**点滴静脈内投与（点滴静注）**：薬物を持続的に滴下しながら静脈内に投与する方法．(1)急
速静注で生じる血中濃度の高いピークを避けることができる．(2)滴下速度を調節するこ
とで薬物の適切な血中濃度を長時間維持できる．(3)時間をかけて大量の薬液を投与する
ことができる．(4)薬物が輸液で希釈されるため，複数の薬物の混合（混注）が可能であ
る．(5)欠点として，投与中の患者の行動抑制や穿刺部位の感染などの可能性がある．

⑤**脊髄腔内投与（硬膜外投与，くも膜下投与）**：脊柱下部の椎骨の間から針を刺して脊髄を
囲む空間に薬液を注入する．全身循環と中枢神経系（脳・脊髄）の間には血液-脳関門
（blood-brain barrier：BBB）という物質移行を制限する仕組みがある．そのため，BBB
を通過しにくい薬物を中枢神経系で作用させたいときや，中枢神経系局所にのみ薬物を
作用させたいとき（下半身麻酔など）には，脊髄腔内へ薬物が直接に投与される．

f　その他の投与方法

①**吸入**：気体や微粒子状の薬剤を吸入して，気管や肺への直接的な作用あるいは肺胞周辺
の毛細血管から薬物が吸収されて全身循環にいたることで効果を現す．吸入麻酔薬や気
管支喘息治療薬などがある．吸入剤は，個別の吸入器に充填されているため，患者に使
用法を指導しなければならない．

②**点眼**：眼球付近の病気（緑内障，結膜炎，外傷など）では眼球表面に直接投与する．液
体，ゲル剤および軟膏剤がある．局所作用を期待して投与されるが，血流に乗って体内
のほかの部分で副作用を起こすものもあるので注意する．

③**点鼻**：霧状にした薬剤を鼻腔に噴霧して薬物を鼻腔粘膜から吸収させる．鼻腔粘膜から
吸収された薬物はすばやく血流に入るので速効性がある．

2　薬物の吸収

薬物が投与された部位から脈管系に取り込まれて全身循環（血管系）へ移行する過程を
吸収という．吸収部位には，初回通過効果を受ける経口投与による消化管（口腔，直腸下
部を除く）と非経口投与による部位（口腔，直腸下部，皮膚，筋肉，血管など）がある（**図
1-18**）．

a　バイオアベイラビリティ

投与された薬物が全身循環中に到達する割合をバイオアベイラビリティ（生物学的利用
率）といい，この値が高いほど薬理作用が強くなる．静脈内投与では，投与した薬物のす
べてが全身循環中に存在するため，バイオアベイラビリティは100%となる．その他の投
与経路のバイオアベイラビリティは静脈内投与とその他の投与経路のAUC（☞ p.14）の比
率で算出される．

> バイオアベイラビリティ（%）＝ A/B × 100
> 　A：測定したい薬物を投与した場合のAUC
> 　B：Aと同じ薬物を静脈内投与した場合のAUC

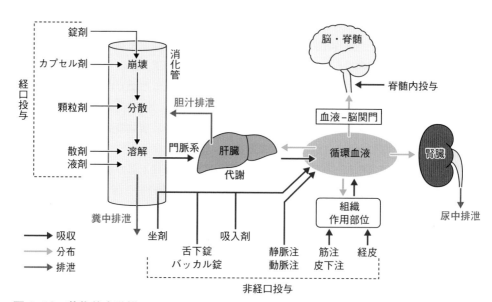

図 1-18　薬物体内動態

b 薬物の生体膜透過性と消化管吸収に影響を及ぼす因子

　　生体膜（細胞膜）は脂質二重層を基本構造とし，そのなかに膜タンパク質が埋め込まれる構造である．薬物が生体膜を通過するしくみは，①その物質の特性による単純拡散，②特殊輸送系（チャネル，トランスポーターなど）を介する能動輸送に大別される．生体膜は脂質でできているので脂溶性の高い非イオン型（分子型）は単純拡散により生体膜を透過しやすく，イオン型（水溶性）は単純拡散による生体膜透過はほとんどみられない．イオン型と非イオン型の変化は，薬物の化学的特性および環境の pH 変化により起こる．また，一部の水溶性薬物はさまざまなトランスポーターやチャネルなどを介して吸収される．

　　薬物の消化管吸収は，経口投与された薬物の消化管内移動，製剤の崩壊・分散，溶解，消化管壁の透過および全身循環への移行という連続的な過程によって進行する．したがって，薬物の吸収はこれら各過程に関与する種々の要因によって支配されている（**表 1-4**）．

表 1-4　消化管吸収に影響を与える因子

薬物の物性に基づく要因	脂溶性	一般に脂溶性の高い薬物ほど吸収されやすい
	分子量	分子量が大きくなると吸収されにくい
	溶解性	溶解した状態で吸収されるので，溶解度が高いほうが吸収されやすい
	イオン解離性	脂溶性の高い非イオン型（分子型）では単純拡散により生体膜を透過しやすい．pH が低下すると，非イオン型率は塩基性薬物で減少し，酸性薬物では増加する（☞ p.21，もう少しくわしく）
	安定性	胃酸や消化酵素により分解されやすい薬物は吸収がわるい
生体側に基づく要因	胆汁分泌	胆汁中に含まれる胆汁酸は界面活性作用により難溶性薬物を可溶化する．胆汁分泌が多いと吸収を促進する
	血流量	血流が低下すると，吸収低下を引き起こすことがある

もう少し
くわしく **薬物のイオン型と非イオン型**

薬物には酸性薬物と塩基性薬物がある．一般に，酸性物質はH^+（プロトン）を出し，塩基性物質はH^+を受け取る．すなわち，酸性物質は「$HA \Leftrightarrow H^+ + A^-$（例：$HCl \Leftrightarrow H^+ + Cl^-$）」，塩基性物質は「$A + H^+ \Leftrightarrow AH^+$（例：$NH_3 + H^+ \Leftrightarrow NH_4^+$）」となる．酸性薬物では，pHが低下（高い$H^+$濃度条件下）すると非イオン型が増加する（イオン型が減少する）．一方，塩基性薬物では，pHが低下すると非イオン型が減少する（イオン型が増加する）．

3 | 薬物の分布

投与部位から循環血液中に入った薬物は血流にのって各組織・器官に運ばれ，血液中からそれぞれの薬物の作用点となる組織の細胞内へ移行する．この過程を**分布**という．分布には，血漿タンパク質との結合性や脂溶性および臓器への血流量などの因子が影響を与える．

a 薬物の血管から組織・細胞への移行

血液中に移行した薬物は，血漿タンパク質（主にアルブミンやリポタンパク質）と結合した結合型薬物あるいは結合していない遊離型薬物のどちらかで存在する．結合型薬物は，結合しているタンパク質の分子量が大きいために血管外へ移行できず，血管外細胞では薬理作用を示さない．一方，遊離型薬物は血液中から細胞へ移行し，細胞膜受容体への結合や細胞内物質の変化などを通して薬理作用を示す（**図1-19**）．

b 血液-組織関門

生体にとって重要な組織には，薬物や異物の侵入を制限するために，次のような血液-組織関門がある．

1）血液-脳関門

薬物の脳移行性は中枢性の作用・副作用を考えるうえで重要である．グルコースやアミノ酸などの栄養物質はトランスポーターなどの特殊輸送系を介して脳に取り込まれるのに対して，薬物は基本的に単純拡散によって細胞内経路を通過して脳内に移行する．一般に，

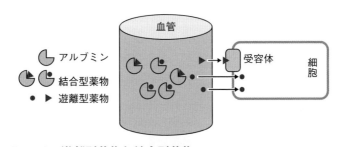

図1-19　遊離型薬物と結合型薬物
遊離型薬物は血管外へ移行できるが，結合型薬物は血管外へ移行できない．細胞の受容体への結合や細胞内に移行して薬理作用を示すのは遊離型薬物のみである．

細胞膜を単純拡散しやすい脂溶性の高い薬物が脳に移行しやすくなり，脂溶性の高い薬物は中枢作用（脳や脊髄に対する作用）が強くなる傾向がある．また，脳の毛細血管内皮細胞には薬物の血液中への排出を行う P 糖タンパク質（☞もう少しくわしく）などがあり，薬物の脳内分布を抑制している．

> **もう少しくわしく　P 糖タンパク質**
>
> 　P 糖タンパク質は細胞膜上に存在し，細胞にとって有害な化合物を細胞外へ排泄し，生体の解毒機構にかかわるタンパク質である．また，薬物耐性の形成にかかわるタンパク質でもある．抗がん薬，強心配糖体，抗不整脈薬，免疫抑制薬，カルシウム拮抗薬，副腎皮質ステロイド薬，抗 HIV 薬などのなかに，P 糖タンパク質によって排出される薬物がある．また，P 糖タンパク質を増やす薬物には，リファンピシン，抗がん薬，アスピリンなどがある．

2）血液-胎盤関門

　妊娠した母体に薬物を投与する場合，薬物の胎児への移行性はその胎盤透過性によって決まる．多くの場合，薬物は単純拡散によって胎盤を透過するため，消化管から吸収されるような薬物は胎盤へ移行するものと考えられる．したがって，催奇形性などの胎児への副作用が大きな問題となり，妊娠中には投与制限される薬物が多い．また，胎盤にも P 糖タンパク質があり，薬物の胎盤移行を制限している．

c　分布容積

　薬物療法における薬物の分布に関する指標として，**分布容積**（volume of distribution：Vd）がある．薬物を投与すると，その薬物は血液，細胞間質液，細胞などのあらゆる部位に分布する．その薬物の体内に分散する見かけ上の値が分布容積である．つまり，分布容積とは「**薬物の血液から細胞間質液，さらに細胞内への移行しやすさ**」を表す指標である．次のような式で算出される．

$$分布容積 Vd（L/kg 体重）= 投与薬物量（g/kg 体重）/ 薬物の血漿濃度（g/L）$$

　分布容積が小さい薬物は，「その薬物が血中から組織・細胞に移行（組織への分散）しにくい＝血液中に残りやすく，血中濃度は高くなる」ことを表し，逆に，分布容積が大きい薬物は，「その薬物が血中から組織・細胞に移行しやすい＝血中濃度は低くなる」ことを表す．分布容積が大きくなる要因には，薬物の物質特性やタンパク質結合率などが関与する．一般に，脂溶性薬物や分子型（非イオン型）となりやすい薬物や血漿タンパク結合率が低い薬物は組織へ移行しやすいため，分布容積が大きくなる．

4　薬物の代謝

　生体内に取り込まれた薬物（異物）が受ける化学的構造変化を**代謝**といい，生体内の薬物代謝酵素によって反応が行われている．多くの場合，代謝物は元の薬物より親水性が高く（水に溶けやすく），腎臓などから排泄されやすい水溶性の形となる．また，代謝を受けることにより薬物の作用が消失することが多い．このように，代謝反応は生体に備わった

異物の解毒機構と考えられる．逆に，生体内で代謝を受けることで薬理作用や毒性が現れる薬物や作用が強くなる薬物もある．このように，生体内で代謝を受けることで薬理作用を示すようにデザインされたものを**プロドラッグ**という．プロドラッグの利点には，①体内への吸収をよくする（とくに腸からの吸収を改善する），②副作用を低減する，③特定の臓器で作用させる，④作用の持続化（半減期を長くする）などがある．

たとえば，非ステロイド性抗炎症薬の経口投与による副作用に胃腸障害がある．ロキソプロフェンナトリウム（商品名：ロキソニン）は腸から吸収されたのちに体内で代謝されて作用（副作用）を示すプロドラッグであり，胃腸障害が比較的弱い．

a 薬物代謝反応

薬物の代謝は主に肝臓において起こる．薬物の代謝形式には第Ⅰ相反応と第Ⅱ相反応がある．ただし，必ずしも第Ⅰ相反応，第Ⅱ相反応の順に起こるものではない．

1）第Ⅰ相反応

脂溶性の高い薬物に広くみられる代謝様式であり，**酸化，還元，加水分解**などの反応によって極性基[*1]を生成して親水性を高くする反応である．この反応過程において，**シトクロム P450**（cytochrome P450：**CYP**，シップと読む）による一酸素原子付加反応（R-H + O → R-OH）が起こる．CYP には多くの分子種（アイソザイム）があり，分子種により代謝される薬物が決まっている．

2）第Ⅱ相反応

元の薬物が有する極性基あるいは第Ⅰ相反応により導入された極性基に，水溶性の生体内成分（グルクロン酸，硫酸，アミノ酸，グルタチオンなど）が結合して**抱合体**を形成する反応である．抱合反応によって化合物の水溶性はより増大して排泄されやすくなる．

b 代謝の変動要因

ヒトの薬物代謝能には大きな個体差が存在し，薬効・副作用の発現に影響する．代謝能が変動する要因に，①生体側に起因する内的因子（遺伝子多型），②併用薬による外的因子（薬物代謝酵素の阻害と誘導）がある．

1）遺伝子多型

薬物の反応性に個体差が生じる主な原因の1つとして，遺伝子の変異（DNA 上の塩基の置換・欠損など）による薬物代謝酵素の遺伝的多型があげられる．多型を示す代表的なCYP 分子種には，CYP3A4，CYP2D6，CYP2C9[*2]，CYP2C19 があり，これらの酵素によって主に代謝される薬物では薬理作用や副作用の強さに個人差が現れる可能性を考慮すべきである．CYP 以外の薬物代謝関連酵素として，*N*-アセチル化転移酵素 2 および UDPグルクロン酸転移酵素にも遺伝子多型性がみられる．また，アルコール飲料に対する感受性に個体差があることも，アルコールを代謝するアルコール脱水素酵素やアルデヒド脱水素酵素の遺伝的多型によるものである．

[*1] **極性基**：分子または化学結合において電荷分布に偏りがあるときを極性があるといい，極性のある置換基を極性基という．極性基には，アミノ基 (-NH$_2$)，カルボキシ基 (-COOH)，ヒドロキシ基 (-OH) などがある．

[*2] **CYP2C9 の遺伝子多型**：CYP2C9 は，抗てんかん薬（フェニトイン），抗凝固薬（ワルファリン），糖尿病治療薬（グリピジド，トルブタミド）の代謝に関与しており，その遺伝子多型により，これらの薬物の薬物血中濃度-時間曲線下面積（AUC）の上昇や半減期の延長などがみられる．

2）酵素阻害

　併用薬物による薬物代謝酵素の阻害によって薬物血中濃度の上昇が起こり，副作用発現の可能性が高くなる．薬物以外にも，グレープフルーツジュースには，小腸のCYP3A4を阻害する成分があることから，CYP3A4で代謝される薬物（カルシウム拮抗薬，シクロスポリンなど）の血中濃度が上昇する．

3）酵素誘導

　通常，ある種の薬物を反復投与すると，その薬物の代謝活性が増強することがある．この現象は，生体内の薬物代謝酵素量が増加していることが原因であること多く，酵素誘導という．たとえば，抗てんかん薬のフェノバルビタール，フェニトイン，カルバマゼピンおよび抗菌薬のリファンピシンなどの反復投与では主にCYP分子種が誘導される．また，アルコール飲料を飲み続けるとアルコールに強くなることもアルコールの代謝酵素の誘導によるものである．

5│薬物の排泄

　投与された薬物は循環血液中へ移行後，未変化体あるいは代謝物として最終的に体外へ排泄される．薬物はさまざまな経路を経て体外へ排泄されるが，とくに重要な経路は尿中排泄（腎排泄）と胆汁中排泄である．一般に，脂溶性の低い薬物は未変化体として尿中に排泄され，一部は胆汁中にも排泄される．一方，脂溶性の高い薬物は肝臓で代謝を受けて水溶性代謝物として胆汁中や尿中に排泄される．

a 腎 排 泄

　薬物の腎排泄には，①糸球体ろ過，②尿細管への分泌，③尿細管からの再吸収の過程が関与し，これらの過程の総和として排泄量が決定される（**図1-20**）．肝臓で失活しない薬物は腎臓から尿中に排泄されることにより作用が消失する．したがって，腎機能障害患者では，薬物が腎臓から排泄されにくいため，腎排泄型薬物の作用や副作用が強く発現する．

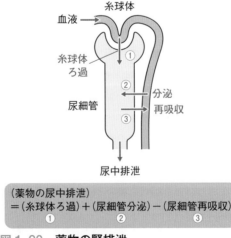

図1-20　薬物の腎排泄

1）糸球体ろ過

　健常時，糸球体では血液成分の血球および高分子タンパク質（分子量約2万以上）を除くすべての物質がろ過されて原尿（1日約180 L）が産生される．遊離型薬物のほとんどはろ過されて原尿に移動するが，アルブミンなどと結合した結合型薬物はろ過されない．

　薬物の排泄能力の指標として**糸球体ろ過値**（glomerular filtration rate：**GFR**）が用いられる．GFRとは，糸球体のろ過能力を示し，糸球体で単位時間あたりにろ過される水分量で表す．また，血中に含まれるクレアチニンは糸球体で完全にろ過され，尿細管での再吸収や分泌がきわめて少なく，そのほとんどが尿中に排泄される．したがって，GFRを推測するためにクレアチニン・クリアランス（☞ p.26）が用いられる．

2）尿細管分泌

　尿細管への分泌には，血管と尿細管細胞に局在する2種類のトランスポーター（有機カチオン輸送系，有機アニオン輸送系）がはたらく．同じ輸送系で尿細管へ分泌される薬物を同時に投与すると，お互いに尿細管分泌が抑制されて血中濃度が高くなる．また，近位尿細管にあるP糖タンパク質はジゴキシンの尿細管分泌を行う．

3）尿細管再吸収

　脂溶性薬物は尿細管から血中へ再吸収されて排泄が遅くなる．逆に，薬物のイオン化率を高めて親水性を増す（脂溶性を低くする）と，尿細管での再吸収が抑制されて尿中排泄が促進される．

b 胆汁排泄

　薬物の胆汁排泄には，①血管から肝細胞内への取り込み，②肝細胞内での代謝，③胆管中の胆汁への分泌の過程がある．小腸から吸収された薬物は門脈を経て肝臓へ送られて肝細胞へ取り込まれる．肝細胞内に取り込まれた薬物は未変化体あるいは代謝物として胆汁中に排泄される．次いで，胆汁中へ分泌された薬物は，総胆管を経てファーター乳頭部から十二指腸へ排泄される．そこで加水分解によりグルクロン酸が外されて，再度小腸から吸収され肝臓へ送られる．これを**腸肝循環**という．また，小腸に到達した薬物の一部は大腸から糞便中にも排泄される．

6 薬物血中濃度モニタリングおよび全身クリアランス

a 薬物血中濃度モニタリング

　薬物は，血中濃度が低すぎると効果が不十分であり，高すぎると効果が強すぎることや有害作用の出現などが問題となる．これらの問題を解決するために，薬物の投与後の血中濃度を測定して，患者ごとに投与量や投与間隔を適正に管理する必要がある．これを**薬物血中濃度モニタリング**（therapeutic drug monitoring：**TDM**）という．次のような薬物の適用時に実施される．

①主作用および副作用を現す血中濃度の差が狭い薬物
②薬物動態や主作用や副作用を現す量に個人差が大きな薬物
③腎臓や肝臓の障害などにより薬物の投与量や投与間隔を調整する必要がある場合

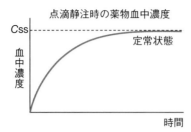

定常状態に薬物血中濃度（Css）を保つ
ための点滴速度は，次の式で求められる．

点滴速度＝全身クリアランス（CLtot）×Css

負荷量は，次の式で求められる．

負荷量＝分布容積（Vd）×Css

図1-21　点滴投与の血中濃度と負荷量

b クリアランス

　　クリアランス（clearance：CL）とは，「一定時間（1分間）に特定の物質を除去する血漿量（mL）」のことである．たとえば，クレアチニン・クリアランス100 mL/分とは，1分間に血液100 mL分に含まれるクレアチニンを体内からなくすことを意味する．また，腎クリアランスは，1分間に腎臓から排泄される薬物を含む血液の量である．たとえば，腎クリアランス50 mL/分とは，腎臓が1分間に血液50 mL分に含まれる薬物を排泄することを意味する．肝クリアランスは，1分間に肝臓で代謝される薬物を含む血液の量を示す．

c 全身クリアランス

　　全身クリアランス（total clearance：CLtot）とは，薬物を体外に排泄する能力を表し，薬物ごとに定まった値である．CLtotとは，1分間に代謝・排泄される薬物を含む血液量（mL）であり，CLtotが1 mL/分とは，1分間に血液1 mLに含まれている薬物が代謝・排泄されることを意味する．薬物の排泄・代謝を行う肝臓と腎臓の機能が低下すれば，腎クリアランスと肝クリアランスが低下し，全身クリアランスは減少する．

薬物の血中消失速度（mg/分）＝CLtot（mL/分）×血中濃度（mg/mL）

d 点滴の血中濃度

　　一定速度で点滴静注した場合，ある程度の時間が経過すると，薬物の投与量と消失量が等しくなり，目的とした適切な血中濃度（Css）が一定に保たれる状態（定常状態）となる（**図1-21**）．血中濃度を定常状態に一定期間保つことで薬物の作用を維持することができる．また，治療が急がれる場合には，血中濃度をできるだけ速くCssに到達させる必要がある．その場合には点滴開始時に急速静注を行う．この急速静注する薬物量を負荷量と呼ぶ．

D　薬の効果に影響を与える因子

　　薬物の効力（作用の強さ）や副作用の発現には個人差がある．また，同じ患者でも状態によって薬物の効力や副作用に違いがみられる．医薬品を安全に使用するためには，薬物の効果に影響を与える因子である**年齢・性別・妊娠・遺伝子・臓器障害**などに十分な配慮が必要である．

1 年齢

　小児とは，新生児（生後28日まで），乳児（生後満1歳未満），幼児（1〜6歳），学童（6〜12歳，狭い意味で小児という場合もある）である．また，高齢者は65歳以上と規定されている．小児および高齢者では成人と比べて薬物の排泄能力，体液の割合，筋肉・脂肪の割合が異なることから，薬物の効果に差異がみられることが多い．

a 小児

　小児期の薬物に対する反応は成長に伴って変化するため，小児とは単に成人を小さくしたものではない．また，発育過程の途中であることも念頭におき，成長障害にも注意を払う必要がある．このため，薬物投与の際には，薬物動態（吸収，分布，代謝，排泄）の特徴を理解し，年齢にあった薬物投与方法を選択する必要がある．

　小児の投与量の設定は，添付文書での記載に基づくのが原則であるが，さまざまな小児薬用量の計算法（Young式，Augsberger式など）がある（表1-5）．

1）吸収

　薬物は脂溶性の高い非イオン型のほうが吸収されやすく，酸性下でイオン型が増えれば吸収が低下する．新生児では胃液のpHが比較的高い傾向があるため，酸性薬物のイオン型率が高くなり，その吸収性は低くなる．逆に，塩基性薬物のイオン化率が低くなり，吸収は高くなる（☞p.21，もう少しくわしく）．したがって，新生児への経口投与する薬物の化学的特性によって投与量を考慮することが必要である．また，新生児では腸管内でのβ-グルクロニダーゼ活性（グルクロン酸を外す酵素）が成人よりも高くなっているため，グルクロン酸抱合を受けた薬物でも腸管内で脱抱合を受け，腸肝循環しやすく，体内に残留しやすい．胃内容物排泄時間は新生児期で6〜8時間と長く，生後6ヵ月で2〜3時間と成人と同様となる．したがって，新生児では成人よりも吸収性が高くなる薬物が多い．

2）分布

　薬理作用を示すのは血漿タンパク質と結合していない遊離型薬物である．新生児は，血漿タンパク質が少なく，遊離型薬物の割合が多くなる．また，血漿タンパク質と薬物の結合を阻害するビリルビンが多いために遊離型薬物が多くなる．このように，新生児の薬物の分布容量は成人より大きくなり，薬物の薬理作用（副作用を含む）が強く現れる．

表1-5　小児薬用量計算法

◆平均体重

年齢	0ヵ月	3ヵ月	6ヵ月	1歳	2歳	3歳	4歳	5歳	6歳
体重（kg）	3	6	8	1	12	14	16	18	20

◆ **Young式**　　小児量＝年齢/(12＋年齢)×成人用量
◆ **Augsberger式**　小児量（2歳以上）＝（年齢×4＋20)/100×大人量

◆ **Von Harnack表**

未熟児	新生児	6ヵ月	1歳	3歳	7.5歳	12歳
1/10	1/8	1/5	1/4	1/3	1/2	2/3

3）代　謝

　　新生児の薬物代謝は未成熟であり，薬物代謝酵素CYPおよびグルクロン酸転移酵素（グルクロン酸抱合する酵素）は出生後に徐々に増加する．そのため，新生児では未代謝型薬物の蓄積が起こりやすく，薬理作用（副作用を含む）が強くなりやすい．

4）排　泄

　　新生児の糸球体ろ過値は成人の約30%程度であり，尿細管分泌能とともに生後3〜6ヵ月ごろから成人レベルに近づいていく．全体の排泄能の調和がとれるのは3歳ごろであるが，個人差が大きい．このように，新生児では腎機能が未熟であり，薬物の蓄積が起こるため，薬理作用（副作用を含む）が強くなりやすい．

b 高 齢 者

　　高齢者は，成人に比べて薬物動態が大きく変化している．そのため，薬物の投与量や投与間隔を調節することが必要である．一般に，体脂肪率の増加のために脂溶性薬物の作用の延長や蓄積が起こる．また，薬物代謝酵素活性の低下（代謝低下）および腎機能の低下（排泄低下）により，薬物が蓄積して効果が強くなる傾向がある．また，血漿アルブミンの減少により遊離型薬物が増加するために組織・細胞へ移行する薬物量が増える．総水分量の減少もみられるので水溶性薬物の血中濃度の上昇がみられる．このように，高齢者では薬物の薬理作用（副作用）が強くなる傾向がある．しかし，個人差の大きさにも考慮すべきである．

　　高齢者の薬物療法での一般的な注意点として以下のことがあげられる．

> ①薬物相互作用を考慮して薬物の種類はできるだけ減らし，投与期間も短くする．
> ②服薬状況を本人および家族からよく聴取する．「複数の病院からの同じ作用の薬剤や薬局で購入した市販薬を重複して服用している」「健忘や軽度の認知障害のために飲み忘れや服薬方法を間違う」などについて本人や家族から聴取する．
> ③副作用については家族にも説明しておく．睡眠薬や精神安定薬の副作用である認知障害の進行などは本人が気づかないこともある．
> ④高齢者の薬物動態や薬力学は個人差が大きいので，成人量の1/2あるいは1/3から開始し，血中濃度，作用，副作用の出現を観察しながら投与量や投与間隔を調節する．

2 妊産婦・授乳婦

　　添付文書には，「妊婦，産婦，授乳婦等への投与」に関する表現方法が定められており，危険度の高い薬物については必要に応じて「警告」および「禁忌」の欄で注意喚起されている．

a 妊 産 婦

　　妊産婦への薬物投与は，薬物により妊産婦が受ける有益性と危険性および子宮内の胎児が受ける有益性と危険性から判断しなければならない．一般的に，妊産婦の疾患が改善されることは，子宮内環境の好転を通じて胎児にとっても有益であることが多い．しかしながら，薬物の胎盤透過性や催奇形性などには十分に配慮しなければならない．

　　薬物の胎盤通過では，母体に存在する遊離型薬物が受動拡散によって移行する．このと

きの移行速度は母体と胎児間の濃度勾配によるものであり，イオン型薬物よりも非イオン型薬物のほうが透過しやすい．妊産婦では，血中の水分の増加による血漿アルブミン濃度の低下から遊離型薬物が増加するため胎盤通過や乳汁移行への注意を払う必要がある．

　妊産婦への薬物適用における重要な問題点として，**催奇形性**（奇形の形成）および**胎児毒性**（発育や機能の悪化）がある．催奇形性や胎児毒性を示す薬物は前臨床試験などで明らかになっているが，投与量，投与時期（妊娠週）により受ける影響が異なる．

①受精後約2週間（妊娠週日2〜3週，細胞増殖期）：受精卵の増殖期であり，この時期は「流産するか，あるいは健児として発育するか」のどちらかである（**all or none の法則**）ため，原則として薬物による胎児奇形は認められない．しかしながら，この時期に投与すると胎児奇形をもたらす薬物（風疹ワクチンや金製剤など）もある．

②妊娠週日4〜15週（妊娠2〜4ヵ月，器官形成期）：胎児の外形や臓器がつくられる時期であり，催奇形性をもたらす時期である．とくに，2ヵ月目が影響を受けやすい時期である．また，3〜4ヵ月では性分化への影響がある

③妊娠5ヵ月以降：胎児の体の成長と機能的発達の時期であり，奇形の心配はほぼなくなる．しかしながら，胎児毒性（胎児の臓器障害，胎児の成長障害），羊水量の減少，陣痛の抑制・促進などを及ぼす薬物がある．胎児への影響は一般に分娩時期に近づくほど大きくなる．とくに，8〜10ヵ月には要注意である．

b 授乳婦

　母体中の遊離型薬物の受動拡散によって乳汁へ移行するため，授乳婦に問題なく使える薬物はほぼ存在しない．しかしながら，その母乳移行量は少ないため，一部の薬物を除いて授乳婦の有益性を考慮した薬物投与は可能である．授乳婦への投与禁忌薬としては，母乳への移行が多いことや新生児への影響などから抗がん薬や抗ウイルス薬などがある．また，パーキンソン病治療薬（ブロモクリプチンなど）は母乳の産生を阻害するために，授乳婦には禁忌である．

3 遺伝子

　生体内のタンパク質は，染色体上の遺伝子（DNA）を鋳型として合成された mRNA の塩基配列に基づき合成される．この遺伝子の塩基配列が1つでも異なると，タンパク質の合成量や機能の変化が生じることがある．薬物代謝酵素の遺伝子の変異が，酵素自身の減少・増加や酵素活性の低下・増強を起こす場合，その酵素で代謝される薬物の体内の血中濃度の変化が長時間維持される．このような遺伝子の変異をもつ人が人口の1％以上を占める場合に**遺伝子多型**として扱われる．遺伝子多型の観点から，①正常な遺伝子をもつ人（extensive metabolizer：EM），②欠損あるいは著しく低い代謝能をもつ人（poor metabolizer：PM），③EM と PM の中間の代謝能をもつ人（intermediate metabolizer：IM），④著しく高い代謝能をもつ人（ultra-rapid metabolizer：UM）に分類される．

　遺伝子多型が知られる薬物代謝酵素には，シトクロム P450（CYP）分子種のうち，CYP3A4，CYP2D6，CYP2C9，CYP2C19 のほか，*N*-アセチル化転移酵素2（NAT2），UDP グルクロン酸転移酵素1A1（UGT1A1），アルコール脱水素酵素（ADH），アルデヒド脱水素酵素（ALDH）などがある．これらの酵素の遺伝子多型によってそれぞれの酵素

で代謝される薬物の効果に影響がみられる．遺伝子多型には人種差も認められており，CYP2C19のPMは白人（2〜6%）よりも日本人（10〜20%）に多い．一方，NAT2活性のPMは日本人（10%）よりも白人（50%）で多いことが知られる．

4　臓器障害

a　肝障害

　経口的に投与された薬物は消化管から吸収され，そのほとんどが門脈を通って肝臓に入る．一部が肝臓で代謝され，残りは全身循環に入る．また，非経口的に投与された薬物も肝動脈から肝臓にいたって代謝される．肝障害患者における薬物動態を考えるうえでは，主に①薬物のタンパク質結合率（肝臓でアルブミンなどが生成されるため），②薬物代謝酵素による肝クリアランス（☞ p.26），③肝血流量が重要である．また，胆汁中に排泄される薬物の動態は肝臓の胆汁排泄能にも影響される．

　肝硬変では，①低アルブミン血症，②薬物代謝酵素活性の低下，③肝血流量の減少が起こり，肝クリアランスが低下する．

b　腎障害

　腎障害は，腎クリアランスの低下を起こすことにより，薬物の効果に影響を及ぼす．腎障害時の薬物投与による問題には，①副作用として腎障害を起こす薬物による腎障害のさらなる悪化，②腎排泄型薬物や肝臓で代謝された薬物の排泄障害による蓄積，③腎障害や腎障害患者の透析で起こる変化（低カリウム血症など）により薬物の効果に変化がある．

c　心疾患

　心不全患者では，薬物の吸収，分布，代謝，排泄が影響を受ける．①血流量の減少により薬物の吸収が遅れる（吸収の抑制）．②脳や心臓以外への薬物の分布が減少し，脳や心臓以外の臓器で十分な効果を得るための薬物用量では，脳や心臓への副作用が出現するおそれがある（分布の変化）．③血流分布の変化の結果として肝臓・腎臓の障害を合併していることが多く，肝・腎血流は低下する（代謝・排泄の低下）．

E　薬の連用・併用で起こる薬理作用の変化

1　薬物耐性・薬物依存

a　薬物耐性

　特定の薬物は，反復投与により感受性が徐々に低下して，最初と同等の効果を得るためには増量しなければならないことがある．これを薬物耐性という．薬物耐性は，抗菌薬，抗がん薬，睡眠薬，麻薬性鎮痛薬などで起こりやすい．薬物耐性の機序として，①薬物代謝酵素の誘導（増加），②薬物受容体数の減少・感受性低下，③P糖タンパク質（細胞に取り込まれた薬物を細胞外へ排出する）の発現の増加などによる薬物排泄機構の促進がある．がん治療の問題の1つとして，最初は有効であった抗がん薬が効かなくなってしまう獲得耐性がある．このような，がん細胞の薬物耐性の獲得にP糖タンパク質が関与する．

b 薬物依存

　　特定の薬物は，連用により中止することに苦痛を感じたり，薬物へのこだわりが強くなることがある．その程度が低い場合には習慣・嗜好といえるが，程度が強くなった場合には嗜癖・依存といわれる．

　　依存には，**精神依存**および**身体依存**がある．精神依存では，その薬物の効果が減弱・消失しても手のふるえなどの身体的な不調は原則的には現れないが，薬物に対する強烈な欲求や不安が生じ，薬物を求め続ける（渇望）．その身近な例として，ニコチン依存となった喫煙者はタバコがなくなると，イライラしたり常にタバコを切らさない行動をとる．身体依存では，薬物の効果が減弱・消失すると，その薬物の渇望とともに，冷や汗，手のふるえ，下痢などの身体的症状（**離脱症状**）が現れる．この苦痛や不快な状態から逃れるために，薬物摂取を続けてしまう．精神依存および身体依存をもたらす薬物や嗜好物には，麻薬性鎮痛薬，覚醒剤，睡眠薬や精神疾患の治療に用いる向精神薬，タバコ（ニコチン），お酒（アルコール飲料）などがある．また，コーヒー，紅茶，栄養ドリンク剤などに含まれるカフェインには，身体依存はみられないが，精神依存を形成することがある．

2 ｜ 薬物アレルギー

　　免疫機能が過度に反応すると，体内で有害な反応を起こす．これを**アレルギー反応**という．アレルギーの原因となる抗原を**アレルゲン**といい，アレルゲンが繰り返し体内に入ることで過剰な抗原抗体反応によるアレルギーが起こる．薬物により起こるアレルギーを**薬物アレルギー**という．薬物アレルギーは薬物を繰り返し適用することで起こることが多いが，はじめて投与した薬物で起こる場合もある．薬物アレルギーの原因となる薬物としては，ペニシリン系抗菌薬，アスピリンなどの非ステロイド性抗炎症薬，副腎皮質ホルモン薬，酵素製剤，造影剤，ワクチン，血液製剤などがある．

　　薬物アレルギーの重篤な症状としては，**アナフィラキシーショック**（じん麻疹，気道けいれん，急激な血圧低下），**スティーブンス・ジョンソン症候群**（重篤な全身性皮疹），**アレルギー性肝炎**（重篤な肝障害）などがある．

3 ｜ 薬物相互作用

　　生体に複数の薬物が併用されると，投与された薬物がお互いに影響し合い，それらの薬効あるいは副作用の発現に変化がみられる．これを**薬物（間）相互作用**という．薬物相互作用には，薬物動態（吸収，分布，代謝，排泄）に影響を及ぼす場合と薬理作用に影響を及ぼす場合がある．

a 薬物動態学的相互作用

1）吸収における薬物相互作用

　　経口投与した薬物の消化管への吸収に影響する薬物には，①消化管の活動に影響を与える薬物，②消化管内で化学的複合体（キレート）を形成して吸収を抑制する薬物，③消化管内pHの変動により吸収率が変化する薬物などがある．また，消化管上皮細胞の管腔側の細胞膜上に存在するトランスポーターにより吸収される薬物同士を併用すると，それぞれの薬物の消化管吸収を低下させる．

2）分布における薬物相互作用

薬物には血漿タンパク質との結合率（結合型の割合）の違いによる相互作用がみられ，血漿タンパク質結合率の高い薬物をほかの薬物と併用すると，薬物同士でタンパク質を奪い合い，遊離型が増えて組織移行率が高くなる（作用が強くなる）.

一般に，脂溶性の高い非イオン型（分子型）がイオン型よりも組織・細胞への移行性が高い.薬物の併用により薬物のイオン化状態に変化がみられると，その薬物の組織・細胞への移行性に影響を与える.

3）代謝における薬物相互作用

薬物代謝酵素の阻害および誘導により相互作用が起こる.同一の薬物代謝酵素で代謝される複数の薬物を同時に投与した場合，代謝が競合するために代謝阻害が起こる.また，同時に投与した薬物が薬物代謝酵素を阻害する場合にも代謝阻害を受ける.これらの場合には，単独投与よりも高い血中濃度となることから，副作用のリスクが高くなることが多い.

薬物投与により薬物代謝酵素の体内での合成が促進されて増加すること（誘導）による相互作用もある.その場合には，増加した薬物代謝酵素により代謝される薬物の体内半減期が短くなり，作用が減弱されることになる.

4）排泄における薬物相互作用

主に，腎臓における尿細管への分泌および尿細管からの再吸収が薬物相互作用に関与する.尿細管への分泌を阻害する薬物を併用すると，排泄されるべき薬物の腎排泄を低下させる.また，再吸収での薬物相互作用の例として気分安定薬の炭酸リチウムがある.炭酸リチウムは近位尿細管の Na^+ とともに再吸収されるため，近位尿細管での Na^+ の再吸収に影響を与える薬物は炭酸リチウムの再吸収に影響を与える.また，尿 pH の変化により薬物の再吸収の程度が変動する.

b 薬理学的（薬力学的）相互作用

薬物同士の作用点が同じ場合と異なる場合があり，いずれの場合も薬理作用の増強（**相加作用，相乗作用**）あるいは減弱（**拮抗作用**）がみられる.

1）相加作用

相加作用では，併用した場合の薬効がそれぞれ単独で投与した場合の薬効の和として現れる（1+1=2）.たとえば，中枢神経系の抑制作用をもつ薬物（アルコール，向精神薬，抗ヒスタミン薬など）同士を併用した場合，中枢抑制作用が増強される.また，ブチルスコポラミンやアトロピンなどの抗コリン薬と抗コリン作用をもつほかの薬物（三環系抗うつ薬，抗パーキンソン薬など）を併用すると，抗コリン作用の副作用（眼圧上昇，口渇，尿閉，便秘など）が起こりやすくなる.

2）相乗作用

相乗作用では，併用した場合の薬効がそれぞれ単独で投与した場合の薬効の和よりも強く現れる（1+1=2+a）.たとえば，コリンエステラーゼ阻害薬ネオスチグミンとアセチルコリンを併用すると，ネオスチグミンがアセチルコリンの分解を抑制してアセチルコリン作用を増強する.コリンエステラーゼ阻害作用によりアセチルコリンの分解が抑制されるためである.また，非ステロイド性抗炎症薬とニューキノロン系抗菌薬を併用すると，

ニューキノロン系抗菌薬の副作用のけいれん発作が起こりやすくなる.

3) 拮抗作用

拮抗作用は,受容体や酵素などに結合してその受容体や酵素の作用を抑制する場合や,作用点が異なる薬物同士の薬理作用が相反する場合にみられる.同一受容体上で拮抗する例として,パーキンソン病治療薬レボドパ(体内でドパミンとなってドパミン D_2 受容体を刺激する)と抗精神病薬ハロペリドール(ドパミン D_2 受容体を遮断する)がある.これらはいずれもドパミン D_2 受容体に結合するのでお互いの薬理作用が減弱する.相反する薬理作用による例として,プロプラノロールと抗コリン薬がある.これらの併用で,プロプラノロールの副作用(徐脈,心拍出量減少など)が抗コリン作用により緩和される.

F 医薬品の管理と保存

1 劇薬と毒薬

劇薬・毒薬とは,服用により重篤な副作用を起こしやすいものであり,「医薬品,医療機器等の品質,有効性及び安全性の確保等に関する法律(医薬品医療機器等法)」により規定されている.

基準は,動物(ラット)に対する LD_{50} 値(**表1-6**)および以下の項目により規定される.①薬用量の10倍以下を長期連続で投与したときに障害を認めるもの,②安全域(致死量と有効量,中毒量と薬用量の間隔)が狭いもの,③薬用量において副作用の発現率が高いもの,④蓄積作用や薬理作用が激しいもの,である.

劇薬・毒薬の容器などへの表示や貯蔵・保管についても医薬品医療機器等法により規定されている(**表1-7**).劇薬は,白地に赤枠,赤文字で「劇」と薬物名を表示し,ほかの医薬品と区別して貯蔵・保管しなければならない.毒薬は,黒地に白枠,白文字で「毒」と薬物名を表示し,ほかの医薬品と区別して鍵のかかる保管庫に貯蔵・保管しなければならない.

2 麻薬・向精神薬・覚醒剤

麻薬,覚醒剤,向精神薬は,健常人が連用により薬物依存を形成するとともに,精神的・身体的機能に大きな影響を与える.また,社会的観点からも薬物乱用などの問題を起こすことから,これらの薬物の取り扱いや保管・管理には十分な配慮が必要である.したがって,「麻薬及び向精神薬取締法」や「覚醒剤取締法」により規制されている.

表1-6　毒薬・劇薬の LD_{50} 値の基準

投与方法	毒薬(LD_{50} 値)	劇薬(LD_{50} 値)
経　口	30 mg/kg 以下	300 mg/kg 以下
皮下注射	20 mg/kg 以下	200 mg/kg 以下
静脈(腹腔)注射	10 mg/kg 以下	100 mg/kg 以下

LD_{50} 値(50%致死用量):動物(ラット)に投与して50%が致死する用量.小さいほど毒性が高い.

表1-7 表示および保管方法

	表 示	保 管
劇 薬	劇 ○○○○○	ほかの医薬品と区別した保管庫
毒 薬	毒 ○○○○○	ほかの医薬品と区別して鍵のかかる保管庫
麻 薬	麻	ほかの医薬品（覚醒剤を除く）と区別した鍵をかけた堅固な設備（固定された動かない金庫）
向精神薬	向	医療従事者が実地に盗難の防止に必要な注意をしている場合以外は鍵をかけた保管庫

a 麻 薬

　モルヒネ，フェンタニル，オキシコドンなどの麻薬性鎮痛薬は，健常人への投与は習慣性や依存はみられるが，がん性疼痛患者などにはみられないことから，がん性疼痛などの緩和に用いられる．

　麻薬は，ほかの医薬品とは異なり，有資格者により管理および処方箋の交付などが行われる．**麻薬管理者**とは，麻薬診療施設で施用され，または施用のため交付される麻薬を業務上管理する者で，都道府県知事から麻薬管理者の免許を得た「医師，歯科医師，獣医師，薬剤師」が就く．また，**麻薬施用者**とは，疾病の治療目的で，業務上麻薬を施用，交付また麻薬を記載した処方箋（麻薬処方箋）を交付する者で，都道府県知事から麻薬施用者の免許を得た「医師，歯科医師，獣医師」が就く．

　麻薬処方箋には，通常の処方箋の記載事項に加えて，「患者の住所，麻薬施用者の免許番号」を記載する．麻薬は，ほかの医薬品（覚醒剤を除く）と区別した鍵をかけた堅固な設備（固定された動かない金庫）に保管する．麻薬は原則としてその容器および容器の直接の被包に「麻」に丸をした記号が記載されている．

●麻薬使用時の看護師の注意点

・病棟では必ず鍵のかかる場所に保管し，麻薬管理簿などに受領日，薬品名，規格，薬剤の種類などを明記して紛失や盗難がないように厳重に注意する．

・使用時には，病院などの施設のルールに則って，麻薬施用記録に患者名，薬物名，用量などのほか，使用した看護師の氏名を記入する．

・使用後に残った麻薬注射液，空になったアンプル容器，使用済み貼付剤などは，必ず麻薬管理者に返却する（自分で破棄しない）．

・貼付剤は患者が無意識にはがせないように配慮する．

・万が一，麻薬を紛失・破損した場合には，直属の上司にその状況を詳細に報告し，事実関係を調査・確認した後，速やかに都道府県に「麻薬事故届」を提出しなければならない．

b 向精神薬・覚醒剤

　向精神薬は，その乱用の危険性と治療上の有用性により，第1種向精神薬，第2種向精神薬，第3種向精神薬の3種類に分類されている．保管場所は，病院・診療所の施設内で，医療従事者が実地で盗難の防止に必要な注意をしている場合以外は鍵をかけた設備内で行うこと．また，向精神薬の廃棄には許可や届出の必要はないが，第1種向精神薬および第2種向精神薬を廃棄したときは記録が必要である．向精神薬は原則としてその容器および容器の直接の被包に「向」に丸の記号が記載される．

2 自律神経系に作用する薬

看護師として薬物の作用機序の理解は，病気の薬物療法を進めるにあたって患者状態の把握，副作用の予測あるいは臨床応用を可能にし，複雑化する高度医療に対応するために必要不可欠である．そこで，生体機能の調節に重要な役割を担う自律神経系に作用し，その機能を調節する薬物を理解することは，臨床の場におけるさまざまな疾患に対して使用される薬物の作用機序を理解するための基礎となる．ここでは，自律神経系の機能と代表的な自律神経系に作用する薬物について解説する．

A 神経系の構成

ヒトの神経系は，脳と脊髄からなる中枢神経系と末梢神経系に大別される（**図 2-1**）．末梢神経系は，一般に脳と脊髄以外の神経系であり，中枢からの指令を末梢に伝達し，末梢からの情報を中枢に伝える．また，末梢神経系は機能的に体性神経系と自律神経系に分類される．体性神経系は，運動神経系と感覚を中枢に伝える感覚（知覚）神経系からなる．

B 自律神経系

1 自律神経系の解剖学的特徴

自律神経系は解剖学的および機能的に**交感神経**と**副交感神経**に分類される（**図 2-1**）．交感神経系は，胸髄，腰髄から，副交感神経系は，中脳，延髄，仙髄から発する．どちらも自律神経節までの節前線維と，神経節から支配臓器（効果器）までの節後線維の2つの神経細胞から構成される（**図 2-2**）．例外として，副腎髄質は交感神経節前線維の直接支配を受け，節後線維を欠く．通常，交感神経と副交感神経が1つの臓器を支配し，多くの臓器で相互に相反作用を及ぼす（**拮抗的二重支配**，**表 2-1**）．また，神経節および節後線維と効果器官との接合部（シナプス）は多くの薬物の作用部位である．

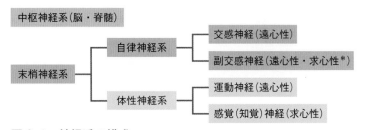

図 2-1 神経系の構成
＊求心性内臓感覚神経は副交感神経である．

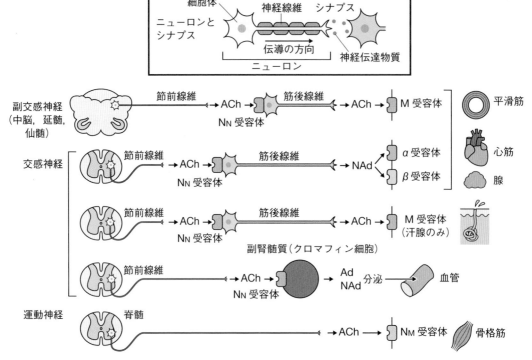

図 2-2　自律神経系と運動神経の神経伝達物質と受容体
Ad：アドレナリン，NAd：ノルアドレナリン，ACh：アセチルコリン．

表 2-1　自律神経系の各効果器に対する作用

効果器 （臓器，器官）	交感神経		副交感神経	
	アドレナリン 受容体	作用（反応）	アセチルコリン 受容体	作用（反応）
眼　瞳孔散大筋	α_1	散瞳	—	—
瞳孔括約筋	—	—	M_3	縮瞳
心　臓	β_1	収縮力増加 心拍数増加	M_2	心拍数減少
気管支	β_2	拡張	M_3	収縮
血　皮膚，内臓	α_1	収縮	—	
管　筋，冠血管	β_2	拡張		
胃	α	抑制	M_3	胃酸分泌促進
尿道，前立腺	α_1	収縮	—	—
膀胱（排尿筋）	β_2，β_3	弛緩（蓄尿）	M_3	収縮（排尿）
子宮（妊娠）	α_1	収縮	M_3	収縮
	β_2	弛緩		
唾液腺	α_1	粘稠性分泌促進	M_3	漿液性分泌促進
肝　臓	β_2	グリコーゲン 分解促進	—	—
腎　臓	β_1	レニン分泌促進	—	—

表2-2 交感神経および副交感神経の役割

交感神経	副交感神経
fight or flight（闘争と逃避）	**rest and digest（休息と消化）**
緊急時あるいは運動時にはたらく神経で，エネルギー消費を高める異化作用として機能する	休息時（エネルギーの摂取・保存・回復）にはたらく神経で，同化作用として機能する

2 自律神経系の生理学的意義

　自律神経系は心臓および各種平滑筋・分泌腺などに広く分布し，呼吸，血圧，消化管運動，消化液分泌などの各臓器の機能を意識することなく，自律的に調節し，内分泌系とともに生体の恒常性維持に重要である．自律神経の支配を受ける器官は，交感神経と副交感神経の両方が分布し，一方がそのはたらきを促進すれば他方は抑制するというように調節されており，それぞれの役割を大局的にみると**表2-2**のようにまとめられる．

　両神経系ともその神経終末（節後線維終末）では数珠状または網状に終末膨大部という構造がみられ，そこには神経伝達物質（ノルアドレナリン，アセチルコリン）が貯蔵されているシナプス小胞が存在する．

3 自律神経系における神経伝達物質と受容体

　1つのニューロンの神経終末がほかのニューロンまたは効果器官に接する部分を**シナプス**という．自律神経系における節前線維-節後線維および節後線維-効果器官のシナプスにおける興奮の伝達は，神経終末（シナプス前膜）から遊離される神経伝達物質を介して行われる．神経興奮により遊離した神経伝達物質は，シナプスにある受容体に結合し，興奮を細胞に伝達する．アセチルコリンを神経伝達物質とする神経を**コリン作動性神経**，ノルアドレナリンを神経伝達物質とする神経を**アドレナリン作動性神経**という．

　自律神経系では，交感神経節後線維のみがアドレナリン作動性神経である．ただし，汗腺（交感神経支配）の節後線維はコリン作動性神経である．また，自律神経系ではないが運動神経はコリン作動性神経である（**図2-2**）．

　アドレナリン作動性神経の支配する器官には，アドレナリン受容体である**α受容体**（$α_1$受容体，$α_2$受容体）と**β受容体**（$β_1$受容体，$β_2$受容体，$β_3$受容体）がある（**図2-2**，**表2-1**）．一方，コリン作動性神経の支配するシナプス後膜（効果器）にはアセチルコリン受容体がある．この受容体にはムスカリンに感受性の高い**ムスカリン受容体**（M_1受容体，M_2受容体，M_3受容体）と，ニコチンに感受性の高い**ニコチン受容体**（N_N受容体，N_M受容体）がある（**図2-2**）．ムスカリン受容体が興奮したときに現れる作用をムスカリン様作用，ニコチン受容体が興奮したときに現れる作用をニコチン様作用という．

　自律神経系に作用する薬物は，主に上記に述べた受容体に作用して，自律神経の生理的作用を調節する薬物である．薬物の作用対象（交感神経，副交感神経），および作用（促進，抑制）によって4種類に分類される（**図2-3**）．

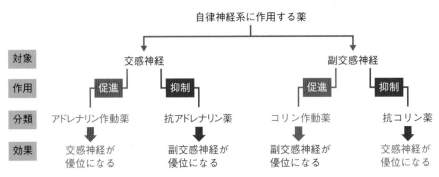

図 2-3　**自律神経系に作用する薬**

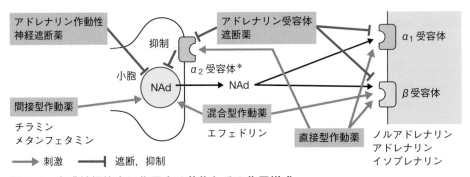

図 2-4　**交感神経終末に作用する薬物とその作用様式**
NAd：ノルアドレナリン.
*α_2 受容体：交感神経節後線維終末に存在し，NAd の遊離を抑制する.

C　交感神経に作用する薬

　交感神経の作用を促進する薬である．交感神経自体を興奮させるのではなく，交感神経節後線維の支配する効果器官にあるアドレナリン受容体を刺激する薬物である．作用様式により下記のように分類される（**図 2-4**）.

- **直接型**：アドレナリン α 受容体および β 受容体を直接刺激する薬物
  例）ノルアドレナリン，アドレナリン，イソプレナリン
- **間接型**：シナプス小胞からのノルアドレナリンの放出を促進する薬物
  例）チラミン，メタンフェタミン
- **混合型**：直接型と間接型の両方の作用をもつ薬物
  例）エフェドリン

　交感神経の支配する効果器官には，α 受容体および β 受容体の両受容体が存在することが多いが，いずれか一方の受容体しか存在しない器官もある．交感神経系に作用する薬には，α 受容体あるいは β 受容体いずれか一方だけを刺激する薬物もあれば，両受容体を刺激する薬物もある.

表2-3 カテコールアミンの比較

名称	ノルアドレナリン	アドレナリン	イソプレナリン
化学構造 (Nへ結合する側鎖が大きいほどβ受容体への親和性が高まる)	HO-〈〉-CH-CH₂-N-H（OH, H）	HO-〈〉-CH-CH₂-N-CH₃（OH, H）	HO-〈〉-CH-CH₂-N-CH（OH, H, CH₃, CH₃）
刺激する受容体	α_1, α_2, β_1, (β_2)	α_1, α_2, β_1, β_2	β_1, β_2
作用 散瞳	あり	あり	なし
気管支拡張	弱い	あり	あり
心機能亢進	あり	あり	あり
血圧（血管）	上昇（収縮）	上昇，低下（収縮，拡張）	低下（拡張）
適応	急性低血圧またはショック時の補助療法	急性低血圧またはショック時の補助療法，蜂毒，食物および薬物などに起因するアナフィラキシー反応に対する補助治療	徐脈（アダムス・ストークス症候群），急性心不全，気管支喘息，内耳障害に基づくめまい

1 カテコールアミン

　交感神経系を促進する薬物のうち，化学構造としてカテコール核とアミンを含むものを**カテコールアミン**という．ノルアドレナリン，アドレナリン，ドパミン，イソプレナリン，ドブタミンなどがある．カテコールアミンは，小腸粘膜や肝臓にある酵素で代謝されるため，経口投与では効果がない．また，血液-脳関門を通過できないために中枢作用は示さない．

1）ノルアドレナリン，アドレナリン，イソプレナリン（表2-3）

　これらの薬物は構造が類似しており，いずれも直接型アドレナリン作動薬であるが，α受容体とβ受容体に対する親和性が異なるため，発現する作用に違いがみられる．

①ノルアドレナリン：α_1，α_2受容体を同程度に刺激し，次いでβ_1受容体も刺激するが，β_2受容体に対する作用は非常に弱い．

②アドレナリン：α_1，α_2，β_1，β_2受容体を同程度に刺激する．

③イソプレナリン：α_1，α_2受容体を刺激せず，β_1，β_2受容体を同程度に刺激する．

　以上の作用の差異により，瞳孔散大筋のα_1受容体刺激による散瞳は，ノルアドレナリンとアドレナリンで起こるが，イソプレナリンでは起こらない．β_1受容体刺激による心機能亢進はいずれの薬物でも起こる．β_2受容体刺激による気管支拡張は，ノルアドレナリンよりもアドレナリンとイソプレナリンで強く起こる．また，ノルアドレナリンはα_1受容体刺激により血管を収縮させて血圧上昇を起こすが，イソプレナリンはβ_2受容体刺激により血管を拡張させて血圧下降を起こす．

| コラム | 血圧および心拍数に対する
カテコールアミン（静脈内投与）の効果 |

一般に，血圧は以下の式で表される．

$$血圧＝心拍出量（血流量）×総末梢血管抵抗$$

心拍出量が増加すると血圧は上昇する．とくに，心室筋が収縮して血液が全身に駆出しているときの血圧（**収縮期血圧，最高血圧**）が上昇するが，心室筋が拡張しているときの血圧（**拡張期血圧，最低血圧**）は大きな変化がみられない．末梢血管抵抗とは主に細動脈の径に関係し，血管収縮（血管抵抗の上昇）により血圧が上昇し，血管拡張（血管抵抗の低下）により血圧が低下する．

α_1 受容体を刺激した作用（α_1 作用）は，ほどんどの末梢血管を収縮させて収縮期血圧および拡張期血圧を上昇させる．β_1 作用は，心機能を高めて収縮期血圧を上昇させる．β_2 作用は，心臓の冠状血管および骨格筋の末梢血管を拡張させて血圧を低下させる．

ノルアドレナリン：α_1 作用および β_1 作用により収縮期血圧および拡張期血圧をともに上昇させるために平均血圧が著しく上昇する．その著しい血圧上昇のために反射的な迷走神経（副交感神経）の興奮により心拍数が減少する（迷走神経反射）．

アドレナリン：α_1 作用（血管収縮作用），β_1 作用（心悸亢進作用），β_2 作用（血管拡張作用）により収縮期血圧はやや上昇するが，拡張期血圧はやや低下し，平均血圧はほぼ変化しない．

イソプレナリン：β_1 作用（心悸亢進作用），β_2 作用（血管拡張作用）により，収縮期血圧は上昇するが，拡張期血圧が著しく低下するため，平均血圧は低下する（図2-5）．

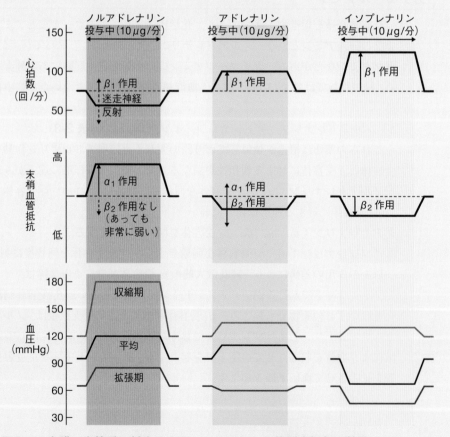

図2-5　**心臓・血管系に対するカテコールアミンの静脈内投与の効果**

> **もう少しくわしく**
>
> ## アドレナリンの反転現象
>
> アドレナリンを静脈内に急速投与すると, α_1 作用（急速な血圧上昇）と β_2 作用（血圧低下）の両方の作用による血圧上昇とそれに続く血圧低下が起こる. したがって, α 受容体遮断薬フェントラミンを投与後にアドレナリンを投与すると, α_1 作用が消失し, β_2 作用だけが現れるために血圧が低下する（図 2-6）.

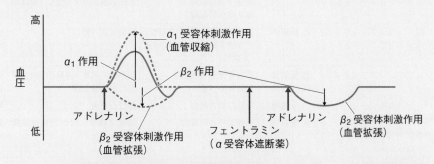

図 2-6　アドレナリンの血圧に与える影響に対するアドレナリン α 受容体遮断薬の効果

2）ドパミン

　中枢神経系の神経伝達物質であるが, 末梢神経系にも存在し, ドパミン受容体（D_1 受容体, D_2 受容体）を介して作用する. D_1 受容体の刺激は腎血管や内臓血管を拡張させ, D_2 受容体の刺激は消化管運動を抑制する. 腎血管の拡張は, 腎血流量を増加させ利尿作用を促進させる. また, β_1 受容体を刺激して心拍出量を増加させるので, 循環不全（血圧低下）によるショックの治療に用いる.

　看護のポイント　静脈に投与する薬剤には血管外漏出に注意すべきである. ドパミンは作用時間が短く経口投与では効かないため, 持続点滴静注で投与する. 血管外へ漏れた場合, 注射部位を中心に硬結, または壊死を起こすことがあるので, できるだけ太い静脈を確保するなど慎重に投与する必要がある.

3）ドブタミン

　β_1 受容体を選択的に刺激して心機能促進作用を示すため, 急性心不全に用いる.

2 ｜ 非カテコールアミン

a 直接型作動薬

　直接的に受容体を刺激する. 受容体選択性の違いによって, ①α, β 受容体刺激薬, ②α_1 受容体刺激薬, ③α_2 受容体刺激薬, ④β_1, β_2 受容体刺激薬, ⑤β_1 受容体刺激薬, ⑥β_2 受容体刺激薬, ⑦β_3 受容体刺激薬に分類される（**表 2-4**）.

b 間接型作動薬

　交感神経終末からノルアドレナリンの遊離を促進する.

表 2-4　直接型作動薬（非カテコールアミン）の種類と特徴

一般名（商品名）	作用する受容体	作用	適応症	副作用
エチレフリン（エホチール）	α_1 受容体 β_1 受容体 β_2 受容体	血管平滑筋収縮	低血圧，網膜動脈の血行障害，急性低血圧またはショック時の補助療法	
ナファゾリン（プリビナ）	α_1 受容体		眼，鼻の充血	眼圧上昇（点眼）異常高血圧症
ミドドリン（メトリジン）			本態性低血圧，起立性低血圧	
フェニレフリン（ネオシネジン）		血管平滑筋収縮 瞳孔散大筋収縮	急性低血圧，ショック，散瞳薬	
クロニジン（カタプレス） グアナベンズ（ワイテンス）	α_2 受容体	交感神経活性低下（中枢性） ノルアドレナリン遊離抑制（末梢性）	高血圧症（経口）	眠気，口渇，起立性低血圧
イソクスプリン（ズファラジン）	β_1 受容体 β_2 受容体	子宮平滑筋弛緩（β_2） 血管拡張（β_2）	切迫流・早産，月経困難症，閉塞性動脈硬化症	低カリウム血症，振戦
デノパミン（カルグート）	β_1 受容体	心筋収縮力増強	慢性心不全，ショック	頻脈，動悸，不整脈
サルブタモール（ベネトリン） プロカテロール（メプチン） ツロブテロール（ホクナリン）	β_2 受容体	気管支平滑筋弛緩	気管支喘息，慢性閉塞性肺疾患	低カリウム血症，振戦
リトドリン（ウテメリン）		子宮平滑筋弛緩	切迫流・早産	
ミラベグロン（ベタニス）	β_3 受容体	膀胱排尿筋弛緩	過活動膀胱における尿意切迫感，頻尿および切迫性尿失禁	肝機能障害

1）チラミン

　ノルアドレナリントランスポーターを介して交感神経終末に入り，ノルアドレナリンの遊離を促進して交感神経興奮作用を示す．これをチラミン様作用という．

　看護のポイント　チラミンはチーズなどの食品に多く含まれており（食餌性アミン），通常では腸管や肝臓のノルアドレナリン代謝酵素であるモノアミン酸化酵素（MAO，カテコールアミン代謝酵素）で分解されるため，交感神経刺激作用を示さないが，MAO 阻害薬を使用するときに多量のチラミン含有食品を摂取すると，交感神経が過剰に刺激されることがあるため，血圧上昇などの注意が必要である．

2）メタンフェタミン

　交感神経終末からノルアドレナリン遊離促進，ノルアドレナリン再取り込み阻害および MAO を阻害して交感神経興奮作用を示す．大脳皮質興奮作用が強いので，覚醒剤に指定されている．精神的依存が形成されやすいが，身体的依存は生じにくい．

C 混合型作動薬

　直接的なアドレナリン受容体刺激作用と交感神経終末からノルアドレナリンの遊離促進作用をもつ．エフェドリンは麻黄に含まれるアルカロイドの 1 つである．神経終末からのノルアドレナリン遊離を介して，間接的に α 作用（血圧上昇作用）を示すが，β_2 受容体を直接刺激して β 作用（気管支拡張作用）を示す．また，血液-脳関門を通過するため，中枢興奮作用をもつ．カテコールアミン代謝酵素で分解されないために長時間作用する．主に気管支喘息に用いられる．

3 ｜ 交感神経遮断薬（抗アドレナリン薬）

　　交感神経節後線維支配の効果器官へのノルアドレナリンによる化学伝達を遮断する薬物を，交感神経遮断薬または抗アドレナリン薬という．アドレナリン受容体を遮断するアドレナリン受容体遮断薬と交感神経の伝達を遮断するアドレナリン作動性神経遮断薬がある．

a　アドレナリン受容体遮断薬

　　直接的に受容体を遮断する．選択性の違いにより，① α 受容体遮断薬，② α_1 受容体遮断薬，② α_2 受容体遮断薬，④ β 受容体遮断薬，⑤ β_1 受容体遮断薬，⑥ $\alpha_1\beta$ 受容体遮断薬に分類される（**表2-5**）．

b　アドレナリン作動性神経遮断薬

　　交感神経線維（アドレナリン作動性神経）の末端において，①ノルアドレナリンの生合成の阻害，②シナプス小胞内のノルアドレナリンの枯渇，③シナプス小胞からのノルアドレナリン遊離の阻害により，交感神経の興奮を遮断する．

　　レセルピンは，小胞モノアミントランスポーターを阻害するため，シナプス小胞内のノルアドレナリンを枯渇させる．主に降圧薬として用いる．

表2-5　アドレナリン受容体遮断薬の種類と特徴

一般名（商品名）	遮断する受容体	作用	適応症	副作用
フェントラミン（レギチーン）	α_1 受容体 α_2 受容体	・血管平滑筋弛緩 ・ノルアドレナリン遊離促進➡心臓の β_1 受容体刺激➡心機能亢進	・褐色細胞腫	・急激な血圧低下 ・起立性低血圧
ブナゾシン（デタントール）	α_1 受容体	・血管平滑筋弛緩 ・眼房水流出促進	・本態性高血圧 ・緑内障	・過度の血圧低下 ・起立性低血圧
プラゾシン（ミニプレス）		・血管平滑筋弛緩 ・泌尿器（前立腺，内尿道括約筋）平滑筋弛緩	・本態性高血圧 ・排尿障害	
タムスロシン（ハルナール） シロドシン（ユリーフ） ナフトピジル（フリバス）		・泌尿器（前立腺，内尿道括約筋）平滑筋弛緩	・排尿障害	・起立性低血圧 ・射精不能
プロプラノロール（インデラル） ピンドロール（カルビスケン） カルテオロール（ミケラン）	β_1 受容体 β_2 受容体	・心機能および腎臓からのレニン分泌抑制（β_1） ・眼房水産生抑制（β_2）	・不整脈（β_1） ・狭心症（β_1） ・高血圧（β_1） ・片頭痛（β_2）	・喘息様症状（β_2） ・呼吸困難（β_2） ・血糖低下（β_2） ・徐脈（β_1） ・心不全（β_1） ・幻覚，抑うつ
チモロール（チモプトール）			・緑内障（β_2）	
アテノロール（テノーミン） メトプロロール（セロケン，ロプレソール） アセブトロール（アセタノール）	β_1 受容体	・心機能および腎臓からのレニン分泌抑制（β_1）	・不整脈（β_1） ・狭心症（β_1） ・高血圧（β_1）	・徐脈（β_1） ・心不全（β_1）
ラベタロール（トランデート） アモスラロール（ローガン）	α_1 受容体 β_1 受容体 β_2 受容体	・血管平滑筋弛緩（α_1） ・心機能および腎臓からのレニン分泌抑制（β_1）	・狭心症（α_1, β_1） ・高血圧（α_1, β_1） ・本態性振戦（β_2）	・喘息様症状（β_2） ・徐脈（β_1） ・心不全（α_1, β_1） ・起立性低血圧（α_1）
カルベジロール（アーチスト）			・心不全（上記に加えて）	

D　副交感神経系に作用する薬

　　副交感神経系の作用を促進する薬物である．その大部分は副交感神経自体を興奮させるのではなく，副交感神経節後線維の支配する効果器官のムスカリン受容体を刺激する薬物であり，直接型コリン作動薬および間接型コリン作動薬がある．

1　直接型コリン作動薬

　　化学構造により，コリンエステル類とアルカロイドに分けられ，アセチルコリン受容体サブタイプへの選択性によりムスカリン受容体とニコチン受容体の両方を刺激するもの，ムスカリン受容体だけを刺激するものが存在する（表2-6）．

a　コリンエステル類

　　アセチルコリンを静注すると，アセチルコリンエステラーゼやブチリルコリンエステラーゼにより速やかに分解されるので作用が一過性であり，また，臓器に選択性がないので，これらの欠点を改善する目的で合成コリンエステル類が開発された．これらの薬物は，消化管で吸収されにくく，血液-脳関門を通過しないので中枢作用はない．

1）アセチルコリン

　　アセチルコリンは，自律神経節前線維，副交感神経節後線維，運動神経および中枢神経系のコリン作動性神経から放出される．アセチルコリンの作用には，ムスカリン受容体とニコチン受容体の生体内分布や特性により，それぞれムスカリン様作用とニコチン様作用が現れる（表2-7）．ムスカリン受容体（M_1受容体，M_2受容体，M_3受容体）は副交感神経支配器官にあり，ニコチン受容体は自律神経節後神経（N_N受容体），副腎髄質（N_N受容体），骨格筋の神経筋接合部（N_M受容体）にある．ムスカリン様作用は副交感神経が興奮した作用である．ニコチン様作用は交感神経節および副交感神経節の両方を刺激して起こるため，交感神経と副交感神経の両方で支配される器官については自律神経支配の優位性をもつ副交感神経が興奮した作用がみられる．

　　ニコチン様作用は大量に急速静注しない限りは現れない．臨床適応としては，麻酔後の腸管麻痺，急性胃拡張，円形脱毛症などがある．

b　合成コリンエステル類

　　合成コリンエステル類には，コリンエステラーゼなどで分解されにくいものや，ニコチン様作用を弱くして臓器選択性を高めたものである（表2-8）．

表2-6　直接型コリン作動薬の分類

分類	薬物	作用する受容体
コリンエステル類	アセチルコリン，カルバコール*，メタコリン*	ムスカリン受容体 ニコチン受容体
	ベタネコール，カルプロニウム，アクラトニウム	ムスカリン受容体
アルカロイド	ピロカルピン，ムスカリン*	
その他	セビメリン	

*現在臨床適応がない．

表2-7 ムスカリン様作用とニコチン様作用

	ムスカリン様作用	ニコチン様作用
心 臓	心拍数の減少，収縮力の低下	心拍数の減少，収縮力の低下
血 管	拡張	収縮
気管支	収縮，分泌液増加	収縮，分泌液増加
消化器	運動亢進，消化液分泌増加	運動亢進，消化液分泌増加
膀 胱	収縮	収縮
唾液腺，汗腺	増加	—
副腎髄質	—	アドレナリン分泌の促進
骨格筋	—	収縮

表2-8 コリン作動薬の特性

一般名（商品名）	ムスカリン様作用	ニコチン様作用	コリンエステラーゼに対する感受性	臓器選択性	適 応
ベタネコール（ベサコリン）	◎	×	×	平滑筋	腸管麻痺，排尿困難
カルバコール	◎	◎	×	眼	現在，臨床適応がない
メタコリン（プロボコリン）	○	△	○	心 臓	気道性過敏症
アセチルコリン（オビソート）	○	○	○	—	腸管麻痺

1）ベタネコール

　心・血管作用がほとんどなく，消化器系や膀胱への選択的ムスカリン受容体刺激薬として臨床上重要である．経口投与で，腸管麻痺，麻痺性イレウス，低緊張性膀胱による排尿困難（尿閉）の治療に用いられる．

2）カルプロニウム

　局所血管拡張作用を示し，皮膚浸透性がよいため，脱毛症における脱毛防止ならびに発毛促進を目的に用いられる．

c 天然アルカロイド

　ピロカルピンはムスカリン様作用が強く，ニコチン様作用は弱い．瞳孔括約筋の収縮による縮瞳作用，毛様体筋収縮による眼内圧の降下作用を示すため，点眼で診断または治療を目的とする縮瞳および緑内障の治療に用いられる（☞p.244）．また，外分泌腺刺激効果が顕著に現れるので口腔乾燥症状に用いられる．

d その他

　セビメリンは唾液分泌を促進させるため，シェーグレン症候群患者の口腔乾燥症状の改善を目的に用いられる．

2 ｜ 間接型コリン作動薬（コリンエステラーゼ阻害薬）

　アセチルコリンを分解するコリンエステラーゼを阻害することでシナプス間隙のアセチルコリンを増やし，シナプス間隙に蓄積されたアセチルコリンがムスカリン受容体を刺激し，ムスカリン様作用（副交感神経興奮症状）を示す．さらに自律神経節，副腎髄質，神経筋接合部のコリンエステラーゼも阻害するので，蓄積したアセチルコリンが同部位にあ

るニコチン受容体を刺激してニコチン様作用を示す薬物である.

a 可逆的コリンエステラーゼ阻害薬

　　コリンエステラーゼを可逆的に阻害して，アセチルコリン濃度を上昇させて自律神経節や副交感神経終末のアセチルコリン受容体の刺激を増強する．中枢神経系への移行性の高いフィゾスチグミン（現在臨床適応がない）および中枢神経系への移行性がほとんどない薬物（ネオスチグミン，ジスチグミン，ピリドスチグミン，アンベノニウム，エドロホニウム）がある（**表2-9**）．これらは，腸管麻痺，排尿困難，緑内障，重症筋無力症の診断や治療および競合性筋弛緩薬の拮抗薬としての適応がある.

b 非可逆的コリンエステラーゼ阻害薬（有機リン化合物）

　　有機リン化合物には，殺虫剤として用いられた有機リン系薬のパラチオンや，神経毒ガスのサリンなどがある．これらはコリンエステラーゼを非可逆的に阻害するので，新しいコリンエステラーゼが合成（数週間かかる）されない限りコリンエステラーゼ活性はもとに戻らない．その結果，アセチルコリンの蓄積をきたし，**ムスカリン様作用**（縮瞳，消化管運動亢進，気管支収縮，血管拡張，徐脈，発汗など）が現れ，のちに**ニコチン様作用**（骨格筋の強い収縮，血管収縮など）を招く．また，有機リン化合物は，脂溶性が高く，皮膚からも体内に入りやすく，さらに血液-脳関門を通過して強い中枢作用（振戦，運動失調，言語障害，錯乱，幻覚など）も示す．解毒薬として，プラリドキシムとアトロピンを併用する.

3 ｜ 副交感神経遮断薬（抗コリン薬）

　　副交感神経節後線維の支配効果器のムスカリン受容体を，伝達物質であるアセチルコリンに対して競合的に遮断する薬物を副交感神経遮断薬，あるいは抗コリン薬という．また，アセチルコリンのムスカリン様作用に拮抗するので，抗ムスカリン薬ともいう．副交感神経の作用が遮断される結果，薬理作用として交感神経様作用がみられる．抗コリン薬は，ベラドンナアルカロイド（アトロピン，スコポラミン）とアトロピン代用薬に分類される.

　　抗コリン薬が適用されるときは，副交感神経遮断作用（抗ムスカリン作用），とくに臨床上重要な散瞳，鎮痙，外分泌抑制などを期待して使用される（**表2-10**）．抗コリン薬の副作用に，口渇，便秘，排尿困難，頻脈，眼圧上昇などがある．また，緑内障，前立腺肥大

表2-9　コリンエステラーゼ阻害薬の適応別の分類

一般名（商品名）	投与経路	適応				
		ムスカリン様作用			ニコチン様作用	
		腸管麻痺	排尿困難	緑内障	重症筋無力症	競合性筋弛緩薬の拮抗薬
ネオスチグミン（ワゴスチグミン）	経口，注射	○	○	ー	○	○
ジスチグミン（ウブレチド）	経口，点眼	ー	○	○	○	ー
ピリドスチグミン（メスチノン）	経口	ー	ー	ー	○	ー
アンベノニウム（マイテラーゼ）	経口	ー	ー	ー	○	ー
エドロホニウム（アンチレクス）	注射	ー	ー	ー	○（診断）	ー

表2-10　抗コリン薬の主作用（適応）と副作用

	主作用（適応）	副作用
眼	・眼底検査や眼内レンズ挿入時などの散瞳薬（瞳孔括約筋が弛緩して散瞳する）（☞ p.243）	・眼圧上昇（緑内障に禁忌の理由，毛様体筋の弛緩によりシュレム管が閉口し，眼房水の流出が抑制される） ・近くのものに焦点が合わせづらくなる遠視性調節麻痺（毛様体筋の弛緩により水晶体が薄くなる）
消化器	・胆嚢・胆管・尿管がけいれんして痛むときに鎮けい薬（消化管運動抑制薬，消化管緊張・運動を抑制）（☞ p.95） ・消化性潰瘍治療薬（胃酸分泌を抑制）（☞ p.86） ・内視鏡などの器具挿入時	・消化管の運動を抑制するために便秘を起こす（麻痺性イレウスの禁忌の理由）
呼吸器	・気管支拡張薬（気管支平滑筋を弛緩）（☞ p.104） ・麻酔前投薬（気道分泌を抑制）	
泌尿器	・頻尿の治療（膀胱・尿管の平滑筋を弛緩させる）（☞ p.118）	・排尿困難を起こす（前立腺肥大などによる排尿障害に禁忌の理由）
中枢神経系	・パーキンソニズムの症状改善（中枢コリン作動性神経の過活動によるコリン作用亢進を抑制）（☞ p.231）	・認知機能の低下（認知機能を司る脳内コリン作動性神経を遮断）
心臓	・徐脈性不整脈の治療（頻脈を引き起こす）	・頻脈

などによる排尿障害，麻痺性イレウスの患者には禁忌である.

1）ベラドンナアルカロイド

　アトロピンは，強力な抗コリン作用を有し，作用持続時間が長いことや，臓器選択性が低いことから，末梢性および中枢性の副作用がみられる．スコポラミンは，末梢ではアトロピンとほぼ同じ作用を示すが，アトロピンに比べて中枢作用が強く，麻酔前投薬として用いられる.

2）アトロピン代用薬

　臓器選択性の比較的高いアトロピン様作用を示す合成品をアトロピン代用薬という（**表2-11**）.

表2-11　アトロピン代用薬とその特徴

臨床適応上の分類	一般名（商品名）	目的の作用
鎮けい薬	ブチルスコポラミン（ブスコパン） プロパンテリン（プロ・バンサイン） チメピジウム（セスデン）	消化管，胆管，尿管などの平滑筋弛緩
過敏性腸症候群治療薬（☞p.95）	メペンゾラート（トランコロン）	
消化性潰瘍治療薬（☞p.86）	ピレンゼピン（ガストロゼピン）	胃酸分泌抑制
気管支拡張薬（☞p.104）	チオトロピウム（スピリーバ） イプラトロピウム（アトロベント） グリコピロニウム（シーブリ）	気管支平滑筋の弛緩
頻尿治療薬（☞p.118）	トルテロジン（デトルシトール） オキシブチニン（ネオキシ） プロピベリン（バップフォー）	膀胱平滑筋（排尿筋）弛緩
パーキンソン病治療薬（☞p.232）	トリヘキシフェニジル（アーテン） ビペリデン（アキネトン）	中枢アセチルコリン作用の抑制
散瞳薬（☞p.243）	トロピカミド（ミドリンM） シクロペントラート（サイプレジン）	瞳孔括約筋の弛緩

3 心臓・血管系疾患治療薬

A　心臓・血管の構造とはたらき

1 心臓の構造

心臓は，胸部の中央に位置し，左右を肺に囲まれている．心臓は，右心房と右心室（右心系），左心房と左心室（左心系）の4つに区切られ，右心系と左心系は，それぞれ心房中隔および心室中隔によって区切られている．心房と心室の間は，**弁**によって血液の逆流が防がれている（**図3-1**）．

2 血管系の構造とはたらき

血管は，心臓から拍出される血液を全身に送る管であり，動脈系，静脈系，毛細血管の3種類に大別される．

1）動脈系（大動脈，動脈，細動脈）

心臓から出た血液を末梢まで運ぶ血管．内膜（内皮細胞，内弾性板），中膜，外膜（平滑筋，弾性線維）の3層からなる．大動脈は中膜の弾性線維によって伸縮性と弾性があり，心筋収縮に連動して収縮・拡張を繰り返す．一方，末端の細い動脈（細動脈）の中膜は，平滑筋細胞が多く，交感神経支配を受け，血圧調節に最も影響を与える部位である．

2）静脈系（大静脈，静脈，細静脈）

毛細血管に続き，血液を心臓に送り返す血管．動脈と同様に3層からなるが，高い圧を受けないため中膜が薄く，伸展しやすい．血液の逆流を防ぐための弁（静脈弁）がある．弁は下肢の静脈に多く存在し，静脈血が心臓に戻るのを助ける．静脈は，血液を大量に貯

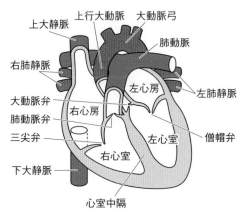

図3-1　心臓の構造
赤：動脈血の流れる血管，青：静脈血の流れる血管．

留することができることから，容量血管ともよばれる．

3）毛細血管

　細動脈と細静脈とを結ぶ網目状で最も細い血管．毛細血管では，その壁を通して周辺の細胞へ酸素や栄養素を供給し，不要となった二酸化炭素や老廃物を回収する．血管壁は単層の内皮細胞と基底膜で構成されており，物質の透過性が高く，物質交換に適した構造となっている．

B 高血圧と治療薬

1 血圧調節のしくみ（図3-2）

　血液が血管壁に与える血管内圧を血圧といい，一般的に動脈血圧をさす．血圧は，血圧＝心拍出量×総末梢血管抵抗で示されるが（☞p.42，コラム），このうち，心拍出量は循環血液量，心拍数，心収縮力によって変化し，末梢血管抵抗は血管床面積，動脈壁の弾性，血液の粘性などによって変化する．血圧は，血行動態要因，自律神経系，ホルモン，腎臓による体液量調節などの因子が複雑に関与し合って調節されている．

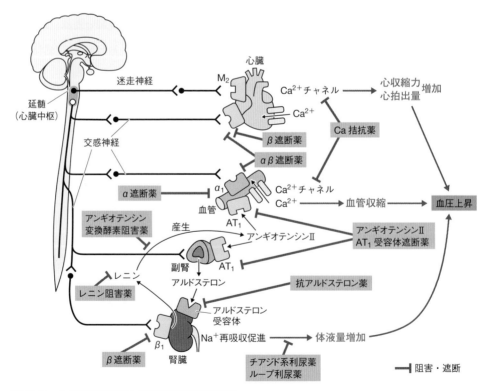

図3-2　血圧調節機構と降圧薬の薬理作用

2 | 高 血 圧

　　高血圧患者では，血圧上昇にはたらく調節機構である交感神経系とレニン・アンギオテンシン・アルドステロン系が病的に亢進していることが多い．交感神経系の興奮は，心拍数の増加と心収縮力の増強を起こすとともに，血管の収縮およびレニン分泌促進にはたらく．レニンは，アンギオテンシンⅡを産生し，血管の収縮およびアルドステロンの分泌促進を起こす．アルドステロンは，腎臓でのNa^+再吸収促進を介して水の再吸収を亢進させ，循環血液量（体液量）を増加させる．降圧薬は，心拍数や心収縮力の低下，血管拡張，アルドステロン分泌の抑制などにより血圧を低下させる．

　　日本高血圧学会「高血圧治療ガイドライン2019」では，至適血圧を収縮期血圧120 mmHg未満かつ拡張期血圧80 mmHg未満，高血圧を収縮期血圧140 mmHg以上かつ/または拡張期血圧90 mmHg以上と定義している．高血圧は，その原因により**本態性高血圧症**（原因が明らかでない）と**二次性高血圧症**（明らかな原因疾患がある）の大きく2つに分けられる．高血圧そのものにはほとんど症状がない．しかし，高血圧が慢性的に持続すると，さまざまな合併症を引き起こす．血圧の高い状態が続くと動脈硬化が進行し，脳出血，脳梗塞，狭心症，心筋梗塞，閉塞性動脈硬化症などを引き起こす．また，末梢血管抵抗の増大は，左室肥大の原因となり心不全や心房細動などを発症する．

3 | 治療と薬物療法の方針

a 治療の方針

　　高血圧の慢性的な持続を治療することで，動脈硬化からの心疾患や脳血管疾患などの合併症を予防することが最終目標である．降圧目標は，**診察室血圧**と**家庭血圧**のそれぞれで設定されている（**表3-1**）．

　　本態性高血圧の治療は，①生活習慣の修正，②薬物療法からなる．生活習慣の修正項目は，食塩制限，食生活，適正体重の維持適度な運動，節酒，禁煙であり，降圧薬開始後も積極的に行うことが重要である．薬物療法は生活習慣の修正を指導した上で併用する．二次性高血圧では原因疾患の治療を優先する．

b 薬物療法の方針（表3-2）

　　降圧薬は，①心拍数や心収縮力の低下させることで心拍出量を減らす（β遮断薬），②体液量を減らすことで心拍出量を減らす（レニン・アンギオテンシン系阻害薬，利尿薬），③血管を拡張し末梢血管抵抗を低下させる（カルシウム［Ca］拮抗薬，α遮断薬，レニン・アンギオテンシン系阻害薬）に分けられる．

　　高血圧治療は，少量の単独投与から開始し，緩徐な降圧を目指す．急激な降圧は，重要臓器の虚血をきたす危険を伴うので避ける．適切な薬物は年齢や合併症などの条件に応じて，Ca拮抗薬，アンギオテンシン変換酵素（ACE）阻害薬またはアンギオテンシンⅡ受容体遮断薬（ARB），チアジド系利尿薬から選択される．効果不十分の場合は，増量あるいはほかの薬物を併用（2剤併用）する．一般的に，増量するよりも，2剤併用のほうが効果・副作用の点から好ましいことが多い．2剤併用でも効果不十分な場合は3剤併用を行う．

表 3-1　降圧目標

	診察室血圧（mmHg）	家庭血圧（mmHg）
75 歳未満の成人[*1] 脳血管障害患者 　（両側頸動脈狭窄や脳主幹動脈閉塞なし） 冠動脈疾患患者 CKD 患者（蛋白尿陽性）[*2] 糖尿病患者 抗血栓薬服用中	＜130/80	＜125/75
75 歳以上の高齢者[*3] 脳血管障害患者 　（両側頸動脈狭窄や脳主幹動脈閉塞あり，または未評価） CKD 患者（蛋白尿陰性）[*2]	＜140/90	＜135/85

[*1] 未治療で診察室血圧 130 ～ 139/80 ～ 89 mmHg の場合は，低・中等リスク患者では生活習慣の修正を開始または強化し，高リスク患者ではおおむね 1 ヵ月以上の生活習慣修正にて降圧しなければ，降圧薬治療の開始を含めて，最終的に 130/80 mmHg 未満を目指す．すでに降圧薬治療中で 130 ～ 139/80 ～ 89 mmHg の場合は，低・中等リスク患者では生活習慣の修正を強化し，高リスク患者では降圧治療の強化を含めて，最終的に 130/80 mmHg 未満を目指す．
[*2] 随時尿で 0.15 g/gCr 以上を蛋白尿陽性とする．
[*3] 併存疾患などによって一般に降圧目標が 130/80 mmHg 未満とされる場合，75 歳以上でも忍容性があれば個別に判断して 130/80 mmHg 未満を目指す．
降圧目標を達成する過程ならびに達成後も過降圧の危険性に注意する．過降圧は，到達血圧のレベルだけでなく，降圧幅や降圧速度，個人の病態によっても異なるので個別に判断する．
[日本高血圧学会高血圧治療ガイドライン作成委員会（編）：高血圧治療ガイドライン 2019，53 頁，ライフサイエンス出版，2019 より許諾を得て転載]

表 3-2　主な降圧薬

分　類	一般名（商品名）	作用機序	副作用・禁忌	その他の注意点
Ca 拮抗薬	ニフェジピン（アダラート） アムロジピン（ノルバスク） ジルチアゼム（ヘルベッサー）	Ca^{2+} チャネルの阻害➡血管平滑筋の弛緩➡末梢血管抵抗の低下	・顔面潮紅，めまい，ふらつき，反射性頻脈など	強力な血管拡張作用 高血圧症の第 1 選択系
ACE 阻害薬	エナラプリル（レニベース） イミダプリル（タナトリル）	アンギオテンシン II 産生抑制➡血管拡張・循環血液量低下➡末梢血管抵抗の低下	・空咳，高 K 血症，血管浮腫など ・妊婦は投与禁忌	ARB との併用注意 高血圧症の第 1 選択系
ARB	オルメサルタン（オルメテック） アジルサルタン（アジルバ） ロサルタン（ニューロタン）	AT_1 受容体の遮断➡血管拡張・循環血液量低下➡末梢血管抵抗の低下	・高 K 血症，血管浮腫など ・妊婦は投与禁忌	ACE 阻害薬との併用注意 高血圧症の第 1 選択系
レニン阻害薬	アリスキレン（ラジレス）	レニンの阻害➡アンギオテンシン I 産生抑制➡アンギオテンシン II・アルドステロン生成抑制➡末梢血管抵抗の低下	・血管浮腫，高 K 血症，腎機能障害	糖尿病，腎臓病，心不全合併例においてACE 阻害薬またはARB との併用注意
利尿薬	【チアジド系利尿薬】 トリクロルメチアジド（フルイトラン）	腎臓遠位尿細管の Na^+-Cl^- 共輸送系の阻害➡尿量増加➡循環血液量の低下	・低 Na 血症，低 K 血症，高尿酸血症，耐糖能異常	利尿薬としては高血圧症の第 1 選択薬
交感神経遮断薬	ビソプロロール（メインテート） アテノロール（テノーミン）	心臓 β_1 受容体の遮断➡心拍出量低下➡末梢血管抵抗の低下	・徐脈，低血圧に注意	気管支喘息には慎重に投与する
	カルベジロール（アーチスト） アロチノロール（アロチノロール）	上記 β_1 受容体の遮断＋血管平滑筋 α_1 受容体の遮断➡血管拡張	・徐脈，低血圧に注意 ・気管支喘息に投与禁忌	
	ドキサゾシン（カルデナリン）	血管平滑筋 α_1 受容体の遮断➡血管拡張➡末梢血管抵抗の低下	・起立性低血圧によるめまい，動悸，失神	少量から開始

　看護のポイント　高血圧症は自覚症状に乏しいため，途中で服薬を自己中断する患者が少なくない．その場合，降圧効果が得られなかったり，治療前値の血圧に戻ったりする場合もある．患者の服薬忘れや中断を防ぐには，患者自身が降圧薬の服用意義を十分理解することが重要である（服薬アドヒアランスの向上）．「降圧薬はいったん飲み始めたら，一生止められない」などの思い込みにより内服開始や増量を拒否する患者に対しては，治療の必要性，非薬物療法などで降圧が得られれば降圧薬の減量・中止もあり得ることを説明する．また，医療従事者側が降圧薬の副作用に気が付かない場合も服薬アドヒアランスの不良に結びつくため，降圧薬投与中は，血圧の変化を観察するとともに，特徴的な副作用の徴候に注意する必要がある．

　看護のポイント　降圧薬使用時には，血圧降下に伴う不調（めまい，倦怠感，立ちくらみ）が続くことがある．原因として低血圧だけでなく，高血圧から普通血圧になった時の血圧の差によっても起こる．このような場合には，「降圧薬の投与量の調整が必要である可能性があるので，医師と相談してください」と，患者に伝えるとともに自己判断で服用を中止しないように説明する．

1）Ca 拮抗薬（ニフェジピン，アムロジピン，ジルチアゼム）（☞ p.59）

　血管平滑筋の Ca^{2+} チャネルを遮断し，細胞内への Ca^{2+} の流入を抑制し，血管拡張作用を示す．また，心筋の Ca^{2+} チャネルを遮断して心機能を低下させる．Ca 拮抗薬にはジヒドロピリジン系（ニフェジピン，アムロジピン）とベンゾチアゼピン系（ジルチアゼム）がある．ジヒドロピリジン系は，血管に対する作用は強く急速・強力降圧型であるが，心機能抑制作用は臨床用量域ではほとんどみられない．一方，ベンゾチアゼピン系の降圧作用はより緩徐で弱く，心抑制作用を伴う．

　▶ **相互作用**　Ca 拮抗薬の一部は，グレープフルーツジュースの飲用によって作用が増強する．

2）レニン・アンギオテンシン系阻害薬

①ACE 阻害薬（エナラプリル，イミダプリル）（☞ p.63）

　アンギオテンシンⅡは AT_1 受容体を介して血管を収縮させて血圧を上昇させる．また，副腎皮質の AT_1 受容体に作用しアルドステロンの合成・分泌を促進する．アルドステロンは腎臓での Na^+ 再吸収を促進して循環血液量を上昇させる．ACE 阻害薬は，アンギオテンシンⅠからアンギオテンシンⅡへの変換酵素である ACE を阻害し，アンギオテンシンⅡの生成を抑制することで，血管収縮抑制作用と循環血液量減少作用による，血圧を降下させる（**図 3-3**）．また，ACE 阻害薬は腎臓の糸球体内圧を低下させるため，腎保護効果をもつ．一方で，腎臓から排泄される薬物であるため，腎機能低下時は投与を避ける必要がある．

②ARB（オルメサルタン，アジルサルタン，ロサルタンなど）（☞ p.63）

　アンギオテンシンⅡ AT_1 受容体を特異的に遮断することで，アンギオテンシンⅡによる血管収縮作用，体液貯留作用，交感神経活性化作用を抑制する．

　▶ **副作用**　ACE 阻害薬と異なり，空咳の副作用がないため，ACE 阻害薬で空咳が出現した患者の代替として使用することがある．血管浮腫症状がみられることがある．

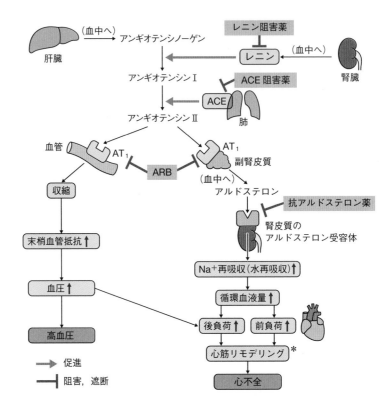

図 3-3　レニン・アンギオテンシン・アルドステロン系に作用する薬物
*リモデリングとは「作り直す」との意味で，心筋リモデリングとは心臓への過度な負荷や病態などにより心筋の肥大，間質の線維化などが起こり，心機能が低下することを示す．心筋リモデリングにより心不全にいたる．

3）レニン阻害薬（アリスキレン）

　アンギオテンシンⅡの前駆体であるアンギオテンシンⅠは，アンギオテンシノーゲンを前駆体としてレニンによって変換・産生される．アリスキレンは，アンギオテンシノーゲンからアンギオテンシンⅠへ変換するレニンを直接的に阻害して，アンギオテンシンⅠの産生を抑制し，以降の代謝物の産生を抑えることで，血圧低下作用を示す．アリスキレンは，ACE 阻害薬や ARB などが副作用などで使用できない場合に適応がある．

　▶ **副作用** 血管浮腫，アナフィラキシー，高カリウム血症，腎機能障害がある．妊婦への投与は原則として禁忌である．

4）利尿薬（トリクロルメチアジド）（☞ p.114）

　チアジド系利尿薬（トリクロルメチアジド）は，腎臓における Na^+ 再吸収を抑制することで，尿量が増加して循環血液量を減少させることで血圧を低下させる．チアジド系利尿薬は，ループ利尿薬（フロセミドなど）に比べて利尿効果は劣るものの，末梢血管を拡張させる作用もあり，高血圧症に対する利尿薬としては第１選択となる．

5）β遮断薬（ビソプロロール）・αβ遮断薬（カルベジロール）（☞ p.45）

　β遮断薬は，心臓の β_1 受容体遮断による心筋収縮力の低下と心拍数の減少による心拍出量低下および中枢神経に作用して交感神経の抑制によって血圧を低下させる．また，腎臓の

β_1受容体を遮断してレニンの分泌を抑制する．$\alpha\beta$遮断薬は，β_1遮断作用に加え，血管平滑筋のα_1受容体を遮断して血管を拡張させて血圧を低下させる．カルベジロールは，β_2受容体をも遮断し気管支平滑筋収縮作用を示すことから，**気管支喘息患者に禁忌である**．ビソプロロールはβ_1受容体選択性のため，気管支喘息患者にも注意しながら使用することが可能である．

　▶**副作用**　心拍数低下による過度の血圧低下および心不全の誘発や増悪に注意が必要である．

6）α遮断薬（ドキサゾシン）

　血管平滑筋のα_1受容体を遮断することで，血管を拡張して血圧を低下させる．褐色細胞腫の血圧コントロールや早朝高血圧に対して用いられることが多い．

　▶**副作用**　血圧低下に対する昇圧反射によって心機能亢進による悪影響（頻脈や降圧効果減弱）が起こる場合があり注意する．

C　虚血性心疾患と治療薬

1　狭心症・心筋梗塞（表3-3，図3-4）

　心臓の周囲を走行する冠動脈は，心筋に対して酸素や栄養を供給している．しかし，動脈硬化によって，冠動脈にプラーク（粥状硬化巣）が形成され，血管内腔が狭くなると，心筋の酸素需要に対して十分な血流が確保できず，心筋への酸素供給が一時的に欠乏する．このとき，胸痛のほか前胸部の締め付け・圧迫感，みぞおち・肩の痛みなどの症状が出現する．これを**狭心症**という．狭心症は，発生誘因，発生機序，症状の経過によって細分類される（**表3-3**）．

　冠動脈が血栓により完全に閉塞して血流が途絶し，心筋が壊死した状態を**心筋梗塞**という．突然起こる前胸部の激痛が典型的症状であり，胸部が圧迫される痛みが10分以上，ときには数時間続く．痛みが首や肩に放散（放散痛）し，呼吸困難，冷汗を伴うこともある．

表3-3　狭心症の分類

疾患名	狭心症			心筋梗塞
	労作性狭心症	冠れん縮性狭心症	急性冠症候群（ACS）	
			不安定狭心症	急性心筋梗塞
発作発現様式	労作時に起こる（労作性狭心症）	安静時にも起こる（安静時狭心症）		
臨床経過分類	安定狭心症（発作発現様式と症状が3週間以上同じ）		不安定狭心症（発作や症状が変化するもの）	
胸痛発作	・労作時に前胸部圧迫感，絞扼感	・夜間～早朝，安静時に前胸部痛	・3週間以内に新たに出現 ・安静時にも出現	・激烈な胸部痛
発作持続時間	約3～5分	数分～15分	数分～20分	20分以上（安静により寛解しない）
硝酸薬効果	著効		有効または無効	無効

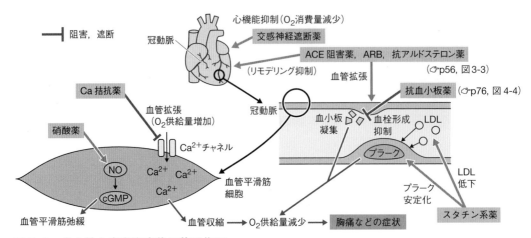

図3-4　**虚血性心疾患治療薬の薬理作用**

2 薬物療法の方針

　　冠動脈の血流および組織への十分な酸素供給の確保を目標とし，薬物療法では抗血小板薬による初期治療によって冠動脈内の血栓形成を防止し，硝酸薬やCa拮抗薬による冠動脈拡張によって心筋への酸素供給を増加させ，交感神経遮断薬によって心筋の酸素消費量を減少させ発作の二次予防を図ることで，狭心症や心筋梗塞の治療を行う．

　　狭心症および心筋梗塞の主要な原因は動脈硬化であり，動脈硬化を引き起こす喫煙や高血圧などの危険因子を冠危険因子という．動脈硬化の予防・進展防止のため，コントロールが可能な冠危険因子について，是正や治療を行う．

3 狭心症治療薬（表3-4）

a 血管拡張薬

1）硝酸薬（ニトログリセリン，ニコランジル）

　　硝酸薬は，一酸化窒素（NO）を遊離し，血管平滑筋細胞のサイクリックGMP（cGMP）の増加を介して，血管平滑筋を弛緩させる．ニトログリセリンは，肝臓を通過するときの初回通過効果により作用が減弱するため，経口投与は不可である．狭心症の発作時には吸収が速く作用が減弱しない舌下錠やスプレー剤を用い，発作の予防には貼付剤を使用する．ニコランジルは，NO遊離作用に加え，ATP感受性K^+チャネル開口作用を有しており，両作用によって血管を拡張させる．

　　▶ 禁　忌　シルデナフィルなどのホスホジエステラーゼ（PDE）5阻害薬はcGMP分解を阻害するため，硝酸薬と併用するとcGMP濃度が過剰となり，過度の血圧低下からショック状態となることがあるため併用禁忌である．

　　看護のポイント　ニトログリセリンは，血管拡張による起立性低血圧（めまい，ふらつき）を起こすことがある．注意点として，胸痛発作時に立位でニトログリセリンを舌下使用すると，血圧低下によるめまい・ふらつきから，転倒さらに負傷する恐れがあるため，できるだけ座位または臥位（寝た姿勢）で使用するように説明する．

表 3-4　主な狭心症治療薬

分　類	一般名（商品名）	作用機序	副作用・禁忌
硝酸薬	ニトログリセリン（ニトロペン・ミオコールスプレー） 硝酸イソソルビド（フランドル） 一硝酸イソソルビド（アイトロール） ニコランジル（シグマート）	NO 遊離➡血管拡張➡心臓の前負荷低下	・頭痛，顔面潮紅，血圧低下など
Ca 拮抗薬	アムロジピン（ノルバスク） ベニジピン（コニール） ジルチアゼム（ヘルベッサー）	血管平滑筋 Ca^{2+} チャネルの遮断➡血管平滑筋細胞内 Ca^{2+} 濃度の低下➡血管平滑筋のけいれん性収縮の抑制	☞表 3-2
β遮断薬	ビソプロロール（メインテート）	心臓 β_1 受容体の遮断➡心筋収縮力の低下➡心筋の酸素需要の低下	・徐脈，血圧低下，心不全の誘発など ・気管支喘息に投与禁忌（カルベジロール）
αβ遮断薬	カルベジロール（アーチスト）	心臓 β_1 受容体の遮断＋血管平滑筋 α_1 受容体の遮断➡血管拡張➡心臓の後負荷低下	
抗血小板薬	アスピリン（バイアスピリン）	COX の阻害➡血小板凝集作用の低下➡血栓形成の抑制	・消化性潰瘍，喘息発作誘発など
	プラスグレル（エフィエント） クロピドグレル（プラビックス）	ADP 受容体の遮断➡血小板凝集作用の低下➡血栓形成の抑制	・血栓性血小板減少性紫斑病，無顆粒球症，肝障害など
抗凝固薬	ヘパリン（ヘパリン Na）	アンチトロンビンⅢの活性化➡トロンビン・血液凝固第 Xa 因子の阻害➡血栓形成の抑制	・出血（脳出血，消化管出血）
血栓溶解薬	アルテプラーゼ（グルトパ） モンテプラーゼ（クリアクター）	プラスミノゲンの活性化➡フィブリン分解の促進➡血栓溶解	

2）Ca 拮抗薬（アムロジピン，ベニジピン，ジルチアゼム）（☞ p.54）

　　血管平滑筋の Ca^{2+} チャネルを遮断して血管平滑筋細胞内への Ca^{2+} 流入を抑制し，血管拡張作用を示す．狭心症のなかでも，血管平滑筋のけいれん性収縮によって血流が減少する冠れん縮性狭心症に対して有効である．

b　交感神経遮断薬

1）β遮断薬（ビソプロロール），αβ遮断薬（カルベジロール）（☞ p.45）

　　β遮断薬は，心臓の β_1 受容体を遮断し，心筋収縮力の低下および心拍数を低下させることで，心筋の酸素消費量を減少させる．また，冠動脈への血流は心室拡張期に流れるため，心拍数の低下に伴い心室拡張時間が延長すると冠動脈血流量が増加する．これらの作用により狭心症の発作予防に有効である．ただし，冠動脈が強く収縮して起こる冠れん縮性狭心症（異型狭心症）には禁忌である（冠動脈の β_2 受容体の遮断による収縮を起こし，病状を増悪させる）．αβ遮断薬は，心臓の β_1 受容体の遮断に加え，血管平滑筋の α_1 受容体の遮断による血管拡張作用を併せもつ．

c　抗血小板薬

　　経皮的冠動脈形成術（PCI）[*1] のステントを留置した症例では，抗血小板薬のシクロオキシゲナーゼ（COX）阻害薬（低用量アスピリン）やアデノシン二リン酸（ADP）P2Y12 受容体遮断薬（クロピドグレル，プラスグレル）を一定期間併用する．

1）シクロオキシゲナーゼ（COX）阻害薬（アスピリン）（☞p.75, 157）

　血小板中の COX はトロンボキサン（TX）A_2 の産生を促進し，血小板凝集を促進する．低用量のアスピリンは COX を阻害し，TXA_2 の産生を抑制することで血小板凝集能を低下させ，血栓形成の抑制にはたらく[*2]．副作用は第4章 抗血栓薬を参照（☞p.73）．

2）アデノシンニリン酸（ADP）P2Y12受容体遮断薬（クロピドグレル，プラスグレル）（☞p.76）

　ADP は血小板の P2Y12 受容体を刺激して血小板凝集を促進する．ADP 受容体を遮断することで血栓形成を抑制する．

d 抗凝固薬（ヘパリン）（☞p.77）

　ヘパリンは，アンチトロンビンⅢを活性化し，トロンビンと血液凝固第Ｘa因子の作用を阻害することで，血栓形成を抑制する．ヘパリンの投与が過量となると脳出血や消化管出血を引き起こすことがある．

4 血栓溶解薬（アルテプラーゼ，モンテプラーゼ）（☞p.79）

　アルテプラーゼ，モンテプラーゼは，組織型プラスミノゲンアクチベーター（t-PA）であり，急性心筋梗塞の治療選択において緊急 PCI の実施が行えない場合に用いられる．発症から6時間以内の血栓溶解療法として選択される．血栓中のプラスミノゲンを活性化してプラスミンを生成し，血栓部位局所のフィブリンを分解する特徴がある．

5 心筋梗塞の再発予防に用いられる薬

　動脈硬化の抑制，プラークの安定化を目的に，コレステロール合成の律速酵素の HMG-CoA 還元酵素阻害薬（スタチン系薬：プラバスタチン，アトルバスタチン）を用いる．また，心筋梗塞後の心筋リモデリングを抑制し，心機能低下を予防するために ACE 阻害薬や ARB を併用することがある．

D 心不全と治療薬

1 心不全

　さまざまな原因によって，心臓のポンプ機能が低下し，全身の組織に必要な血液量を供給できない（送り出せない）状態を心不全という．心不全は病態であり，疾患名ではない．ほとんどすべての心疾患が心不全にいたる可能性があり，とくに虚血性心疾患，高血圧症，弁膜症，心筋症などが心不全の原因疾患として多い．また，肺高血圧症，糖尿病，膠原病，アルコール中毒も心筋障害の原因となる．

[*1] **経皮的冠動脈形成術**：脚の付け根や腕，手首などの血管から，医療用の細く柔らかいチューブ（カテーテル）を差し込んで，冠動脈の狭くなった部分を治療する方法で，先端にバルーン（風船）を取り付けたカテーテルでバルーンを内側から膨らませて血管を押し広げる（バルーン療法）．再狭窄を防ぐためのステント（金属の網目状の筒）を留置する．

[*2] 鎮痛効果を示す用量1回 0.5 ～ 1.5 g，抗血小板作用を示す用量1回 81 ～ 325 mg．

a 心臓の部位による分類

機能が低下する部位から左心不全と右心不全に分類される.

①左心不全：左心室の機能低下により左心拍出量低下および肺うっ血（肺の血管内の血液量が多くなった状態）をきたす. 心拍出量低下による動悸, 四肢チアノーゼ, 低血圧, 意識障害（脳虚血）, 乏尿（腎虚血）などの肺うっ血による呼吸困難症状（労作時の呼吸困難, 頻呼吸, 喘鳴, 咳など）がみられる.

②右心不全：右心室の機能低下により右心拍出量低下および体静脈系のうっ血をきたす. 体静脈系のうっ血によって, 頸動脈怒張, 右季肋部痛, 食欲不振, 悪心, 嘔吐, 腹部膨満感, 体重増加, 浮腫などの症状がみられる.

b 機能および進行速度による分類

機能による分類には, 収縮不全（心室の収縮能が低下し, 動脈系に十分な血液を送り出せない状態）と拡張不全（心室の拡張能が低下し, 静脈系から十分に血液を吸い込めない状態）がある. また, 心不全の進行速度から急性心不全（急激な心臓のポンプ機能が低下する状態）と慢性心不全（ポンプ機能が低下しているが, それなりに体全体のバランスがとれ, 状態が安定している状態. 徐々に血行動態が悪化する）に分類される.

2 薬物療法の方針

a 進展ステージによる選択

心不全とそのリスクの進展ステージを A 〜 D に分け, 各段階における治療目標に応じて薬剤を選択する（急性・慢性心不全診療ガイドライン［2017 年改訂版］）. 心不全発症前のリスクステージ（A, B）では, 高血圧症, 糖尿病, 動脈硬化性疾患など危険因子のコントロールが中心となる. 心不全の症状が出現するステージ C では, ACE 阻害薬またはARB, β遮断薬, 抗アルドステロン薬などが使われる. 末期心不全であるステージ D では, 治療薬の見直し, 補助人工心臓・心臓移植や, 緩和ケアが検討される.

b 薬物の作用による選択（図 3-5）

心臓の負担や心不全の症状を改善する薬物（前負荷[*3]・後負荷[*4]の軽減, 心筋収縮力を増強）と心不全の進行を防ぐ心保護作用をもつ薬物に大別される.

1）急性心不全および慢性心不全の急性増悪期

早急に血行動態と呼吸の安定化を図る必要があり, 心不全症状改善薬を投与する. 収縮期血圧やうっ血の有無を確認し, 低血圧・低灌流が認められる場合は, 強心薬を投与し, 血圧を維持する. 一方, うっ血と血圧上昇を認める場合は, 血管拡張薬と利尿薬を投与し, うっ血を改善し血行動態と呼吸不全の改善を図る.

2）慢性心不全

生命予後の改善と生活の質（QOL）の向上を目標とし, 心不全の進行を防ぐ心保護薬を使用する. ACE 阻害薬または ARB, 抗アルドステロン薬および β遮断薬を投与する. うっ血を認める場合や心機能が低下している場合は, 利尿薬や強心薬を併せて投与する.

[*3] **前負荷**：拡張期に心室に血液を満たすとき心筋にかかる負荷. 心臓に戻ってくる静脈血量の増加により前負荷が増大する.
[*4] **後負荷**：収縮期に心室が全身に血液を送るとき心筋にかかる負荷. 血圧の上昇により後負荷が増大する.

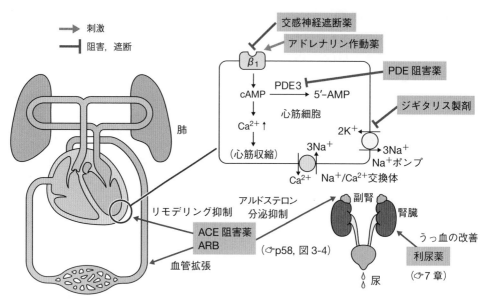

図 3-5　心不全治療薬の薬理作用
PDE：ホスホジエステラーゼ．cAMP を分解する酵素．

3 心不全治療薬（表 3-5）

a 強心薬

　心筋の収縮力を増強する作用（強心作用）をもつ薬物を総称して強心薬と呼ぶ．

1）ジギタリス製剤（ジゴキシン）

　ジギタリス類の植物の葉に含まれる成分として発見された代表的な強心薬である．心筋の Na^+ ポンプを直接阻害し，心筋細胞内 Na^+ を増加させて Na^+/Ca^{2+} 交換体（細胞内外の濃度差により Ca^{2+} を細胞外に流出させる）を抑制する．その結果，細胞内 Ca^{2+} 濃度の上昇を介して，心筋の収縮力を増強させる．一方，心拍数は減少する．心不全や頻脈性不整脈に対して使用する．

　▶ **注 意**　ジゴキシンは体内に蓄積されやすく，治療域も狭いので，TDM が必要である．低カリウム血症，高カルシウム血症，腎機能低下，高齢の患者ではジギタリス中毒（めまい，頭痛，視覚異常，不整脈，食欲不振，悪心・嘔吐など）が誘発されやすい．ジギタリス中毒を認めた場合は，投与の中止，血中 K 濃度の補正を必要に応じて行う．

　看護のポイント　うっ血性心不全では，ループ利尿薬とともに強心薬であるジゴキシン（ジギタリス製剤）などを併用している場合が多い．この場合，ループ利尿薬の副作用である低カリウム血症により，強心配糖体に対する心筋の感受性が増大し，ジギタリス中毒を起こすことがある．そのため，利尿薬との併用時にはジギタリス製剤の血中濃度に注意が必要である．

2）アドレナリン作動薬（ドパミン，ドブタミン）

　アドレナリン作動薬とは，アドレナリン受容体である α_1，α_2，β 受容体と反応し，その

表 3-5 主な心不全治療薬

分類		一般名（商品名）	作用機序	副作用・禁忌
強心薬		ドパミン（イノバン） ドブタミン（ドブトレックス）	心臓の β_1 受容体の刺激➡心筋収縮力，心拍出量の増大	・頻脈，不整脈，動悸など
		ノルアドレナリン（ノルアドリナリン）	血管平滑筋 α_1 受容体の刺激➡血圧の上昇	・徐脈，頭痛，めまいなど
		デノパミン（カルグート）	心臓の β_1 受容体の刺激➡心筋収縮力，心拍出量の増大	・頻脈，不整脈，動悸など
		ミルリノン（ミルリーラ） ピモベンダン（アカルディ）	PDE3 の阻害➡心筋収縮力の増大	・不整脈，血圧低下
		ジゴキシン（ジゴシン）	心筋の Na^+/K^+ 交換ポンプの抑制➡心筋収縮力の増大	・ジギタリス中毒（不整脈，めまい，頭痛，悪心・嘔吐など）
交感神経遮断薬		ビソプロロール（メインテート）	心臓の β_1 受容体の遮断➡心収縮力，心拍数の低下➡心臓の負担軽減	・徐脈，心不全の誘発・増悪，肝機能障害など ・気管支喘息に禁忌（カルベジロール）
		カルベジロール（アーチスト）	上記の β_1 遮断作用＋血管平滑筋 α_1 受容体の遮断➡末梢血管の拡張	
レニン・アンギオテンシン系阻害薬	ACE阻害薬	エナラプリル（レニベース） イミダプリル（タナトリル）	ACE の阻害➡アンギオテンシンⅡの産生抑制➡心臓の負荷を軽減	☞表 3-2
	ARB	オルメサルタン（オルメテック） アジルサルタン（アジルバ） ロサルタン（ニューロタン）	AT_1 受容体の遮断➡アンギオテンシンⅡ作用の抑制➡心臓の負荷を軽減	☞表 3-2
抗アルドステロン薬		スピロノラクトン（アルダクトンA） エプレレノン（セララ）	アルドステロン受容体の遮断➡心臓の肥大を抑制➡予後を改善	・高 K 血症，女性化乳房など
利尿薬		フロセミド（ラシックス） アゾセミド（ダイアート）	ヘンレループ上行脚 Na^+-K^+-$2Cl^-$ 共輸送体の阻害➡尿量の増加	・低 Na 血症，低 K 血症，高尿酸血症，耐糖能異常など
		カルペリチド（ハンプ）	血管拡張，利尿作用➡心臓の負荷を軽減	・血圧低下，ショック，徐脈，不整脈など
血管拡張薬		硝酸イソソルビド（ニトロール） ニトログリセリン（ミリスロール）	NO を遊離➡静脈を拡張➡心臓の前負荷を低下➡心臓の負担を軽減	・頭痛，顔面潮紅，動悸，頻脈など ・PDE5 阻害薬との併用は禁忌

作用を促進する薬物である．ドブタミンは，心筋の β_1 受容体を選択的に刺激し，心筋収縮力と心拍出量を増大する．心不全急性期に使用する．ドパミンは α_1，β_1 受容体刺激に加え，ドパミン受容体を刺激することで，腎血流増加による利尿作用を示す．血圧が低下したショック時など，腎血流を維持する必要がある場合に使用される．

3）ホスホジエステラーゼ（PDE）3 阻害薬（ミルリノン，ピモベンダン）

急性心不全で使用するミルリノンは，サイクリック AMP（cAMP）を分解する PDE3 を阻害して，細胞内 cAMP 量を増加させる．その結果，細胞内 Ca^{2+} 濃度の上昇を介して，心筋の収縮力を増強する．急性心不全および慢性心不全で使用するピモベンダンは PDE3 阻害作用に加えて，心筋の Ca^{2+} に対する感受性を高めることにより強心作用を発揮する．

b 交感神経遮断薬

1）β 遮断薬，$\alpha\beta$ 遮断薬（ビソプロロール，カルベジロール）（☞p.45，56）

心臓の β_1 受容体を遮断することで，心筋収縮力の低下および心拍数の減少を介して心筋の酸素消費量を抑制する．

▶ 副作用 心拍出量の低下から呼吸困難，浮腫，体重増加などの心不全症状が再燃する場合がある．また，カルベジロールは β_2 遮断作用による気管支平滑筋の収縮作用があるので気管支喘息患者に禁忌である．

c　レニン・アンギオテンシン系阻害薬（☞ p.55）

　　アンギオテンシンⅡおよびアルドステロンは，循環血液量および血圧を上昇させるとともに，心臓の肥大や線維化など心筋リモデリングを促進させる．レニン・アンギオテンシン系阻害薬は，これらのホルモンを抑制することで，血圧の上昇や心筋リモデリングを防ぎ，慢性心不全の長期予後を改善する．妊婦または妊娠の可能性がある人に禁忌である．

1）ACE 阻害薬（エナラプリル）

　　ACE を阻害し，アンギオテンシンⅡの産生を抑制し，血圧の上昇や心筋リモデリングを抑制することで，心臓の負荷を軽減する．

2）ARB（オルメサルタン，アジルサルタン）

　　AT_1 受容体を遮断することで，血圧の上昇や心筋リモデリングを抑制し，心臓の負荷を軽減する．

d　抗アルドステロン薬（スピロノラクトン，エプレレノン）（☞ p.115，134）

　　アルドステロンは，副腎皮質のアンギオテンシンⅡ AT_1 受容体が刺激されると分泌され，腎臓における Na^+ の再吸収を増加させる．Na^+ 再吸収に伴い水が再吸収され，循環体液量が増加し，心臓の負荷が増加する．また，心筋リモデリングを引き起こすことが知られている．抗アルドステロン薬は心不全患者の心筋リモデリングを抑制し，予後を改善する．カリウム保持性利尿薬として使用することもあり，副作用として，血清 K^+ 値の上昇に注意する．

e　利尿薬

　　腎臓の尿細管に作用して，水と Na^+ の再吸収を抑制し，尿量を増加（利尿）させる薬物．心不全による肺うっ血や浮腫などのうっ血症状の改善や高血圧治療に使用する．

1）ループ利尿薬

　　ヘンレループ上行脚の Na^+-K^+-$2Cl^-$ 共輸送体を阻害し，Na^+ の再吸収を抑制することで，尿量を増加し，肺うっ血や浮腫を改善する（☞ p.114）．

2）心房性ナトリウム利尿ペプチド（カルペリチド）（☞ p.116）

　　カルペリチドは心房性ナトリウム利尿ペプチド（atrial natriuretic peptide：ANP）の受容体を刺激して，利尿作用および血管拡張作用を示し，心臓の負荷を軽減する．心不全の急性期に尿量確保が困難な重症・難治性心不全に使用する．

f　血管拡張薬

1）硝酸薬（硝酸イソソルビド，ニトログリセリン）（☞ p.58）

　　硝酸薬は一酸化窒素（NO）を遊離する．NO は cGMP 産生を介して血管平滑筋を弛緩し，全身性の血管拡張作用を示す．とくに静脈の拡張によって前負荷を軽減し，心臓の細胞にかかる負担を大きく減らす．急性心不全や慢性心不全の急性増悪時の肺うっ血の軽減に有効である．

E　不整脈と治療薬

　　心臓の規則正しい収縮は，自律神経系の調節のもと，電気的刺激が伝わることで維持されている．心臓の電気的興奮刺激は，右心房上部にある洞結節に始まり，左右の心房筋に

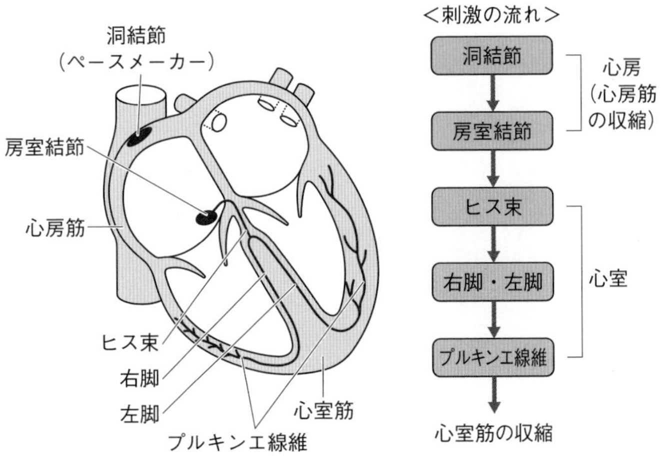

図 3-6　刺激伝導系

伝播され（心房筋の収縮），右心房中隔下部にある**房室結節**に達する．次いで，電気的興奮はヒス束，左脚・右脚，プルキンエ線維の順に伝えられ，心室筋が収縮する（**図3-6**）．この経路を刺激伝導系という．刺激伝導系の細胞は，自発的に興奮を発生する性質をもっている（自動性）．通常，洞房結節の興奮発生頻度（安静時：70〜80回/分）が最も高いため，ここがペースメーカーとなる．

1 ｜ 不 整 脈

a 不整脈とは

　心臓の電気的興奮刺激が，「洞結節→（心房筋）→房室結節→ヒス束→左右脚→プルキンエ線維→（心室筋）」と伝導され，心臓が規則正しく収縮している状態を正常洞調律という．一方，心臓の刺激伝導系の障害によって，脈拍のリズムに異常を認めるものを**不整脈**という．不整脈の原因のうち，年齢に伴うものや体質的なものが最も多く，ストレス，睡眠不足，疲労が不整脈の原因となる場合がある．また，心筋梗塞や弁膜症などの心疾患，高血圧症，甲状腺機能異常，電解質異常，薬剤の副作用などが不整脈の原因となることがある．

　不整脈は，心拍数が速くなる**頻脈性不整脈**（100回/分以上）と，心拍数が遅くなる**徐脈性不整脈**（60回/分以下）に分けられる（**表3-6**）．頻脈性不整脈は，さらに，障害の発生部位から**上室性**（心房性）**不整脈**と**心室性不整脈**に分類される．

b 心筋細胞の電気活動

　不整脈およびその治療薬を理解するうえで，心筋細胞の興奮のしくみを知る必要がある．心筋細胞の細胞膜には，Na^+チャネル，Ca^{2+}チャネル，K^+チャネルがある．これらのイオンチャネルの開放や閉鎖により心筋細胞が膜電位変化を起こす．膜電位がプラス側に変化することを**脱分極**という．脱分極により活動電位（インパルス）が発生して，心筋が興奮（収縮）する．活動電位の持続時間を**活動電位持続時間**という．

　心室筋細胞では，興奮が伝わってくると，Na^+チャネルが開口してNa^+が急速に細胞内

表 3-6　不整脈の分類

頻脈性不整脈 （心拍数 100 回/分以上）	上室性（心房性）	心室性
	洞頻脈 心房期外収縮 心房頻拍 発作性上室頻拍 心房粗動 心房細動	心室期外収縮 心室頻拍 心室細動
徐脈性不整脈 （心拍数 60 回/分以下）	房室ブロック 洞不全症候群	
その他の不整脈	QT 延長症候群 WPW 症候群	

に流入し膜電位が上昇して脱分極する（0 相）．次いで，Ca^{2+} チャネルが開口して Ca^{2+} が細胞内に流入することで活動電位が持続される（2 相）．Ca^{2+} チャネルが閉鎖するとともに，2 相の後半から始まった K^+ チャネル開口が進み，K^+ が細胞外へ流出することで膜電位が低下して再分極する（3 相）．洞結節と房室結節の細胞では，Na^+ チャネルではなく，Ca^{2+} チャネルの開口により脱分極し（0 相），K^+ チャネルの開口により再分極する（3 相）（**図 3-7**）．

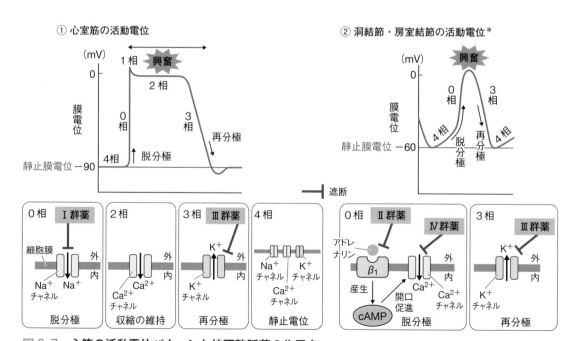

図 3-7　**心筋の活動電位パターンと抗不整脈薬の作用点**
＊心室筋とは異なり，4 相と 0 相は種類の違う Ca^{2+} チャネルの開放により起こる．3 相は K^+ チャネルの開放により起こる．

2　薬物療法の方針

　　不整脈の治療は，薬物単独，あるいはカテーテルアブレーション*5やデバイス治療*6との併用で行われる．注意点として，抗不整脈薬による治療は，あくまでも自覚症状の軽減や発作回数の減少を目的とした対症療法であること，また，抗不整脈薬の共通の副作用として催不整脈作用があり，投与によって既存の不整脈が悪化する場合や，新たな不整脈が誘発される場合がある．一般的に抗不整脈薬は，脈が速くなる頻脈性不整脈に対して用いられ，発症する不整脈の特徴に応じて適切な抗不整脈薬が選択される．一方，脈が遅くなる徐脈性不整脈に対して確立された薬物療法はなく，抗血小板薬であるシロスタゾールを例外的に投与する場合もある．徐脈性不整脈の治療の主体はペースメーカーである．

3　抗不整脈薬

　　心筋細胞は Na^+ イオン，Ca^{2+} イオン，K^+ イオンの流入・流出によって，電気的バランスを保っている．しかし，何らかの原因によって心筋細胞に Na^+ イオンや Ca^{2+} イオンが流入しすぎる，または K^+ イオンが流出しすぎるなどで，心筋細胞の電気的バランスが崩れると不整脈を発症する．抗不整脈薬は各イオンチャネルのはたらきを調整することで不整脈の発症を抑制する．

　　抗不整脈薬は，ヴォーン・ウィリアムス（Vaughan Williams）分類により，作用するイオンチャネルや受容体に基づいて I～IV群に分類される（**表3-7**）．

1）I群

　　Na^+ チャネルを遮断し，脱分極の立ち上がりを抑制する．

表3-7　主な抗不整脈薬

分　類		一般名（商品名）	作用機序	副作用・禁忌	その他の注意点
I群	Ia	ジソピラミド（リスモダン） シベンゾリン（シベノール）	Na^+ チャネルの遮断➡活動電位の立ち上がりの抑制	催不整脈作用（心室頻拍，QT延長，洞停止など），心筋収縮力の低下による心不全症状など	活動電位持続時間を延長する
	Ib	メキシレチン（メキシチール） リドカイン（キシロカイン）			活動電位持続時間を短縮する
	Ic	ピルシカイニド（サンリズム） プロパフェノン（プロノン） フレカイニド（タンボコール）			活動電位持続時間は変化しない
II群		プロプラノロール（インデラル） アテノロール（テノーミン） ビソプロロール（メインテート）	β_1 受容体の遮断➡Ca^{2+} チャネル活性化の抑制➡伝導速度の遅延➡心拍数の低下	徐脈，心不全誘発など	
III群		アミオダロン（アンカロン）	K^+ チャネルの遮断➡再分極を抑制➡活動電位持続時間の延長	間質性肺炎，甲状腺機能異常，角膜色素沈着，肝障害，徐脈など	ほかの抗不整脈薬に比べ，心筋収縮力の低下作用が少ない
		ソタロール（ソタコール）		心室頻拍，徐脈など 気管支喘息に禁忌	
IV群		ベラパミル（ワソラン） ジルチアゼム（ヘルベッサー）	Ca^{2+} チャネルの遮断➡刺激伝導系の興奮の抑制➡心拍数の低下	徐脈，房室ブロック，心不全誘発など	

＊5　**カテーテルアブレーション**：不整脈の発生源である心筋組織に高周波電流を流して熱凝固させる治療．
＊6　**デバイス治療**：徐脈に対するペースメーカー植え込み，致死性不整脈に対する植え込み型除細動器（ICD）などがある．

①Ⅰa群（ジソピラミドなど）：Na^+チャネル遮断作用に加えて，K^+チャネル遮断作用をもち，活動電位持続時間および不応期（心臓の細胞が活動電位を発生させた後，再度活動電位を通常どおり発生させることができるようになるまでの時間）を延長させる．上室性，心室性の不整脈に使用する．アセチルコリンを阻害する抗コリン作用があり，口渇や排尿障害の副作用に注意する．

②Ⅰb群（メキシレチンなど）：Na^+チャネル遮断作用に加えて，K^+チャネル開放促進作用をもち，活動電位持続時間および不応期を短縮させる．不応期の長い心室に作用し，心室性不整脈に使用する．心房にはほとんど作用しない．

③Ⅰc群（ピルシカイニドなど）：Na^+チャネル遮断作用のみをもち，活動電位持続時間は影響しないが不応期は延長する．上室性，心室性不整脈に使用するが，発作性心房細動の停止に使われることが多い．

2）Ⅱ群（アテノロール，ビソプロロールなど）

ノルアドレナリンやアドレナリンがβ_1受容体に結合するとCa^{2+}チャネルが活性化され，心拍数と房室伝導速度が増大する．Ⅱ群はβ_1受容体の遮断により伝導速度の遅延と，心拍数の減少を起こす（**図3-7**）．頻脈性不整脈に使用される．

▶ **副作用**　徐脈や気管支喘息の患者には慎重に投与する．

3）Ⅲ群（アミオダロン，ソタロール）

主にK^+チャネルの遮断により活動電位持続時間を延長させる（**図3-7**）．活動電位持続時間が延長すると不応期も延長するので，異常な電気的刺激により活動電位が誘発される可能性が減少して不整脈が抑制される．心室頻拍や心房細動に使用する．

4）Ⅳ群（ベラパミル，ジルチアゼム）

洞結節や房室結節のCa^{2+}チャネルの遮断により自動能や房室伝導速度を抑制することで，心拍数を低下させる（**図3-7**）．主に上室性不整脈に使用する．ジルチアゼムは血管への作用もあり，冠れん縮性狭心症や高血圧症に使用する場合もある．

看護のポイント　抗不整脈薬はとくに安全管理が必要なハイリスク薬であり，用法・用量をその都度確認することが必要である．抗不整脈薬を服用している患者に不整脈が新たに出現した場合は，薬剤が原因である可能性を念頭に入れる．注意してバイタルサイン測定を行っていく．とくに脈拍の回数やリズムを確認する．必要時，心電図モニターを装着し観察する．

4 血液・造血器系疾患治療薬

A 血液と造血器系

　血液は，心・血管系を循環する細胞外液であり，生命の維持にきわめて重要である．通常の成人において，血液量は体重の約8%（体重60 kgで4～5 L）を占め，全血液量の1/3を失うと生命に危険が及ぶ．血液の役割には，①運搬（酸素や二酸化炭素，ホルモン，栄養，老廃物などを運ぶ），②緩衝（pHや体温を一定に保つ），③防御（病原体，異物などから体を守ったり，止血を行ったりする）がある．

1 血液成分（図4-1）

　血液は，有形成分（約45%），液体成分である血漿（約55%）で構成されている．有形成分は，赤血球，白血球，血小板に大別される．血漿には，水，Na^+，K^+，Ca^{2+}などの電解質およびアルブミン，グロブリンや血液凝固因子のフィブリノゲンなどの血漿タンパク質が含まれる．血漿からフィブリノゲンを除いたものを血清という．

　赤血球内のヘモグロビンは，酸素や二酸化炭素と結合し，その運搬を行う．成熟赤血球の寿命は約120日であり，老化した赤血球は脾臓，肝臓，骨髄で分解される．

　白血球は，その形態や機能から顆粒球，単球，リンパ球に大別される．顆粒球は細胞内の顆粒の性質からさらに好中球，好酸球，好塩基球に分けられる．白血球の主な役割は免疫応答であり，体内に侵入した病原菌やがん細胞などから生体を防御する．

　血小板の主な役割は止血である．血小板は血管損傷により露出した血管内皮下コラーゲンに粘着することで活性化し，血小板同士が凝集して，血小板血栓を形成する．これにより，損傷部位からの血液の血管外漏出を防ぐ．

2 造血器（図4-2）

　すべての血球は，造血幹細胞が自己複製や分化を繰り返すことで産生される．これを造血という．また，造血が行われる器官を造血器という．出生後は骨髄が造血器の中心となる．

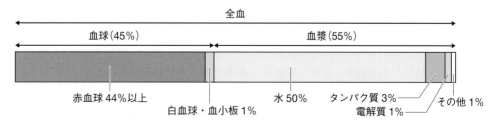

図4-1　血液成分

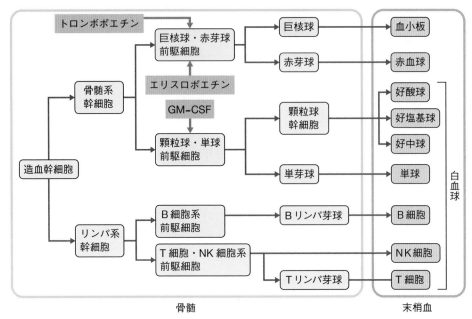

図 4-2　造血幹細胞の分化と造血因子の作用点

　造血幹細胞はすべての血球へ分化する能力を有し，分化を繰り返しながら成熟してそれぞれの機能を有する成熟血球となる．造血幹細胞が成熟血球に分化する各過程で，種々の段階にある血球の分化・増殖を刺激する物質を総称して造血因子という．造血因子には骨髄での赤血球の最終的な分化・増殖を促進させるエリスロポエチンや，血小板の前駆細胞（巨核球）の分化・増殖を促進するトロンボポエチン，顆粒球やマクロファージ系の分化・増殖を促進する顆粒球単球コロニー刺激因子（GM-CSF）などがある．

B 貧血と治療薬

1 貧血の種類

　貧血は循環血液中の赤血球総量の減少と定義される．赤血球総量の測定は困難であるため通常，末梢血のヘモグロビン濃度，ヘマトクリット値，赤血球数を用いて診断される．臨床では，最もよい指標であるヘモグロビン濃度が基準値以下に低下した際に貧血と判定する[*1]．貧血になると，顔色不良，組織の酸素欠乏による頭痛，めまい，失神，耳鳴り，易疲労感がみられる．酸素欠乏を代償するため，呼吸数・心拍数が増加し，息切れ，動悸，頻脈などが生じる．また，狭心症の一因にもなり得る．貧血の原因として，赤血球成分の不足，造血機能の低下，赤血球の破壊亢進，多量の出血がある．

＊1　**WHO 貧血基準**：成人男性 ヘモグロビン 13 g/dL 未満，成人女性・小児（6〜14 歳）12 g/dL 未満，妊婦・幼児（6ヵ月〜6歳）11 g/dL 未満.

1）鉄欠乏性貧血

体内の鉄が欠乏すると，ヘモグロビンの合成量が低下して貧血となる．鉄欠乏性貧血は，日常診療のなかで最も多い貧血であり，消化管からの失血，出産時の出血，生理的出血，外傷による出血などが原因となる．

2）巨赤芽球性貧血（悪性貧血）

DNA の合成に必要なビタミン B$_{12}$ または葉酸の欠乏によって起きる貧血をいう．ビタミン B$_{12}$ の吸収に必要な内因子[*2] の欠乏による，ビタミン B$_{12}$ 欠乏が原因のほとんどを占める．

3）溶血性貧血

体内に赤血球に対する自己抗体が生じ，赤血球に結合することで感作赤血球となり，脾臓などで破壊（溶血）されて貧血となる．

4）腎性貧血

腎不全などの腎機能低下時に，赤血球の造血因子であるエリスロポエチンの腎臓での産生が減少することで赤血球が減少して貧血となる．徐々に貧血が進行するために貧血の自覚症状に乏しいことが多い．

5）再生不良性貧血

造血幹細胞の減少により赤血球，白血球，血小板のすべてが減少する．貧血のほか，易感染性，出血傾向などの症状が現れる難治性の造血障害である．

2 ｜ 貧血治療薬（表 4-1）

a 鉄剤（フマル酸第一鉄，クエン酸第一鉄，含糖酸化鉄）

ヘモグロビン構成成分の合成に必要な鉄を補給することにより貧血を改善する．鉄欠乏性貧血に用いられる．経口投与が第 1 選択であるが，副作用である消化器症状（悪心・嘔吐，腹痛，食欲不振，胃部不快感）が強い場合，腸管からの鉄吸収が不良な場合および鉄の喪失が多量な場合に注射用鉄剤を選択する．

看護のポイント 従来，鉄剤と緑茶の同時服用は，成分中のタンニンと鉄剤が結合して吸収率が低下するとされ，緑茶での服用を避けるよう臨床では指導されていたが，徐放剤はタンニンによる影響を受けにくく，十分体内に吸収されることが報告されており，近年，緑茶での服用を避けるようにとの強い指導は行われていない．また，経口鉄剤では消化管で吸収されなかった鉄が酸化し，便と混ざるため便の色が黒くなる（黒色便）．患者がおどろかないよう，あらかじめ説明しておく．

b ビタミン B$_{12}$（メコバラミン，シアノコバラミン），葉酸（フォリアミン）

ビタミン B$_{12}$ や葉酸は DNA 合成に必須であり，欠乏すると核の成熟障害をきたす．しかし，RNA は正常に合成されるため細胞質は正常に発達し，骨髄にて通常よりも巨大な赤芽球（巨赤芽球）が形成される．成熟障害をもつ巨赤芽球は骨髄内で壊れやすく（無効増血），赤血球の産生が低下するため貧血になる．

ビタミン B$_{12}$ と葉酸欠乏の原因としては，摂取不足，吸収障害，需要亢進などがあげら

[*2] **内因子**：胃の壁細胞から分泌される糖タンパク質で，ビタミン B$_{12}$ の腸吸収に必要な因子である．

表 4-1　貧血治療薬

分　類	一般名（商品名）	作　用	適　応
鉄　剤	フマル酸第一鉄（フェルム） クエン酸第一鉄（フェロミア） 溶性ピロリン酸第二鉄（インクレミン） 含糖酸化鉄（フェジン）	鉄の補給➡ヘム（ヘモグロビン構成成分）合成促進➡造血の促進	鉄欠乏性貧血
ビタミン B₁₂	メコバラミン（メチコバール） ヒドロキソコバラミン（フレスミン） シアノコバラミン（ビタミン B₁₂）	ビタミン B₁₂，葉酸の補充➡DNA 合成促進➡造血の促進	巨赤芽球性貧血，悪性貧血
葉　酸	葉酸（フォリアミン）		
副腎皮質ステロイド薬	プレドニゾロン（プレドニン）	B 細胞の抑制➡自己抗体産生低下➡脾臓でのマクロファージの赤血球貪食の抑制	溶血性貧血
エリスロポエチン製剤	エポエチンアルファ（エスポー） エポエチンベータ（エポジン） ダルベポエチンアルファ（ネスプ） エポエチンベータペゴル（ミルセラ）	エリスロポエチン（造血因子）の補充➡造血を促進	腎性貧血
抗胸腺免疫グロブリン	抗ヒト胸腺細胞ウサギ免疫グロブリン（サイモグロブリン）	T 細胞に結合➡再生不良性貧血発症の抑制	再生不良性貧血
免疫抑制薬	シクロスポリン（ネオーラル）	サイトカイン産生の抑制➡T 細胞の増殖・分化の抑制➡造血回復	再生不良性貧血
タンパク質同化ステロイド薬	メテノロン（プリモボラン）	エリスロポエチン分泌＋造血幹細胞増殖の促進➡造血回復	再生不良性貧血

れる．とくに，ビタミン B₁₂ は，単独では吸収されず，胃の壁細胞から分泌される内因子と複合体を形成し，回腸から吸収されるため，胃全摘などによって内因子が不足すると，ビタミン B₁₂ 吸収不全を起こす．内因子の不足によるビタミン B₁₂ 欠乏の場合，経口投与では吸収が低下するため筋注で投与するのが一般的である．

c　副腎皮質ステロイド薬（プレドニゾロン）

　　　赤血球に対する自己抗体が生じることによって起こる自己免疫性溶血性貧血に適応する．副腎皮質ステロイド薬は，自己抗体を産生する B 細胞のはたらきを抑制し，脾臓におけるマクロファージの貪食を抑制する．

d　エリスロポエチン製剤（エポエチンアルファ，ダルベポエチンアルファ）

　　　エリスロポエチンは腎臓で産生され，造血幹細胞から赤芽球への分化を促進する．エリスロポエチン製剤は，遺伝子組み換えにより人工的に合成された製剤であり，腎不全などによりエリスロポエチンの産生が低下して発症する腎性貧血に対し，エリスロポエチンを補う目的で投与される．腎不全のため血液透析施行中の患者において，初期は半減期の短いエポエチンアルファなどを使用し，貧血症状が安定してきたところで半減期の長いダルベポエチンアルファなどに切り替える場合が多い．その他，術前に行う自己血貯血時の貧血予防に用いることもある．

e　その他

1）抗胸腺免疫グロブリン（抗ヒト胸腺細胞ウサギ免疫グロブリン）

　　　再生不良性貧血（造血幹細胞が減少することによって血球が産生できなくなる）に対して投与する．抗ヒト胸腺細胞ウサギ免疫グロブリンは，ウサギにヒト胸腺細胞を注入して得られた抗体であり，再生不良性貧血の発症に関与する T 細胞を減少させることで，造血回復作用を示す．

　　　　▶ **副作用**　ショックを起こすおそれがあるため，再投与は原則禁忌である（一度投与すると，体内に抗製剤抗体が産生される可能性があるため）.

2）免疫抑制薬（シクロスポリン）（☞ p.174）

　再生不良性貧血に対して，抗ヒト胸腺細胞ウサギ免疫グロブリンと併用または単独で用いる. 再生不良性貧血の発症に関与するT細胞の増殖や分化を抑制することで，造血回復作用を示す. 免疫力低下に伴う易感染性や腎障害に注意が必要である.

3）タンパク同化ステロイド薬（メテノロン）（☞ p.137）

　再生不良性貧血に対して上記2剤による免疫抑制療法が奏功しない場合に投与する. メテノロンには腎臓からのエリスロポエチン分泌および造血幹細胞の増殖を促進する作用があり，再生不良性貧血の治療に用いる.

　　　　▶ **副作用**　男性ホルモン作用があり，ざ瘡（ニキビ），体毛が濃くなる，頭髪の脱毛などのほか，女性では声変わり，生理不順，無月経などがみられることがある. 女性では長期投与により不可逆的な男性化を起こすため，事前に十分な説明が必要である.

C　抗血栓薬と止血薬

1　血管内皮と血小板のはたらき

　外傷などで血管が損傷し血液が血管外に流出すると，出血を阻止するために血管内皮と血小板との相互反応が起こり，血栓が形成されて止血する. これを**止血機構**という. 本来，血液は血栓形成作用をもつが，血管内皮細胞が血栓形成を抑制して血管内の不要な場所で血栓ができたりしないようにしている. 糖尿病，高血圧症，脂質異常症などで血管内皮の障害が持続すると，血小板の活性化・凝集が起こり，血栓性疾患を発症する.

2　血液凝固と線溶のしくみ

　血管が損傷すると，損傷部位に血小板が凝集し，血小板血栓がつくられる（一次止血）. 続いて，血小板血栓上で多数の因子が次々と反応し，トロンビンの作用でフィブリノゲンがフィブリンに変換する（**図4-3**）. フィブリンは網目状の構造を生かし，血小板血栓を強固なものにする（二次止血）. 血中にあるフィブリノゲンをフィブリンに変換する一連の反応を**血液凝固反応**という. また，血液凝固反応に関与する多数の因子（Ⅶ，Ⅸ，Ⅹなど）を**血液凝固因子**という.

　二次止血により出血が止まると血管内皮細胞が増殖して不要となった血栓はプラスミンにより分解される. これを**線溶**という.

3　血栓性疾患と抗血栓薬　（表4-2）

　血栓性疾患は，大きく**静脈血栓症**と**動脈血栓症**に分けられる. 静脈血栓症は，静脈内での血栓形成が起こる疾患であり，深部静脈血栓症，肺血栓塞栓症などがある. 動脈血栓症は，動脈内で血栓形成が起きる疾患で，心筋梗塞などの虚血性心疾患，閉塞性動脈硬化症などの末梢動脈疾患，アテローム血栓性脳梗塞および心原性脳塞栓症[*3]などがある. これ

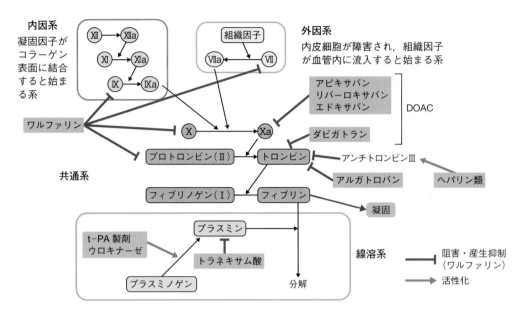

図4-3　血液凝固反応と抗凝固薬の作用部位
t-PA：組織型プラスミノゲンアクチベーター（tissue plasminogen activator），DOAC：直接作用型経口抗凝固薬
（direct oral anticoagulant）

らの血栓性疾患の治療に用いられる薬剤を**抗血栓薬**とよび，血小板の作用を抑制する**抗血小板薬**，凝固因子の作用を阻害する**抗凝固薬**，形成された血栓を溶解する**血栓溶解薬**がある．抗血栓薬は，血栓症の種類，発症からの経過時間および患者の出血リスクなどに応じて使い分ける．

a 抗血小板薬（図4-4）

　動脈などの速い血流下では，動脈硬化などにより血管内皮細胞が障害され，血流が乱れると，血小板の凝集が起きやすい．抗血小板薬は，動脈血栓症における血栓形成予防に使用する．

■血小板内のCa²⁺濃度上昇 → 血小板凝集の促進

　血小板の凝集は次の過程を経て起こる．①血小板が血管内皮障害により露出したコラーゲンに触れると，血小板内の Ca^{2+} ストア（Ca^{2+} 貯蔵部位）から Ca^{2+} が放出される（血小板の活性化）．②血小板内の遊離 Ca^{2+} 濃度が上昇すると，血小板の膜上にグリコプロテインⅡb/Ⅲaが出現し，フィブリノゲンに結合することで血小板同士を接着させる（血小板凝集，**図4-4a**）．

　血小板凝集を起こす物質には**トロンボキサン（TX）A₂**，**セロトニン**，**アデノシンニリン酸（ADP）**がある．TXA₂は血小板膜のリン脂質から遊離したアラキドン酸から，**シクロオキシゲナーゼ（COX）**および**TX合成酵素**の作用により合成される．セロトニンおよびADPは血小板内遊離 Ca^{2+} の上昇（活性化）により顆粒内から血小板外へ放出される．放出されたセロトニンやADPは他の隣接した血小板のそれぞれの受容体に結合して，そ

---

*3　動脈血栓症の発症原因の1つに心房細動がある．**心房細動**によって左心房で形成された血栓が血流により脳や全身の臓器・組織に運ばれ，その先の細い血管を閉鎖する．これを**塞栓**といい，「血栓が飛ぶ」と表現される．

表 4-2　**主な抗血栓薬一覧**

分　類			一般名（商品名）	作　用
抗血小板薬	COX 阻害薬		アスピリン（バイアスピリン）	COX の阻害➡TXA$_2$ 産生の抑制➡血小板内遊離 Ca^{2+} 濃度の低下➡血小板活性化の抑制
	TX 合成酵素阻害薬		オザグレルナトリウム（キサンボン）	TX 合成酵素の阻害➡TXA$_2$ 産生の抑制➡血小板内 Ca^{2+} 濃度の低下➡血小板活性化の抑制
	ADP P2Y$_{12}$ 受容体遮断薬		プラスグレル（エフィエント） クロピドグレル（プラビックス） チクロピジン（パナルジン）	血小板 ADP P2Y$_{12}$ 受容体の遮断➡cAMP 増加➡血小板内遊離 Ca^{2+} 濃度の低下➡血小板活性化の抑制
	PDE 阻害薬		シロスタゾール（プレタール）	PDE3 の阻害➡cAMP 増加➡血小板内遊離 Ca^{2+} 濃度の低下➡血小板活性化の抑制
	PG 製剤	PGI$_2$ 誘導体	ベラプロスト（ドルナー）	PG 受容体の刺激➡cAMP 増加➡血小板内遊離 Ca^{2+} 濃度の低下➡血小板活性化の抑制
		PGE$_1$ 誘導体	リマプロスト アルファデクス（プロレナール） アルプロスタジル（リプル）	
	5-HT$_2$ 受容体遮断薬		サルポグレラート（アンプラーグ）	セロトニン 5-HT$_2$ 受容体の遮断➡血小板内遊離 Ca^{2+} 濃度の低下➡血小板活性化の抑制
抗凝固薬	ヘパリン製剤	未分画ヘパリン	ヘパリンナトリウム（ヘパリン Na） ヘパリンカルシウム（ヘパリン Ca）	アンチトロンビンの活性化➡トロンビン，第 Xa 因子の阻害➡抗凝固作用
		低分子ヘパリン	ダルテパリン（フラグミン） エノキサパリン（クレキサン）	
	直接的トロンビン阻害薬		アルガトロバン（スロンノン）	トロンビンの阻害➡抗凝固作用
	クマリン系薬		ワルファリン（ワーファリン）	ビタミン K の阻害➡血液凝固第 II，VII，IX，X 因子の合成抑制➡抗凝固作用
DOAC	直接的トロンビン阻害薬		ダビガトラン（プラザキサ）	トロンビンの阻害➡抗凝固作用
	直接的 Xa 阻害薬		リバーロキサバン（イグザレルト） アピキサバン（エリキュース） エドキサバン（リクシアナ）	血液凝固第 Xa 因子の阻害➡トロンビン産生の抑制➡抗凝固作用
血栓溶解薬	ウロキナーゼ製剤		ウロキナーゼ（ウロナーゼ）	プラスミノゲンの活性化➡プラスミン生成➡フィブリン分解の促進➡血栓溶解作用
	t-PA 製剤		アルテプラーゼ（グルトパ） モンテプラーゼ（クリアクター）	

の血小板を活性化させる．

■**血小板内の Ca^{2+} 濃度減少 → 血小板凝集の抑制**

　血管内皮細胞から放出されるプロスタグランジン（PG）I$_2$ や PGE$_1$/E$_2$ は血小板膜上の受容体に結合して血小板内遊離 Ca^{2+} を減少させることで血小板凝集を抑制する．また，血小板内サイクリック AMP（cAMP）は血小板内遊離 Ca^{2+} を Ca^{2+} ストアに取り込み，遊離 Ca^{2+} 濃度を低下させる．ADP は cAMP を減少させて遊離 Ca^{2+} 濃度を上昇させるのに対して，PGI$_2$ および PGE$_1$/E$_2$ は cAMP を増加させて遊離 Ca^{2+} 濃度を減少させる（**図 4-4b**）．

1）COX 阻害薬（アスピリン）

　細胞膜を構成するリン脂質より遊離したアラキドン酸から PGG$_2$/H$_2$ を合成する COX を阻害し，血小板凝集促進作用を有する TXA$_2$ の産生を抑制することで血小板活性化を不可逆的に抑制し，血栓形成を抑制する．アスピリンの用量を増やすと（鎮痛効果を示す用量，1 回 0.5 〜 1.5 g），血小板凝集を抑制する PGI$_2$ の血管内皮細胞での産生量も減少するので血小板凝集が促進される（**アスピリンジレンマ**）．そのため，抗血栓療法としては低用量（1 日 100 〜 300 mg）のアスピリンを使用する．

a. 血小板の凝集

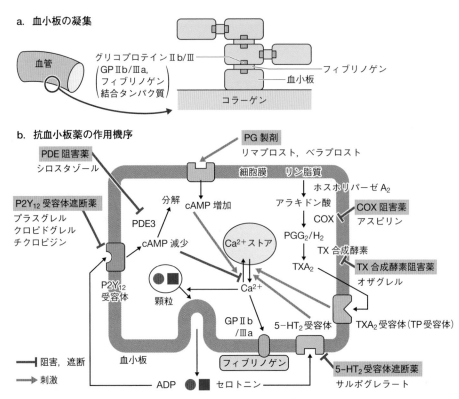

b. 抗血小板薬の作用機序

図4-4　**血小板凝集メカニズムと抗血小板薬の作用機序**

▶ **副作用**　COX 阻害により，胃粘膜防御作用を有する PG 類も低下するため，消化性潰瘍を引き起こすことがある（☞p.88，コラム）．また，気管支拡張作用を有する PGE_2 の合成が抑制されるため，気管支喘息発作を誘発することがある（アスピリン喘息）．

2）TX 合成酵素阻害薬（オザグレルナトリウム）

　PG から TXA_2 を合成する TX 合成酵素を阻害して TXA_2 の産生を抑制して血小板の活性化を抑制する．また，TX 合成酵素を阻害することで，PGG_2/H_2 から PGI_2 合成が促進される．TXA_2 の減少と PGI_2 の増加により血小板凝集抑制作用を示す．

3）ADP $P2Y_{12}$ 受容体遮断薬（クロピドグレル，プラスグレル，チクロピジン）

　血小板膜上の ADP $P2Y_{12}$ 受容体を遮断することで，cAMP を増加させて血小板内遊離 Ca^{2+} 濃度を低下させ，血小板の活性化を抑制する．作用は不可逆的である．薬価，使用経験の多さ，副作用の発現頻度からクロピドグレルが選択される場合が多い．

　▶ **副作用**　肝障害，血栓性血小板減少性紫斑病と無顆粒球症があり，ときに致命的となることがある．

4）PDE 阻害薬（シロスタゾール）

　血小板内の cAMP を分解するホスホジエステラーゼ（PDE）3 を阻害して cAMP を増加させ，血小板内遊離 Ca^{2+} 濃度を低下させて血小板の活性化を抑制する．アテローム血栓性脳梗塞，ラクナ梗塞発症後の再発抑制に使用されるほか，血管拡張作用を併せもつため，

末梢動脈疾患[*4]にも用いられる.

▶ **副作用** 頭痛やほてり，また，直接的な作用ではないが，洞結節刺激作用があり，心拍数が増加するため動悸や頻脈も多くみられる．グレープフルーツジュースとの併用でシロスタゾールの血中濃度が上昇する報告がある.

5) PG 製剤 (リマプロスト，ベラプロスト)

血小板膜上の PG 受容体を刺激し，血小板内の cAMP を増加させ，血小板内遊離 Ca^{2+} 濃度を低下させ，血小板の活性化を抑制する．末梢血管拡張作用があり，末梢動脈疾患のほか，腰部脊柱管狭窄症や肺動脈性高血圧症における血流改善目的で使用される.

▶ **副作用** 血管拡張作用に伴う頭痛や顔面潮紅のほか，腸管の運動を亢進するため下痢に注意する．また，妊婦または妊娠している可能性のある婦人には禁忌である.

6) セロトニン 5-HT₂ 受容体遮断薬 (サルポグレラート)

血小板膜上の 5-HT₂ 受容体へのセロトニンの結合を遮断し Ca^{2+} ストアからの Ca^{2+} 遊離の抑制を介して血小板内遊離 Ca^{2+} 濃度を低下させ，血小板の活性化を阻害する．末梢血管拡張作用があり，末梢動脈疾患の血栓予防に使用される.

b 抗凝固薬 (図 4-4)

静脈などの血流が遅い，またはうっ滞する部位では，血液凝固反応の活性化により，赤血球とフィブリンからなる血栓が形成されやすい．動脈硬化によって形成されたプラークの破綻などによって血管が障害を受けると，血小板が活性化し，血液凝固系とよばれる血栓を形成させるための一連の反応が促進される．抗凝固薬は血液凝固因子のはたらきを阻害し，血栓形成を予防する.

1) ヘパリン製剤 (未分画ヘパリン，低分子ヘパリン) (☞ p.60)

ヘパリン製剤はアンチトロンビンⅢを活性化して，トロンビンをはじめとする多くの血液凝固因子を阻害して抗凝固作用を示す．急性心筋梗塞や，播種性血管内凝固症候群 (DIC)[*5] などの血栓塞栓症に対し，静脈投与または皮下投与で使用する．速効性であり，投与直後から抗凝固作用を示す.

▶ **副作用** 過度の効果発現で，頭蓋内出血など出血性副作用を引き起こす可能性が高くなる．出血が生じた際は，ヘパリンの中止，圧迫止血，輸血のほか，ヘパリンの作用を中和するプロタミンの投与が考慮される.

2) 直接的トロンビン阻害薬 (アルガトロバン)

ヘパリン製剤と異なり，アンチトロンビンⅢを介さずに直接トロンビンに結合して作用を抑制することで，フィブリンの生成を阻害する．急性期のアテローム血栓性脳梗塞に対して静脈投与で使用する.

▶ **副作用** 過度の効果で，脳出血などの出血性副作用を引き起こす.

3) クマリン系薬 (ワルファリン)

血液凝固第Ⅱ (プロトロンビン)，Ⅶ，Ⅸ，Ⅹ因子の産生にはビタミン K が必須である.

[*4] **末梢動脈疾患**：足の動脈が狭窄または閉塞することで，足に十分な血液が行かず，歩行時のしびれや痛みなどが出現する．疾患が進行すると足の組織が壊死する，あるいは潰瘍を起こし，下肢切断にいたることがある.

[*5] **播種性血管内凝固症候群 (DIC)**：敗血症などのさまざまな基礎疾患や投与薬剤によって凝固が亢進し，全身の細小血管内に血栓が多発し臓器障害を起こす．同時に線溶系が活性化し出血症状もきたす複雑な病態.

ワルファリンは，ビタミンKの作用を阻害し，これらの血液凝固因子の産生量を低下させることで，フィブリンの生成を抑制し，抗凝固作用を示す．ワルファリンは，薬剤および食品と多くの相互作用を有し，併用によって大きく作用が増強または減弱するため，過度の作用発現では脳出血など重篤な出血を引き起こす可能性がある．脳血栓症，静脈塞栓症，肺塞栓症などの血栓塞栓症や，心房細動や心臓人工弁置換術後など血栓が生じやすい状態時の血栓形成予防に経口投与される．

▶ **相互作用** ワルファリンはビタミンKの作用を阻害して作用を発揮するため，ビタミンK製剤，ビタミンKを多量に含有する納豆，クロレラ，青汁などの食品摂取は，ワルファリンの作用を減弱させる．また，ワルファリンは肝臓においてCYP2C9によって代謝を受ける．CYP2C9で代謝される薬剤（例：フルボキサミン，アミオダロン，オメプラゾール，アロプリノール，フルオロウラシル，抗菌薬，イソニアジド，NSAIDs，甲状腺ホルモン製剤ほか）とワルファリンを併用すると，競合的にワルファリンの代謝が阻害されて作用が増強する．

一方，CYP2C9を誘導する薬剤（例：バルビツール酸系薬，カルバマゼピン，メルカプトプリン，リファンピシンほか）を併用すると，ワルファリンの代謝が促進されて作用が減弱する．

4）直接作用型経口抗凝固薬（direct oral anticoagulant：DOAC）

血液凝固因子を直接阻害することで抗凝固作用を示す経口薬である．**直接的トロンビン阻害薬**と**直接的Xa阻害薬**がある．

①直接的トロンビン阻害薬（ダビガトラン）

トロンビン選択的に直接に結合して阻害することで抗凝固作用を示す．心房細動による塞栓症の予防に用いられる．

②直接的Xa阻害薬（リバーロキサバン，アピキサバン，エドキサバン）

血液凝固第Xa因子（活性化第X因子）を直接阻害し，プロトロンビンからトロンビンへの変換を抑制することで抗凝固作用を示す．心房細動による塞栓症の予防のほか，静脈血栓塞栓症の予防や治療に用いられる．

看護のポイント 抗血小板薬ならびに抗凝固薬服用中の患者が，出血を伴う手術や処置を受ける際は，出血の増加を防ぐために事前に休薬するなどの対応が必要である．休薬期間は薬剤によって異なるため注意する．術後は，休薬した薬剤が再開されているかについての確認も重要である．

C 血栓溶解薬

血栓溶解薬には，ウロキナーゼ製剤と**組織型プラスミノゲンアクチベーター（t-PA）**があり，血栓を溶かして，虚血部位への血流を再開させる薬物である．脳梗塞では，時間経過とともに虚血部位の神経細胞が壊死することで機能不全が不可逆的となり，梗塞部位や虚血の範囲によっては重篤な後遺症を残す場合が少なくない．血栓溶解薬によりできるだけ早期に血流を再開させることで，臓器機能の予後改善効果が得られる可能性がある．

1）ウロキナーゼ製剤（ウロキナーゼ）（☞p.236）

血漿中のプラスミノゲンに作用してプラスミンを産生し，フィブリンの分解を促進することで，血栓を溶解し血流を再開させる．ウロキナーゼはフィブリンへの親和性が低く，

血栓内だけでなく血中のプラスミノゲンも分解するため，全身投与では出血の危険性が t-PA 製剤より高い．

2）t-PA 製剤（アルテプラーゼ，モンテプラーゼ）（☞ p.60，236）

ウロキナーゼと同様に，プラスミンを産生してフィブリンを分解する．t-PA 製剤はフィブリンとの親和性が高く，**血栓内のプラスミノゲンをプラスミンに変換する**．発症から一定時間が経過すると脳の機能不全が不可逆的となり，t-PA 投与による予後改善効果が減少するとともに，血管がもろくなり出血性脳梗塞や脳出血のリスクが高まる．そのため，リスクとベネフィットの兼ね合いから t-PA は，**脳梗塞発症後 4.5 時間以内，心筋梗塞は発症 6 時間以内に投与を行う**よう定められている（ウロキナーゼは脳梗塞発症 5 日以内，心筋梗塞 6 時間以内であれば投与可）．

▶ **副作用** 脳出血などの頭蓋内出血や消化管出血の副作用があるため，適応患者の選択は慎重に行う必要がある．

4　出血性疾患と止血薬（表 4-3）

出血は外傷以外に，凝固・線溶機構，血管壁，血小板のいずれかの異常によっても惹起される．外傷などの誘因もなく出血を起こす場合は止血薬が使用され，原因が凝固異常の場合は凝固促進薬や血液凝固因子製剤，線溶異常であれば抗線溶薬，血管壁異常であれば血管強化薬や酵素製剤が用いられる．血小板数減少時は原因に応じて，トロンボポエチン受容体作動薬を使用する．血小板の機能異常を改善する薬剤はなく，血小板輸血が第 1 選択となる．

a　凝固促進薬（ビタミン K 製剤）（フィトナジオン，メナテトレノン）

凝固因子の不足による出血傾向に対して投与される．ビタミン K は，血液凝固第 II，VII，IX，X 因子の合成に必須であり，補充することで凝固因子の産生能が上昇するが，血液凝固因子は肝臓で産生されるため，高度肝障害例には無効である．また，ビタミン K

表 4-3　**主な止血薬**

分　類	一般名（商品名）	作用機序	適　応
凝固促進薬	フィトナジオン（ケーワン） メナテトレノン（ケイツー）	血液凝固第 II，VII，IX，X 因子の産生を促進 ➡ 止血能を改善	ビタミン K 欠乏が推定される出血
抗線溶薬	トラネキサム酸（トランサミン）	プラスミンやプラスミノゲンのフィブリンとの結合を阻害 ➡ 線溶反応を阻害 ➡ 止血能を改善	全身性線溶亢進が関与すると考えられる出血傾向
血管強化薬	カルバゾクロム（アドナ）	ブラジキニンなど炎症物質による血管透過性亢進の抑制 ➡ 血管壁の強化 ➡ 止血能の改善	毛細血管抵抗性の減弱および透過性の亢進によると考えられる出血傾向
	アスコルビン酸（ハイシー）	コラーゲン生成の促進 ➡ 血管壁の強化 ➡ 止血能の改善	ビタミン C の欠乏または代謝障害が関与すると考えられる出血
酵素製剤	トロンビン（トロンビン）	血小板の活性化＋フィブリノゲンからフィブリンへの変換の促進 ➡ 止血能の改善	通常の結紮によって止血困難な小血管，毛細血管および実質臓器からの出血
血液凝固因子製剤	血液凝固第VIII因子（クロスエイト）	血液凝固因子の補充 ➡ 止血能の改善	血友病 A
	血液凝固第IX因子（ノバクト）		血友病 B

は，ワルファリン投与中にRT-INR（プロトロンビン時間国際標準比）[*6]が過延長した際に，中和薬として使用する場合がある．

看護のポイント　ビタミンKは光で分解するため，点滴静注時は遮光する．

b　抗線溶薬（トラネキサム酸）[*7]

　　プラスミンやプラスミノゲンがフィブリンに結合するのを阻害することで，フィブリンの分解を抑制し，止血作用を示す．

　▶副作用　血栓形成傾向が相加的に増大してDIC（☞p.77）を起こすことがあるため，トロンビンとの併用は禁忌である．

c　血管強化薬（カルバゾクロム，アスコルビン酸）

　　血管壁の脆弱性や透過性亢進が出血の原因の場合に使用される．血管壁を強化・補強する作用があるが，効果はあまり強くなく補助的に用いられる．

　看護のポイント　カルバゾクロム投与中は，尿が黄色～オレンジ色になる可能性について，事前に患者に説明する．

d　酵素製剤（トロンビン製剤）

　　フィブリノゲンからフィブリンへの変換を促進することで止血作用を示す．上部消化管出血など局所の止血に対し，内視鏡下でトロンビン製剤を直接散布して使用することが多い．

　▶副作用　トロンビン製剤を静脈内に投与すると，血液の急激な凝固により血栓が形成され，多臓器不全やDICを発症する危険性がある．また，皮下・筋肉内への投与はアナフィラキシーを起こすおそれがあり，絶対に行わないこと．

e　血液凝固因子製剤（血液凝固第Ⅷ，Ⅸ因子）

　　血液凝固因子を製剤化したものを血液凝固因子製剤という．血友病[*8]に対し，不足する血液凝固因子を補充するために使用する．血液凝固因子製剤には，血漿由来製剤と遺伝子組み換え製剤の2種類があり，治療効果に差はないが，血漿由来製剤の弱点である感染症の副作用リスクを低減させる目的で遺伝子組み換え製剤が開発された．

f　トロンボポエチン受容体作動薬（ロミプロスチム，エルトロンボパグ）

　　血小板は，造血幹細胞から分化した巨核球の断片である．トロンボポエチンは，巨核球への分化と増殖を促進し，血小板数を増加させる（**図4-2**）．トロンボポエチン受容体作動薬は難治性の**特発性血小板減少性紫斑病**[*9]に使用される．

　▶副作用　両薬剤ともに血小板増多から血栓症が誘発される可能性があり，薬剤投与中は血小板数の推移に注意する．

---

*6　**PT-INR（プロトロンビン時間国際標準比）**：血液に組織トロンボプラスチンとCa^{2+}を添加してフィブリンが析出する時間を試薬力価値で標準化した値．プロトロンビン量の指標となる．
*7　**トラネキサム酸**：抗アレルギー作用，抗炎症作用があり，咽頭炎・扁桃炎などに投与することもある．
*8　**血友病**：第Ⅷ，Ⅸ因子の欠損または活性低下による血液凝固異常．
*9　**特発性血小板減少性紫斑病**：免疫学的な機序による血小板の破壊亢進の結果，血小板数減少とそれに伴う出血傾向をきたす疾患．トロンボポエチン受容体作動薬のほか，副腎皮質ステロイドが使用される．

D　血液製剤

　ヒトの血液を原料として製造される薬剤を**血液製剤**という．血液製剤は，**輸血用血液製剤**と**血漿分画製剤**の2種類に大別される（**図4-5**）．血液製剤は，献血者への問診，血液のウイルス検査のほか，製造過程でもウイルスの不活化を行っている．しかし，完全に不活化・除去できない場合があり，投与によってウイルスなどの感染症の危険性がある．投与しないことによる治療上の不利益と，投与することによる致命的なリスクの可能性を考慮して，有用と判断される場合に使用する．血液製剤を含む「ヒトその他の生物に由来するものを原料として製造される医薬品，医療用具など」の使用の際には，投与の必要性とそれに伴うリスクを患者または家族に十分説明し，理解を得ること（インフォームド・コンセント）が求められる．また，感染症が発生した場合に使用した患者の特定を容易にするため，特定生物由来製品を使用した情報を使用日から少なくとも20年間保管することが定められている．

a　輸血用血液製剤

　輸血用血液製剤は，ヒトの血液の全部（**全血製剤**）と，ヒトの血液から赤血球，血小板，血漿といった成分を分離・調製した製剤（**血液成分製剤**）の2種類に分けられる．疾患，化学療法，手術，外傷によって欠乏した血液，または血液成分の一部を補うために投与される．

　看護のポイント　血液型（A，B，O，AB型）やRho（D）抗原陰性・陽性を取り間違えて投与すると死亡にいたるケースがあるため，慎重に取り扱う．また，輸血開始後5分間はベッドサイドで患者の状態を観察し，瘙痒感・かゆみ，発赤・顔面紅潮，発疹・じん麻疹，発熱，悪寒，血圧の変動，呼吸状態の悪化などに注意する．また，不適合輸血を予防するため，患者の取り違え，バッグの取り違えの対策として，照合確認と実施確認で必ずダブルチェックする．

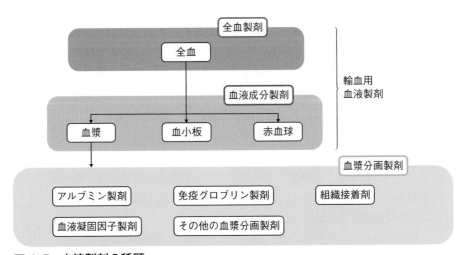

図4-5　**血液製剤の種類**

1）全血製剤

すべての血液成分を含む製剤．大量出血などすべての成分が不足する状態で，赤血球と血漿の同時補給を要する場合に使用される．かつてはさまざまな治療に用いられていたが，赤血球成分製剤の使用が主流となったため，現在ではほとんど使われていない．

2）赤血球成分製剤

全血から遠心分離によって血漿，白血球，血小板を取り除いた製剤．外傷，慢性貧血，外科手術中およびその前後など，出血および赤血球が不足する場合に使用する．室温下にて30分経過で質の変化，6時間経過で接続部分の細菌汚染が始まるため2〜6℃で保存する．急速大量輸血時や新生児の交換輸血を除く通常の輸血では，出庫後に加温したり室温に戻したりする必要はない．

3）血小板成分製剤

成分採血装置を用いて血小板成分献血により得られた製剤．血小板数の減少，出血または出血傾向にある場合に使用する．血小板製剤の保存期間は採血後4日以内であり，使用直前まで20〜24℃で振とう器を用いて，振とう保存する必要がある．振とう保存の目的は，①血小板製剤バッグ内の乳酸の拡散，②バッグ内の酸素交換である．また，低温保存では血小板の正常な形態が保てなくなり，輸血後の血小板寿命が低下するため，保存温度に注意する．

4）血漿成分製剤（新鮮凍結血漿）

抗凝固薬を用いて採血した全血から，赤血球，白血球，血小板などの血球成分を分離し，得られた血漿を直ちに凍結したものを**血漿成分製剤**（新鮮凍結血漿）という．新鮮な血漿には各種の凝固因子が含まれており，血液凝固因子の欠乏による出血，出血傾向のある場合に使用されるほか，血漿分画製剤の原料に利用される．使用時は30〜37℃で融解し，3時間以内に輸血する．37℃を超えた温度で融解すると血液凝固因子の活性が低下する．逆に，融解温度が低いと沈殿が析出することがあるため，適切に融解する必要がある．

b 血漿分画製剤（表4-4）

血漿中に含まれるアルブミン，免疫グロブリン，血液凝固因子などのタンパク質を抽出・精製したものを**血漿分画製剤**という．血漿分画製剤は瓶入りであるため輸送が簡便である．また，安定性が高く，アルブミン製剤であれば30℃以下，免疫グロブリン製剤であれば10℃以下（禁凍結）での保存が可能である．さらに，有効期間が2年間と長いなどのメリットも多い．しかし，輸血用血液製剤と同じく，特定生物由来製品であることから，感染症に注意する必要がある．

1）アルブミン製剤（ヒト血清アルブミン）

アルブミンは，血液の浸透圧調整の役割を担っており，血管内の水分量を増やし，血液の流れを調節する必要がある際に使用する．大量出血や外傷によるショック，重度の熱傷，ネフローゼ症候群，肝硬変などの低アルブミン血症による浮腫，腹水など，血管外に水分が移動している病状において，これを軽減する目的で投与される．

2）免疫グロブリン製剤（ヒト免疫グロブリン）

免疫グロブリン（抗体）は，細菌，ウイルスや生体外に由来するタンパク質などのそれぞれの抗原に結合することで排除あるいは不活化する．免疫グロブリン製剤は，さまざま

表 4-4　主な血液製剤

分類		一般名（商品名）		特徴・適応	注意事項
輸血用血液製剤	全血製剤	全血液		・すべての血液成分を含む製剤 ［適応］赤血球不足と循環血漿量不足との同時補充	【保存温度】2～6℃ 【有効期間】採血後21日間
	赤血球成分製剤	赤血球濃厚液 凍結赤血球濃厚液		・全血から赤血球を抽出した製剤 ［適応］出血や赤血球の不足	【保存温度】2～6℃ 【有効期間】採血後21日間
	血小板成分製剤	血小板濃厚液		・血小板成分を抽出した製剤 ［適応］血小板減少症を伴う出血やその予防	【保存温度】20～24℃ 【有効期間】採血後4日間
	血漿成分製剤	新鮮凍結血漿		・全血から血球成分を分離した製剤 ［適応］血液凝固因子の欠乏による出血や出血傾向	【保存温度】−20℃以下 【有効期間】採血後1年間，溶解後3時間以内
血漿分画製剤	アルブミン製剤	ヒト血清アルブミン（アルブミナー）		・血管内の水分量を増やし，血流を維持する ［適応］低アルブミン血症による浮腫，腹水などの軽減，または出血性ショック	単なる血清アルブミン濃度の維持など，タンパク質源としての栄養補給には使用しない
	免疫グロブリン製剤	ヒト免疫グロブリン（ヴェノグロブリンIH）		・さまざまな免疫抗体を含有する ［適応］重症感染症や低ガンマグロブリン血症	ショック，アナフィラキシー様症状に注意する
		抗HBsヒト免疫グロブリン（ヘブスブリン）		・B型肝炎ウイルスの抗体製剤 ［適応］ウイルスが肝臓に取り込まれる前に血流中で中和し，B型肝炎の発症を抑制する	
		抗Dヒト免疫グロブリン		・D抗原の抗体 ［適応］Rh血液型不適合妊娠による新生児溶血性黄疸の予防	
	血液凝固因子製剤	血液凝固第Ⅷ因子（クロスエイト）		☞p.79 表4-3	☞止血薬
		血液凝固第Ⅸ因子（ノバクト）			
		組織接着剤	トロンビン	・主成分のフィブリノゲンとトロンビンが反応し，フィブリン膜を生成する ［適応］手術時の縫合部分からの血液漏れや肺からの空気漏れなどの防止	手術部位の形状にあわせて液状かシート状組織接着剤製剤を選択する
			フィブリノゲン		
	アンチトロンビン製剤	乾燥濃縮ヒトアンチトロンビンⅢ（ノイアート）		・アンチトロンビンを補充し，血栓形成傾向を改善する ［適応］先天性アンチトロンビン欠乏症，アンチトロンビン低下を伴う汎発性血管内凝固症候群（DIC）	DICに使用する場合は血中アンチトロンビンが正常の70%以下に低下したことを採血で確認すること

な抗原に対する抗体を幅広く含有しており，重症感染症や低ガンマグロブリン血症などに対して使用される．また，特定の抗体を多く含む免疫グロブリン製剤は特殊免疫（高度免疫）グロブリン製剤として区別されており，B型肝炎発症予防や母子感染予防に用いる**抗HBsヒト免疫グロブリン製剤**や，Rh血液型不適合妊娠よる新生児溶血性黄疸の予防に用いる**抗Dヒト免疫グロブリン製剤**がある．

3）血液凝固因子製剤（血液凝固第Ⅷ，Ⅸ因子製剤，組織接着剤）

　血液凝固因子を製剤化したものを**血液凝固因子製剤**という．血液凝固第Ⅷ，Ⅸ因子製剤は血友病に対して使用される（☞p.80）．組織接着剤は主に手術の創部に使用され，形状によって液状組織接着剤とシート状組織接着剤に大別される．手術創傷の治癒の遅延は，縫合部や切断面から血液や体液が漏れ出ることで，細菌感染の温床となるため，血管縫合時などの穴や，組織の隙間に対し，手術部位の形状に応じて，組織接着剤を塗布あるいはシートを貼付する．組織接着剤の主成分であるフィブリノゲンとトロンビンが反応し，

フィブリンが生成され，フィブリン同士が連鎖的に反応してフィブリン膜をつくり，組織の隙間を埋める．

4）アンチトロンビン製剤（乾燥濃縮ヒトアンチトロンビンⅢ）

アンチトロンビンは血液中にあるタンパク質であり，トロンビンを不活化することで，血液凝固を抑制する作用がある．しかし，DIC によって微小血管内に血栓が多発すると，血漿中アンチトロンビンが消費され，低アンチトロンビン血症にいたる．アンチトロンビン製剤は，アンチトロンビン低下を伴う DIC に対して抗凝固療法目的で使用するほか，先天性アンチトロンビン欠乏による血栓形成傾向の患者に対して使用する．

5 消化器系疾患治療薬

A 消化性潰瘍と治療薬

1 胃酸分泌のしくみ（図5-1）

　　胃酸（H^+, プロトン）は，胃の壁細胞のプロトンポンプ（H^+, K^+-ATPase）の活性化により分泌され，その分泌は副交感神経（迷走神経）により促進される．副交感神経が興奮すると，壁細胞のアセチルコリン M_3 受容体が刺激され，プロトンポンプを活性化して胃酸分泌を促進する（**図5-1①**）．また，副交感神経は，胃のエンテロクロマフィン様細胞（ECL細胞）のアセチルコリン M_1 受容体を刺激してヒスタミンの分泌を促進する（**図5-1②**）．ヒスタミンは，壁細胞のヒスタミン H_2 受容体を刺激してプロトンポンプを活性化し，胃酸分泌を促進する（**図5-1③**）．さらに，胃の幽門部G細胞から分泌される消化管ホルモンのガストリンは，血流を介して壁細胞やECL細胞のガストリン受容体を刺激してプロトンポンプを活性化し，胃酸分泌を促進する（**図5-1④**）．

2 薬物療法の方針

　　健常人の胃では，胃の副細胞から粘液糖タンパク質（ムチン）が分泌され，胃酸や消化

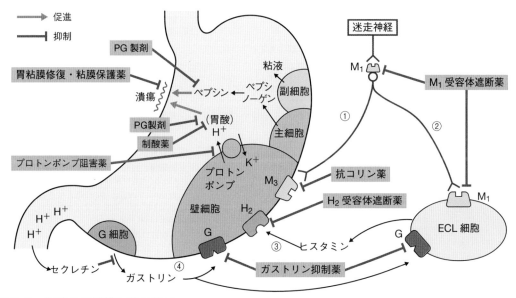

図5-1　胃酸分泌機構と薬の作用
PG：プロスタグランジン，G：ガストリン受容体.

酵素（ペプシン）から胃粘膜を保護している．消化性潰瘍（胃潰瘍，十二指腸潰瘍）は，防御因子（粘液）と攻撃因子（胃酸，ペプシン）のバランスが崩れることで発症し，粘膜筋板を含む深い組織の障害を起こす．症状には，心窩部痛，腹部膨満感，悪心・嘔吐などがあり，悪化により吐血・下血，消化管穿孔などが生じる．

　症状が強ければ，初期治療の第 1 選択薬としてプロトンポンプ阻害薬（proton pump inhibitor：PPI）のような強い攻撃因子抑制薬を用い，H_2 受容体遮断薬などにステップダウンしていくのが一般的である．症状が弱ければコストを考慮して，胃粘膜修復・粘膜保護薬から用いる場合もある．

3 ｜ 消化性潰瘍治療薬（表 5-1）

　消化性潰瘍治療薬には，攻撃因子抑制薬（胃酸分泌の抑制，過剰な胃酸の中和）および防御因子促進薬（粘膜の防御機能の促進）がある．

表 5-1　消化性潰瘍治療薬

分類		一般名（商品名）	作用・特徴
攻撃因子抑制薬	プロトンポンプ阻害薬	オメプラゾール（オメプラール） ランソプラゾール（タケプロン） ラベプラゾールナトリウム（パリエット）	・胃の壁細胞のプロトンポンプの阻害➡胃酸分泌の抑制 ・胃酸分泌の抑制効果は最も強い
	H_2 受容体遮断薬	ファモチジン（ガスター） シメチジン（タガメット）	・胃の壁細胞の H_2 受容体の遮断➡胃酸分泌の抑制
	ガストリン抑制薬	オキセサゼイン（ストロカイン）	・ガストリンの分泌の抑制➡胃酸分泌の抑制 ・局所麻酔作用（酸性下でも作用可）
	抗コリン薬	ピレンゼピン（ピレンゼピン塩酸塩）	・副交感神経節や胃の ECL 細胞の M_1 受容体の選択的遮断➡胃酸分泌の抑制
		ブチルスコポラミン臭化物（ブスコパン）	・胃の壁細胞の M_3 受容体の遮断➡胃酸分泌の抑制
	制酸薬　全身性制酸薬	炭酸水素ナトリウム（炭酸水素ナトリウム）	・胃酸の中和，胃酸によるペプシノーゲンの活性化の抑制 ・速効性，作用持続時間は短い
	局所性制酸薬	酸化マグネシウム（酸化マグネシウム，マグミット） 水酸化マグネシウム（ミルマグ）	・胃酸の中和 ・緩下作用（下剤としても適用）
		水酸化マグネシウム・乾燥水酸化アルミニウムゲル（マーロックス）	・胃酸の中和 ・アルミニウムによる胃粘膜保護作用
		合成ケイ酸アルミニウム（合成ケイ酸アルミニウム）	・胃酸の中和 ・二酸化ケイ素の粘膜吸着作用 ・アルミニウムの胃粘膜保護作用
防御因子促進薬	胃粘膜修復・粘膜保護薬	スクラルファート（ショ糖硫酸エステルアルミニウム塩）（アルサルミン）	・潰瘍部のタンパク質成分との強力な結合➡保護層の形成 ・ペプシンとの結合➡ペプシン活性の抑制
		テプレノン（セルベックス） レバミピド（ムコスタ） エカベトナトリウム（ガストローム）	・胃粘液の PGE_2，PGI_2 の合成促進➡胃酸分泌抑制作用，胃粘液分泌増加作用，胃粘膜血流増加作用
		アズレンスルホン酸ナトリウム水和物・L-グルタミン（マーズレン）	・抗炎症作用，組織修復作用
	D_2 受容体遮断薬	スルピリド（ドグマチール）	・視床下部の交感神経中枢の抑制➡胃粘膜血流増加・改善作用
	PGE 製剤	ミソプロストール（サイトテック）	・プロスタノイド受容体の刺激➡胃酸分泌抑制作用，胃粘液分泌増加作用，胃粘膜血流増加作用

a 攻撃因子抑制薬

1）プロトンポンプ阻害薬（PPI）（オメプラゾール，ランソプラゾール）

PPIは胃の壁細胞のプロトンポンプの非可逆的に阻害して胃酸の分泌を抑制する．その作用はH_2受容体遮断薬よりも強力である．

▶ **副作用** 重篤な副作用として，**無顆粒球症**などがある．オメプラゾールでは**視力障害**がある．

2）H_2受容体遮断薬（H_2ブロッカー）（ファモチジン，シメチジン）

ヒスタミンは，胃の壁細胞のH_2受容体を刺激してプロトンポンプを活性化し，胃酸分泌を促進する．H_2受容体遮断薬は，ヒスタミンのH_2受容体への結合を遮断して胃酸の分泌を抑制する．

▶ **副作用** 重篤な副作用として，**無顆粒球症**などがある．H_2受容体は心筋にも存在して，心収縮力の増強，心拍数の増加を起こす．したがって，H_2受容体遮断薬は，心機能を低下させ，房室ブロックなどの不整脈を起こす可能性がある．シメチジンは肝臓の薬物代謝酵素CYP3A4を阻害して，ワルファリン，テオフィリンなどの代謝・排泄を遅延させ，それらの血中濃度を高める．これらの薬物の相互作用には注意が必要である．

3）ガストリン抑制薬（オキセサゼイン）

ガストリンは，胃の幽門部G細胞から血中へ分泌され，壁細胞のガストリン受容体を刺激し，プロトンポンプを活性化させて胃酸分泌を促進する．また，ガストリンはECL細胞のガストリン受容体を刺激して，胃酸分泌を促進するヒスタミンの遊離を促進する．オキセサゼインは，G細胞に作用し，ガストリン遊離を抑制して胃酸分泌を抑制する．

4）抗コリン薬（ピレンゼピン，ブチルスコポラミン）

抗コリン薬は，ムスカリン性アセチルコリン受容体（M_1受容体，M_2受容体，M_3受容体）を直接的に遮断する．ブチルスコポラミンは，壁細胞のM_3受容体を遮断してプロトンポンプのはたらきを抑制して胃酸分泌を抑制する．また，ピレンゼピンは，副交感神経節やECL細胞のM_1受容体を遮断することで胃酸分泌を抑制する．副作用・禁忌については第2章参照（☞p.48）

5）制酸薬（炭酸水素ナトリウム，酸化マグネシウム）

制酸薬は，胃酸を中和する薬であり，抗ペプシン作用も有する．一般的に，作用時間も短く（2〜3時間），急性期に一時的に用いられる．全身性（吸収性）制酸薬と局所性（非吸収性）制酸薬がある．

全身性制酸薬には，炭酸水素ナトリウムがあり，酸中和力が強く速効性であるが，作用持続時間が短く，消化管から吸収される．中和の際に二酸化炭素が発生する（$NaHCO_3+HCl \rightarrow NaCl+H_2O+CO_2\uparrow$）．局所性制酸薬にはマグネシウム製剤とアルミニウム製剤があり，消化管からは吸収されにくく全身的な影響は出にくいが，下痢などの消化器症状を起こしやすい．

▶ **副作用・禁忌** 炭酸水素ナトリウムは，中和の際に発生した二酸化炭素により，胃粘膜が刺激され二次的に**胃液分泌促進（リバウンド現象）**を引き起こし，潰瘍が悪化することがある．また，過剰使用でアルカローシスやナトリウム貯留による浮腫を引き起こすことがある．消化管から吸収されたナトリウムの貯留が亢進するため，ナトリウム摂取制限を

　NSAIDs 潰瘍

　　NSAIDs（アスピリンなどの非ステロイド性抗炎症薬）は，抗炎症薬や抗血小板薬として広く使用されており，看護師が臨床で扱うことも多い薬剤である．頻度の高い副作用に胃腸障害があり，胃潰瘍や十二指腸潰瘍などにいたる場合もある．その発生機序としては，①胃粘膜保護にかかわるプロスタグランジンを合成する酵素であるシクロオキシゲナーゼの阻害，②酸性環境下での直接粘膜傷害などを介して胃潰瘍を形成する．一般に，NSAIDs には胃粘膜保護薬などが併用される．

必要とする患者（高ナトリウム血症，浮腫，妊娠高血圧症候群など）には投与禁忌である．

　　酸化マグネシウムは緩下作用をもつために下痢を起こすことがある．また，腎障害を有する患者では，腎臓からのマグネシウム排泄が低下するので高マグネシウム血症を引き起こすことがある．

b 防御因子促進薬

1）胃粘膜修復・粘膜保護薬（スクラルファート，テプレノン，レバミピド）

　　スクラルファートはペプシンと結合し，ペプシン活性を阻害する．テプレノンやレバミピドはプロスタグランジン（PG）E_2 や PGI_2 の合成を促進し，粘液分泌促進作用あるいは胃粘膜血流増加作用により潰瘍部の治癒を促進する．これらの薬物は粘膜表面に付着して保護層を形成して治癒を促進する．

　▶ **禁　忌** 透析療法を受けている患者（アルミニウム製剤の長期服用により，アルミニウム脳症・骨症，貧血が現れることがある）

2）ドパミン D_2 受容体遮断薬（スルピリド）

　　D_2 受容体を遮断して胃粘膜血流量を増加させることで，潰瘍部の治癒を促進する．副作用と禁忌は第15章の抗精神病薬参照（☞ p.222）．

3）プロスタグランジン（PG）E 製剤（ミソプロストール）

　　PGE_1 および PGE_2 誘導体は，プロスタノイド EP 受容体を刺激し，胃酸分泌抑制作用および胃粘液分泌促進作用を示して攻撃因子と防御因子の両面から抗潰瘍作用を示す．非ステロイド性抗炎症薬（NSAIDs）の長期服用で起こる潰瘍に有効である．

　▶ **副作用・禁忌** 副作用として下痢，腹痛，腹部膨満感などが比較的に高頻度である．禁忌として妊婦または妊娠している可能性のある婦人（子宮収縮作用による流産や早産）．

c *H. pylori*（ヘリコバクター・ピロリ）の除菌

　　H. pylori は，ウレアーゼという酵素を産生し，アルカリ性のアンモニアをつくり出すことで，周囲の胃酸を中和して増殖するグラム陰性のらせん状短桿菌である．難治療性消化性潰瘍患者には，*H. pylori* 感染例が高率にみられる．*H. pylori* の除菌に用いられる薬物には，プロトンポンプ阻害薬，クラリスロマイシン，アモキシシリンがあり，これらの3剤を朝・夕食後に1週間投与する．クラリスロマイシンおよびアモキシシリンは *H. pylori* に対して殺菌的な抗菌作用を示す．クラリスロマイシンの抗菌力は酸性では中性に比べて減弱するため，プロトンポンプ阻害薬（ランソプラゾール）を併用して胃内 pH を上昇させる．4週間後の判定で除菌効果がみられなかった場合，クラリスロマイシンの代わりに

メトロニダゾールを用いる．副作用として，下痢，腹痛などがある．

> **コラム　抗不安薬と消化性潰瘍治療**
>
> 　精神的ストレスが胃潰瘍や十二指腸潰瘍の発症と関連している場合も多い．そのため，胃潰瘍や十二指腸潰瘍の治療には，抗不安薬のエチゾラムやジアゼパムが併用処方されることもある．

B　食欲不振・消化不良と治療薬

1　消化管の運動調節

　消化器系は，口，食道，胃，小腸，大腸，肛門からなる消化管および唾液腺，肝臓，膵臓などで構成されている．消化管の運動や分泌の機能は，副交感神経系により促進され，交感神経により抑制される．また，消化管の機能は消化管ホルモンによっても調節されている．消化管ホルモンは摂取した食物や自律神経系の刺激により分泌され，消化液の分泌や消化管の運動を調節している（**表5-2**）．

2　食欲・消化用薬

　食欲・消化用薬には，生薬を用いた健胃薬および消化酵素薬があり，胃運動，唾液，胃液分泌の低下に伴う食欲不振，消化不良に使用される．胃が弱った状態では，胃のはたらきを高めることを目的に，健胃薬や胃腸機能調節薬が選択される．また，食べ過ぎ，胃もたれ，下痢の場合には，消化薬を用いて炭水化物，脂質，タンパク質などの分解酵素のはたらきを補う．

a　健胃薬

1）苦味健胃薬

　オウバク，センブリ，ゲンチアナ，ニガキなどがある．主に苦味を有する生薬が使用さ

表5-2　代表的な消化管ホルモン

ホルモン	分泌細胞	生理作用
ガストリン	胃の幽門腺G細胞	・胃酸分泌の促進
セクレチン	十二指腸粘膜S細胞	・胃酸分泌の抑制 ・膵液分泌の促進 ・ガストリン分泌の抑制
コレシストキニン	十二指腸粘膜I細胞	・ガストリン分泌の抑制 ・消化酵素に富んだ膵液分泌の促進 ・胆嚢の収縮 ・オッディ括約筋の弛緩
ソマトスタチン	膵臓ランゲルハンス島D細胞，消化管粘膜D細胞，視床下部	・ガストリン，セクレチン，インスリン，グルカゴン分泌の抑制 ・成長ホルモン分泌の抑制

れ，苦味の刺激により唾液や胃液の分泌が促進され，胃の運動が促進される．

2）芳香性健胃薬

辛味成分を含む生薬にショウキョウ，サンショウがあり，芳香成分を含む生薬としてケイヒ，トウヒ，ハッカ，ウイキョウ，コウボク，チョウジなどがある．精油や辛味成分を有する生薬が使用され，その芳香や辛味の刺激により唾液や胃液の分泌の亢進や胃の運動促進が起こる．

b 消化酵素薬

唾液，胃液，膵液などの消化酵素のはたらきを補うことにより栄養素の消化・吸収を助ける．代表的な消化酵素として，炭水化物分解酵素，タンパク質分解酵素，脂肪分解酵素がある．消化酵素薬には複数の酵素が配合されていることが多く，ベリチーム® 配合顆粒では濃厚パンクレアチン（炭水化物，タンパク質，脂肪を分解する膵臓消化酵素），ビオヂアスターゼ 1000（炭水化物，タンパク質の分解酵素），リパーゼ AP6（脂質分解酵素），セルラーゼ AP3（食物繊維素の分解酵素）が配合されている．

c 胃腸機能調節薬

血液–脳関門を通過しないために中枢神経系（脳・脊髄）への移行性がなく，末梢組織のオピオイド μ 受容体を刺激するトリメブチンがある．消化管の運動は交感神経系（運動抑制）と副交感神経系（運動促進）で調節されている．これらの両神経終末にはオピオイド μ 受容体があり，交感神経終末からのノルアドレナリン，副交感神経終末からのアセチルコリンの放出を抑制する．トリメブチンは副交感神経系が優位に活性化されている場合（消化管運動促進状態）には消化管運動を抑制し，交感神経系が活性化されている場合（消化管運動抑制状態）には消化管運動を促進する．トリメブチンは過敏性腸症候群に有効である．

C 嘔吐と治療薬

1 嘔吐のしくみ

嘔吐は，延髄の嘔吐中枢の興奮により起こる，胃内容物を排除しようとする生理防御機能の 1 つである．嘔吐中枢が興奮すると，迷走神経，横隔膜神経，腹筋支配の脊髄神経などを介して嘔吐が起きる．嘔吐中枢は，延髄第四脳室底の化学受容器引金帯（chemoreceptor trigger zone：CTZ），内耳の前庭器官，大脳皮質，消化管からの求心性迷走神経（消化管から延髄への神経）などからの刺激により興奮する．

嘔吐中枢を刺激する主な経路には次のようなものがある（図 5-2）．

①不安・恐怖による嘔吐は大脳皮質から嘔吐中枢を刺激する．

②血中や脳脊髄液のなかの嘔吐物質（モルヒネなどの薬物，ドパミンなどの神経伝達物質，細菌毒素など）による嘔吐は，血液–脳関門が発達していない CTZ の興奮による嘔吐中枢の刺激で起こる．CTZ にはドパミン D_2 受容体，セロトニン 5-HT_3 受容体，オピオイド受容体，ムスカリン性アセチルコリン受容体（M 受容体）があり，これらの受容体の興奮が嘔吐中枢を刺激する．

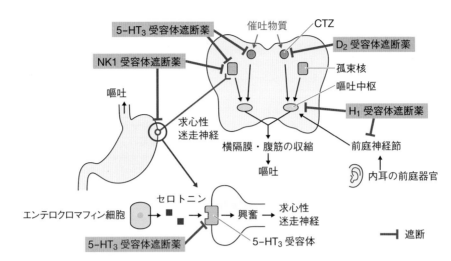

図 5-2　嘔吐のしくみと制吐薬
CTZ：化学受容器引金帯（chemoreceptor trigger zone）

③嘔吐中枢への経路にある延髄の孤束核の 5-HT$_3$ 受容体，オピオイド受容体，ムスカリン性アセチルコリン受容体，ヒスタミン H$_1$ 受容体，タキキニンのニューロキニン 1（NK1）受容体を介して嘔吐中枢を刺激する．

④動揺病に関連する前庭から嘔吐中枢への求心性神経の伝達にはムスカリン性アセチルコリン受容体と H$_1$ 受容体が関与する．

⑤消化管からの求心性迷走神経終末（消化管側）には 5-HT$_3$ 受容体，NK1 受容体がある．抗がん薬による嘔吐は，抗がん薬により消化管のエンテロクロマフィン細胞から放出されたセロトニンが求心性迷走神経終末の 5-HT$_3$ 受容体を刺激することで起こる．

2 ｜ 制 吐 薬

　制吐薬には，D$_2$ 受容体遮断薬，5-HT$_3$ 受容体遮断薬，H$_1$ 受容体遮断薬，NK1 受容体遮断薬，末梢性制吐薬がある（**表 5-3**）．

　嘔吐の原因やしくみを考慮したうえで嘔吐の薬物療法が行われる．動揺病（乗り物酔いなど）やメニエール病による嘔吐には，H$_1$ 受容体遮断薬が有効であり，D$_2$ 受容体遮断薬はあまり効果がない．抗がん薬による嘔吐には，5-HT$_3$ 受容体遮断薬や NK1 受容体遮断薬が用いられる．抗がん薬による遅発性の嘔吐は NK1 受容体遮断薬により抑制されるが，5-HT$_3$ 受容体遮断薬では抑制されない．がん転移による嘔吐には副腎皮質ステロイド薬が有効である．また，モルヒネなどのオピオイド鎮痛薬による嘔吐には D$_2$ 受容体遮断薬や H$_1$ 受容体遮断薬が用いられる．

表5-3　制吐薬

分　類	一般名（商品名）	作用・特徴	適　応
D$_2$受容体遮断薬	ドンペリドン（ナウゼリン） メトクロプラミド（プリンペラン）	・CTZのD$_2$受容体の遮断 ➡延髄の嘔吐中枢の抑制	・めまい，動揺症に伴う悪心・嘔吐 ・消化性潰瘍および抗がん薬投与による悪心・嘔吐
5-HT$_3$受容体遮断薬	グラニセトロン（カイトリル） オンダンセトロン（オンダンセロトン） アザセトロン（アザセトロン） ラモセトロン（ナゼア） パロノセトロン（アロキシ）	・CTZ，消化管の求心性迷走神経末端の5-HT$_3$受容体の遮断➡延髄の嘔吐中枢の抑制	・抗がん薬投与による悪心・嘔吐
H$_1$受容体遮断薬 （抗動揺病薬）	ジフェンヒドラミン・ジプロフィリン（トラベルミン） ジメンヒドリナート（ドラマミン） プロメタジン（ヒベルナ）	・前庭のH$_1$受容体の遮断 ➡延髄の嘔吐中枢の抑制 ・前庭器官から嘔吐中枢にいたる経路の遮断	・めまい，動揺症に伴う悪心・嘔吐
NK1受容体遮断薬	アプレピタント（イメンド）	・孤束核，消化管の求心性迷走神経末端のNK1受容体の遮断	・抗がん薬投与による悪心・嘔吐（遅発性も含む）
末梢性制吐薬	オキセサゼイン（ストロカイン）	・局所麻酔作用により胃粘膜の知覚神経の麻痺➡反射性嘔吐の抑制	・胃・十二指腸潰瘍における悪心・嘔吐

D　下痢・便秘と治療薬

1　下痢・便秘のしくみ

　　下痢は，腸における水分の吸収が十分に行われないことや腸粘膜から水分の分泌が多いことによって腸内の水分が過剰となり，腸の蠕動運動が亢進することで起こる症状である．
　　便秘の種類には，器質性便秘と機能性便秘がある．器質性便秘の主な原因には，大腸の疾患（腫瘍や炎症，閉塞などで腸管が狭くなる）や先天的な要因による結腸過長症（腸の長さや大きさの異常）がある．機能性便秘は，一過性の急性便秘，便秘の状態が日常的に続いている慢性便秘，抗コリン薬やオピオイド鎮痛薬などの副作用で起こる医原性便秘に分類される．また，慢性便秘は，弛緩性便秘（体力が衰えている高齢者など），けいれん性便秘（過緊張による下部結腸のけいれん），直腸性便秘（直腸での排便反射障害）がある．

2　止瀉薬

　　止瀉薬とは，下痢を止める薬剤であり，腸運動抑制薬，収れん薬，吸着薬，腸内殺菌薬，整腸薬がある（表5-4）．熱・嘔吐などを伴わない非感染性下痢の場合には，症状に応じた適切な止瀉薬が用いられる．また，発熱・嘔吐などを伴う感染性下痢のうち，ウイルス感染では抗ウイルス薬は用いずに止瀉薬を用いる対症療法が行われる．また，細菌感染の場合では適切な抗菌薬（☞p.185）および止瀉薬を併用する．

1）腸運動抑制薬（ロペラミド，トリメブチン，メペンゾラート）

　　胃腸機能調整薬のロペラミド，トリメブチンは，血液-脳関門を通過しないμ受容体刺激

表5-4 **止瀉薬**

分類	一般名（商品名）	作用・特徴
腸運動抑制薬	ロペラミド（ロペミン） トリメブチン（セレキノン）	・オピオイドμ受容体の刺激➡腸内神経叢からのアセチルコリン遊離抑制➡腸運動の抑制 ・非麻薬
	メペンゾラート（トランコロン）	・抗コリン作用 ・下部消化管のM_3受容体の遮断➡腸運動の抑制
収れん薬	タンニン酸アルブミン（タンニン酸アルブミン） ベルベリン・ゲンノショウコ（フェロベリン） ビスマス製剤（次硝酸ビスマス）	・タンニン：消化管粘膜に付着して被膜をつくる収れん作用 ・ベルベリン：腸管蠕動運動抑制作用
吸着薬	天然ケイ酸アルミニウム（アドソルビン） 薬用炭	・胃・腸管内における異常有害物質，過剰の水分，粘液などの吸着除去
腸内殺菌薬	ベルベリン（キョウベリン）	・殺菌作用と防腐作用で感染性下痢の抑制
整腸薬	乳酸菌・ビフィズス菌（ビオフェルミン） 乳酸菌・酪酸菌・糖化菌（ビオスリー）	・ビフィズス菌による乳酸と酢酸，乳酸菌による乳酸などの産生を介した腸内菌叢の正常化➡整腸作用 ・糖化菌：アミラーゼを産生して，乳酸菌の増殖促進

薬であり，腸内神経叢の副交感神経系終末からのアセチルコリン遊離を抑制して腸運動を抑制する（☞p.90）．メペンゾラートは下部消化管に選択性の高い抗コリン薬であり，消化管のM_3受容体を遮断して腸運動を抑制する．

▶ **副作用・禁忌** ロペラミドは，偽膜性大腸炎や腸管出血性大腸菌感染症には禁忌である．また，重大な副作用としてイレウス（腸閉塞）がある（ロペラミド，メペンゾラート）．

2）収れん薬（タンニン酸アルブミン，ビスマス製剤）

腸粘膜の表面に結合して不溶性被膜をつくることで炎症や粘膜への刺激をやわらげて止瀉効果を示す．とくに，粘膜にびらんなどの損傷がある場合に有効である．

3）吸着薬（天然ケイ酸アルミニウム，薬用炭）

細菌性毒素，細菌，腐敗物質などの有害物質を吸着させて下痢を抑制する．

▶ **禁忌** 天然ケイ酸アルミニウムは腸閉塞，透析患者，出血性大腸炎には禁忌である．

看護のポイント 感染性の下痢のときに抗菌薬（テトラサイクリン系，ニューキノロン系）と吸着薬（天然ケイ酸アルミニウム）を併用すると，抗菌薬の吸収を低下させる．収れん薬（タンニン酸アルブミン）は他の止瀉薬（ロペラミド）の効果を弱める．収れん薬と経口鉄剤は併用禁忌．

4）腸内殺菌薬（ベルベリン）

殺菌作用，防腐作用に加えて，腸運動抑制作用，収れん作用もあり，感染性下痢に適用される．

3 | 下 剤

下剤は，便秘の解消および大腸X線検査や大腸内視鏡検査時の便の排泄を目的に用いられる．下剤には，緩下薬（塩類下剤，膨潤性下剤，浸潤性下剤），刺激性下剤，その他（上皮機能変容薬，胆汁酸トランスポーター阻害薬，ポリエチレングリコール製剤），浣腸がある（**表5-5**）．

表5-5　下　剤

分　類		一般名（商品名）	作用・特徴
緩下薬	塩類下剤	硫酸マグネシウム，酸化マグネシウム，クエン酸マグネシウム（マグコロール）	・腸内に水分を保ち，便をやわらかくする ・直腸性便秘
	膨張性下剤	カルメロースナトリウム（バルコーゼ）	・腸の内容物を大きく，やわらかくして小腸の刺激 ・直腸性便秘
	浸潤性下剤	カサンスラノール・ジオクチルソジウムスルホサクシネート（ビーマス配合錠）	・水分を便に含ませて硬い便を大きく，やわらかくする ・直腸性便秘
刺激性下剤	小腸性下剤	ヒマシ油	・ヒマシ油の分解物による小腸粘膜の刺激 ・食中毒，薬物中毒
	大腸性下剤	センノシド（プルゼニド錠，アローゼン顆粒），ダイオウ，アロエ，ビサコジル（テレミンソフト坐薬），ピコスルファート（ラキソベロン）	・大腸を直接刺激して腸の運動の促進 ・直腸性便秘，弛緩性便秘
その他	上皮機能変容薬	ルビプロストン（アミティーザ）	・小腸上皮のClC-2Cl⁻チャネルの活性化➡小腸での水分の分泌促進
	胆汁酸トランスポーター阻害薬	エロビキシバット（グーフィス）	・回腸末端部の胆汁酸トランスポーターの阻害➡腸の胆汁酸の再吸収の抑制➡大腸管腔内胆汁酸の増加➡大腸管腔内水分の分泌増加，腸運動の促進
	ポリエチレングリコール製剤	マクロゴール（モビコール）	・便の水分割合の増加，便の軟化・便容積の増大➡腸運動の促進 ・水などの飲料に溶かして服用する ・2歳から投与可能
浣腸剤		グリセリン	・直腸の直接刺激，便のすべりをよくする ・弛緩性便秘

　塩類下剤は，難吸収性の塩類が腸内水分と分泌液の吸収を抑えることにより腸内の内容量を増加させ，腸管蠕動運動を促進して排便を促す．膨潤性下剤は，腸管内で水分を吸収して膨潤する薬剤であり，腸内の内容量を増加させて物理的に大腸を刺激し，腸管蠕動運動の促進で排便が促される．浸潤性下剤は，界面活性作用により便の表面張力を低下させ，水分浸潤を促進して便をやわらかくする．刺激性下剤は，刺激部位により小腸性下剤と大腸性下剤に分類され，それぞれの部位を直接刺激して運動を促進する．

　その他，上皮機能変容薬は小腸粘膜上皮細胞のClC-2Cl⁻チャネルを活性化して腸管内への水分分泌を増やして排便を促す．胆汁酸トランスポーター阻害薬は，回腸末端部にある胆汁酸トランスポーター（胆汁酸の再吸収）を阻害し，大腸管腔内の胆汁酸を増加させて腸管内水分分泌を増加させる．ポリエチレングリコール製剤は水などの飲料に溶かして服用する薬剤であり，溶かした水は体内に吸収されないため，便の水分割合が増加する．浣腸は，直接直腸を物理的・化学的に刺激して排便を促す．

　慢性便秘の改善には，まずは塩類下剤が適用されることが多い．食物繊維摂取不足がある慢性便秘には膨潤性下剤が用いられる．効果不十分な場合は，浸潤性下剤と刺激性下剤の合剤，あるいは上皮機能変容薬を適宜組み合せて用いる．それでも不十分な場合は，坐剤あるいは浣腸を頓用として用いる．

　▶ **禁忌・原則禁忌**　けいれん性便秘の患者では，センノシドなどの刺激性下剤で蠕動運動亢進作用により腹痛などの症状が増悪することがあるため禁忌である．また，妊娠または妊娠している可能性のある婦人では子宮収縮による流早産の危険性があるので原則禁忌である．

E　腸疾患と治療薬

1　腸 疾 患

　炎症性腸疾患は，感染性腸炎と非感染性腸炎に大別できる．感染性腸炎の原因の多くは食品による細菌性腸炎であり，とくに，サルモネラ菌，黄色ブドウ球菌，腸管出血性大腸菌 O-157 による場合が多い．非感染性腸炎には，ストレス性胃腸炎，薬剤性胃腸炎，放射線性胃腸炎，異物による胃腸炎，アルコール性胃腸炎，クローン病，潰瘍性大腸炎がある．クローン病は，口腔から肛門までの消化管全体にいたる原因不明の肉芽腫性炎症性病変である．潰瘍性大腸炎は，大腸粘膜層および粘膜下層に限局した原因不明のびらんや潰瘍を形成する難治療性の慢性大腸炎である．

　過敏性腸症候群（irritable bowel syndrome：IBS）は，腸管（とくに大腸）炎症や潰瘍といった器質的（生体の器官を形づくっている構造的・形態的な性質にかかわる）疾患が認められないにもかかわらず，けいれん性便秘，神経因性下痢，便秘と下痢が交互に起こる交替型便通異常などの症状が慢性的に続く．

2　炎症性腸疾患・過敏性腸症候群の治療薬

　クローン病および潰瘍性大腸炎の治療には，5-アミノサリチル酸製剤，プレドニゾロンなどの副腎皮質ステロイド薬（☞ p.131），インフリキシマブなどの生物学的製剤（☞ p.175）が用いられる．過敏性腸症候群の治療薬には，トリメブチン，ポリカルボフィルカルシウム，ラモセトロン，メペンゾラートが用いられる（**表 5-6**）．

1）感染性腸炎

　下痢や嘔吐で脱水症状が起こりやすいので，まずは水分補給が必須である．抗菌薬など

表 5-6　腸疾患の治療薬

分　類	一般名（商品名）	作用・特徴
クローン病・潰瘍性大腸炎治療薬	プレドニゾロン（プレドニン）	・副腎皮質ステロイド薬として炎症を抑える
	5-アミノサリチル酸製剤　メサラジン（ペンタサ），サラゾスルファピリジン（サラゾピリン）	・メサラジン（＝5-アミノサリチル酸）：抗炎症作用をもつ ・サラゾスルファピリジン：メサラジンのプロドラッグ，大腸の腸内細菌によりスルファピリジンとメサラジン（5-アミノサリチル酸）へ分解
	インフリキシマブ（レミケード）	・遺伝子組み換え抗ヒト TNF-α モノクローナル抗体 ・可溶性および膜結合型 TNF-α への選択的結合➡炎症の原因となる血中 TNF-α の中和作用 ・IL-4 および IL-6 の産生の抑制
過敏性腸症候群治療薬	トリメブチン（セレキノン）	・血液-脳関門を通過しない ・オピオイドμ受容体の刺激➡腸内神経叢のアセチルコリン作動性神経からのアセチルコリン遊離抑制➡腸運動の正常化
	ポリカルボフィルカルシウム（ポリフル）	・小腸や大腸での高い吸水性による水分保持作用 ・消化管刺激作用による腸運動の正常化
	ラモセトロン（イリボー）	・5-HT$_3$ 受容体の選択的遮断➡腸運動の異常に伴う便通異常の改善と腹痛の緩和
	メペンゾラート（トランコロン）	・下部消化管の M$_3$ 受容体遮断➡腸運動抑制 ・下痢や腹痛の改善に適用 【禁忌】緑内障・前立腺肥大

の感染症治療薬が用いられ，体外に毒素を排出させるために止瀉薬（下痢止め）はできる限り用いないのが一般的である．

2）潰瘍性大腸炎

軽度〜中等度では5-アミノサリチル酸製剤（腸溶錠，坐剤，注腸剤）が投与され，中等度〜重症度の場合にはプレドニゾロンやベタメタゾンなどの**副腎皮質ステロイド薬**の内服剤が用いられるほか，直腸やS状結腸の病変には注腸剤が用いられる．副腎皮質ステロイド薬が奏功しない難治性の場合には免疫抑制薬（タクロリムス，☞p.175）やヒトTNF-αに対するモノクローナル抗体であるインフリキシマブが用いられる．

3）クローン病

プレドニゾロンなどの副腎皮質ステロイド薬が有効である．軽度〜中等度で病変が大腸に限局されている場合には**5-アミノサリチル酸製剤**（メサラジン，サラゾスルファピリジン）が用いられる．中等度〜重症ではインフリキシマブやアダリムマブなどの生物学的抗体製剤が有効である（☞p.175）．

4）過敏性腸症候群

過敏性腸症候群の便秘と下痢が交互に起こる交替型便通異常などの症状を緩和する目的で，下痢と便秘の両方を改善するトリメブチンがよく用いられる（☞p.90）．また，ポリカルボフィルカルシウムは，アクリルポリマーであり，腸内で水分を吸収して便の水分を調節すると同時に，腸壁を適度に刺激して腸運動を正常化し，下痢と便秘の両方を改善する．腸の5-HT₃受容体を遮断して腸運動を抑制するラモセトロン（男性の下痢型過敏性腸症候群），メペンゾラート（下痢症状の緩和），便秘治療薬が用いられる．加えて，心理的な要因による場合には抗不安薬や抗うつ薬による治療も行われる．

F　肝臓・膵臓疾患と治療薬

1　肝炎と治療薬

a　肝　炎

肝臓の細胞が破壊されて炎症を起こす病態を肝炎という．発症様式や経過から，急性肝炎，慢性肝炎，劇症肝炎の3つのタイプに分類される．また，原因により，**ウイルス性肝炎，アルコール性肝炎，非アルコール性脂肪性肝炎**がある．これらの肝疾患が慢性化して長期間経過することで肝硬変や肝がんを発症する．ウイルス性肝炎に関与するウイルスにはA型（hepatitis A virus：HAV），B型（HBV），C型（HCV）がある．

HAV（A型肝炎）：カキなどの魚介類の生食による経口感染であり，急性肝炎を発症することがあるが，慢性化することはほとんどない．また，感染しても発症せずに自然治癒する不顕性感染もある．一度感染すれば終生免疫を獲得するため，予防法としてA型肝炎ワクチンの予防接種がある．

HBV（B型肝炎）：HBVキャリアーからの母子感染や血液・体液を通じて感染し，免疫能が低下している場合には慢性化することがある．重症化すると致命的な場合がある．

HCV（C型肝炎）：血液を介して感染する．症状はA型・B型肝炎に比べると軽症にと

どまる．約30％が無症状であり，70～80％が慢性化する．

b 肝炎治療薬 （表5-7）

薬物療法としては，急性肝炎では劇症化や肝性脳症の防止以外は基本的に治療せず，急性期にみられる食欲不振，全身倦怠感に対する対症療法を行う．B型慢性肝炎，C型慢性肝炎の治療では，抗ウイルス薬（内服剤）とインターフェロン製剤（皮下注射剤）を用いた治療が進歩している．

1）インターフェロン（IFN）製剤 （免疫増強薬，⊃ p.213）

HBVの少ない早期の治療に有効であり，とくに若年齢や女性で治療効果が期待できる．IFNには，IFN-α，IFN-β および IFN をポリエチレングリコールで化学修飾したペグインターフェロン（PEG-IFN)-α2a がある．PEG-IFN は血中消失までの時間が長く，1回投与で1週間効果が持続する．とくにC型慢性肝炎に対する有効性が高い．また，抗ウイルス薬との併用で有効性が高くなる．急性肝炎では慢性化を防止するために，IFN 製剤が用いられる．

▶**副作用・禁忌** IFN 初期投与では，**インフルエンザ様症状**（発熱，頭痛，全身倦怠感，食欲低下，関節痛，筋肉痛，悪寒など）がほぼ必発である．発症機序は明らかではないが，抑うつ症状が投与開始後1ヵ月以内など早い段階で現れることがある．重篤な副作用として**間質性肺炎**がある．副作用として間質性肺炎を引き起こすことが知られている小柴胡湯（しょうさいことう）との併用により，間質性肺炎での死亡例が多発したため，併用禁忌である．

2）抗ウイルス薬

①逆転写酵素阻害薬（ラミブジン，エンテカビル，アデホビル ピボキシル，テノホビル）：HBV は DNA ウイルスであり，HBV が肝細胞内で増殖するための DNA 合成は，鋳型となる RNA に RNA 依存性 DNA ポリメラーゼ（逆転写酵素）が作用して行われる．HBV の DNA を合成するために必要な逆転写酵素を阻害して HBV の増殖を抑制する．
②RNA ポリメラーゼ阻害薬（リバビリン）：HCV は RNA ウイルスであり，HCV が増殖

表5-7　肝炎の治療薬

分　類		一般名（商品名）	作用・特徴
インターフェロン （IFN）製剤		IFN-α（スミフェロン） IFN-β（フェロン） PEG-IFN-α2a（ペガシス） PEG-IFN-α2b（ペグイントロン）	・抗ウイルス作用➡ウイルス RNA の分解の促進➡ウイルスタンパク質合成の抑制）
抗ウイルス薬	B型肝炎	ラミブジン（ゼフィックス） エンテカビル（バラクルード） アデホビル ピボキシル（ヘプセラ） テノホビル（ベムリディ）	・RNA 依存性 DNA ポリメラーゼ（逆転写酵素）の阻害➡DNA 複製の阻害➡HBV 増殖抑制
	C型肝炎	リバビリン（レベトール，コペガス）	・RNA 依存性 RNA ポリメラーゼの阻害➡RNA 複製の阻害➡HCV 増殖抑制
		アスナプレビル（スンベプラ） ダクラタスビル（ダクルインザ） ソホスブビル（ソバルディ）	・HCV に直接的に作用した増殖の抑制
肝庇護薬		グリチルリチン製剤（強力ネオミノファーゲンシー）	・抗アレルギー作用，抗炎症作用，炎症による組織障害の抑制・軽減および修復促進作用
胆石溶解薬		ウルソデオキシコール酸（ウルソ）	・肝血流の増加➡胆汁うっ滞の改善（黄疸の沈静化） ・適応：胆汁うっ滞型急性肝炎

するとき，RNA の複製が必要である．RNA 複製にかかわる酵素の RNA ポリメラーゼ（RNA 依存性 RNA ポリメラーゼ）を阻害して増殖を抑制する．

③**直接作用型抗ウイルス薬**（direct-acting antiviral agent：**DAA**）（アスナプレビル，ダクラタスビル，ソホスブビル）：HCV のタンパク質にはウイルス粒子を形成する構造タンパク質とウイルスの複製にかかわる非構造タンパク質がある．DAA は HCV の非構造タンパク質領域に作用し HCV の増殖を抑制する．

3）肝庇護薬・胆石溶解薬（グリチルリチン製剤，ウルソデオキシコール酸）

肝炎の急性期にみられる食欲不振，全身倦怠感に対する対症療法として用いられる．肝庇護薬（グリチルリチン製剤）は，抗アレルギー作用，抗炎症作用，炎症による組織障害の抑制や修復の促進作用がある．肝炎の臨床的指標である AST 値や ALT 値の回復が遅れる場合に用いられる．

胆石溶解薬（ウルソデオキシコール酸）は，胆汁うっ滞型急性肝炎に用いられる．肝血流を増加させて胆汁うっ滞を改善して黄疸を沈静化させる．

▶ **副作用** グリチルリチン酸は，尿細管でのカリウム排泄促進作用があるため，血清カリウム値の低下が促進されることがある．そのため，増量または長期連用によって，偽アルドステロン症（低カリウム血症，血圧上昇，浮腫など）が現れることがある．

2 膵炎と治療薬

a 膵　炎

膵炎には，急性膵炎と慢性膵炎がある．急性膵炎は種々の原因により膵臓内で産生されたタンパク質分解酵素の活性化（トリプシン，キモトリプシン）が引き金となり，さまざまな消化酵素が連鎖的に活性化し，膵臓組織の自己消化を引き起こす病態である．膵臓の消化液の分泌は，急速な膵炎の悪化をきたすので，食事による消化液の分泌を制限するために絶食・絶飲が必要である．

慢性膵炎は，アルコール多飲や胆石などが原因となり，膵臓で炎症が慢性的に持続し，膵臓実質が非可逆的な線維化をきたす病態であり，膵内分泌不全による糖尿病を合併することがある．

b 薬物療法の方針

1）急性膵炎

タンパク質分解酵素阻害薬（ガベキサート，ナファモスタット，カモスタット）により膵臓のタンパク質分解酵素を阻害する．ガベキサートは，タンパク質分解酵素阻害作用に加えて，オッディ括約筋（大十二指腸乳頭）の弛緩作用をもち，膵臓から十二指腸への膵液（タンパク質分解酵素を含む）の流出を促進する．その他，必要に応じて，鎮痛薬（ペンタゾシンなど），抗菌薬（二次感染予防），胃酸分泌抑制薬（プロトンポンプ阻害薬，ヒスタミン H_2 受容体遮断薬）が用いられる．

2）慢性膵炎

膵炎の増悪を防止する目的で，タンパク質分解酵素阻害薬のほか，胃酸分泌抑制薬，抗コリン薬，フロプロピオン（オッディ括約筋の弛緩作用）が用いられる．

6 呼吸器系疾患治療薬

A　呼吸器系のしくみ

　　空気中の酸素（O_2）を取り込み，体内の二酸化炭素（CO_2）を排出するガス交換を呼吸といい，生命の維持に必須である．肺で行うガス交換を**外呼吸**，各組織で細胞が行うガス交換を**内呼吸**というが，一般に「呼吸」というと換気のための呼吸運動（外呼吸）を指すことが多い．呼吸器系は，空気の通り道である気道と，ガス交換を行う肺で構成される．気道は，上気道（鼻腔，咽頭，喉頭）と下気道（気管，気管支，細気管支）に分けられる．気管支の末端に位置する肺胞でガス交換が行われる．肺胞には，Ⅰ型肺胞上皮細胞（扁平型，ガス交換を行う）とⅡ型肺胞上皮細胞（球状立方型，サーファクタント[*1]を分泌）がある．肺胞中の酸素は，肺胞壁を介して，肺胞周辺の毛細血管内の赤血球に受け渡される．また，血液中の二酸化炭素は，肺胞内へ送り出される．

B　気管支喘息と治療薬

1　気管支喘息（図6-1）

　　気管支喘息とは，気管支に慢性の炎症が生じ，粘膜が障害され，気管支が過敏になった状態をいう．気管支の慢性炎症の原因として，感染症，喫煙，アレルギーなどがある．気管支喘息患者は，ハウスダストなどのアレルゲン，気温・気圧の変化，疲労，ストレス，時間帯などが引き金（原因因子）となり，喘息発作を起こす．喘息発作時は，気道が狭窄・閉塞し，咳，喘鳴[*2]，呼吸困難などの症状をきたす．有症率は，小児5%以上（男児に多い），成人3%であり，患者数は増加傾向にある．気管支喘息は，Ⅰ型アレルギーが関与するアトピー型（IgE依存型・アレルギー型）と，Ⅰ型アレルギーの関与しない非アトピー型（非IgE依存型）に分類される．小児や若年成人の喘息は，多くがアトピー型であり，小児喘息の90%を占める．一方，非アトピー型は，年齢が上がるごとにその割合が増加し，40歳以上の喘息の多くを占める．発症因子として喫煙，肥満の関与のほか，気道感染に続発して発症することがある．

2　薬物療法の方針

　　気管支喘息の治療には，原因因子の回避・除去と薬物療法を行う．これらによって，呼

---

　*1　**サーファクタント**：肺胞界面活性物質であり，肺胞内の表面張力を低下させ，肺胞の形を保つ．また，肺呼吸をするにあたって，肺胞を広げるのに必要なエネルギーを少なくしている．不足すると肺胞が潰れやすいため呼吸困難に陥ることがある．
　*2　**喘鳴**：聴診器なしで「ヒュー」「ゼェー」といった連続音が聴かれる．聴診上は連続性副雑音（持続時間の長い管楽器のような音）となる．

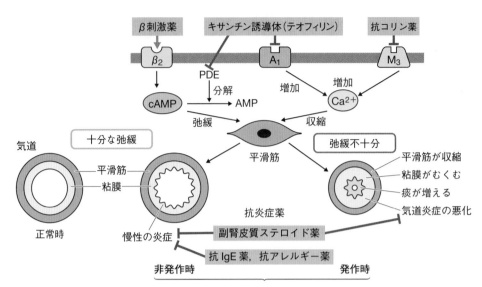

図 6-1　気管支喘息の機序と薬の作用
アデノシンおよびアセチルコリンはそれぞれ A$_1$ 受容体および M$_3$ 受容体を刺激して，細胞内 Ca^{2+} 濃度を上昇させ，気管支平滑筋を収縮させる．キサンチン誘導体（テオフィリン）は，ホスホジエステラーゼ（PDE）阻害と A$_1$ 受容体遮断を介して，抗コリン薬は M$_3$ 受容体遮断を介して，気管支平滑筋の収縮を抑制する．β$_2$ 刺激薬は，β$_2$ 受容体を刺激して cAMP 産生を促進し，気管支平滑筋を弛緩させる．

吸機能を正常に保ち，患者の QOL を改善することが目標となる．

a 長期管理薬と発作治療薬

　　喘息の治療薬は，その目的に応じて，発作の予防に用いる**長期管理薬（コントローラー）**と，発作時に用いる**発作治療薬（リリーバー）**に大別される．コントローラーは，吸入副腎皮質ステロイド薬（ICS）を基盤とし，重症度によって，長時間作用性 β$_2$ 刺激薬（LABA：サルメテロールなど）の吸入，キサンチン誘導体（テオフィリン）やロイコトリエン受容体遮断薬（LTRA：プランルカストなど）を併用する．中等〜重症例では，長時間作用性抗コリン薬（LAMA：チオトロピウム）の吸入，抗 IgE 抗体製剤（オマリズマブ）や経口副腎皮質ステロイド薬を用いる．リリーバーは，短時間作用性 β$_2$ 刺激薬（SABA）の吸入が基盤となるが，重篤発作時は吸入不能となるため，アドレナリンの皮下注のほか，副腎皮質ステロイド薬やテオフィリンを点滴で投与する．気管支喘息治療薬には吸入剤，皮下・静脈注射剤のほか，内服剤，貼付剤などさまざまな剤形があり，喘息の重症度や患者の理解度に応じて使い分ける．

b 吸入薬と吸入器具

　　吸入剤とは，液剤もしくは粉末剤をエアゾールとして吸入し，気管支や肺に直接薬物を送達させる製剤であり，気管支喘息の治療には欠かせない．薬物が呼吸器に直接作用するため，内服剤と比べて速効性に優れ，かつ少量で局所効果を示す．血中に吸収されることがほとんどないため，全身の副作用が少ないという特徴もある．吸入剤は，吸入する薬物の剤形に応じて，使用する吸入器具が異なり，それぞれ利点と欠点がある（**表 6-1**）．また，患者の状態や理解度に応じて器具を使い分ける必要がある．たとえば，手指の力や吸入する力が弱い，または吸入手技を正しく理解できない小児の場合は，ネブライザーを使

表6-1 吸入薬の分類

吸入器具	特 徴	分類名	一般名（商品名）
加圧噴霧式定量吸入器（pMDI） フルタイド50 μgエアゾール®	・専用の噴霧剤で液剤をエアゾール化する ・携帯が容易（小型・軽量） ・噴霧された薬剤を吸うため，吸入の力が弱くても効果が得られる ・噴霧と吸入のタイミングがずれることがある	ICS	フルチカゾン（フルタイドエアゾール） ベクロメタゾン（キュバール）
		SABA	プロカテロール（メプチンエアー） サルブタモール（サルタノール）
ドライパウダー定量吸入器（DPI） フルタイド50ディスカス®	・患者の吸気で粉末剤をエアゾール化する ・吸入のタイミングを合わせる必要がない ・吸入の力が弱いと使用が難しい	ICS	フルチカゾン（フルタイドディスカス）
		SABA	プロカテロール（メプチンスイングヘラー）
		LABA	サルメテロール（セレベント）
		LAMA	チオトロピウム（スピリーバハンディヘラー）
		ICS/LABA	フルチカゾン・サルメテロール（アドエアディスカス）
ネブライザー オムロン・超音波式ネブライザ NE-U780	・液剤を専用の器具でエアゾール化する ・霧状の液剤を自然な呼吸で吸入するので，小児や高齢者でも確実な吸入が可能 ・器具が大きく，使用に電力が必要であり，携帯が困難	ICS	ブデソニド（パルミコート吸入液）
		SABA	プロカテロール（メプチン吸入液）
ソフトミスト定量吸入器（SMI） スピリーバ® 2.5μgレスピマット® 60吸入	・液剤を専用の器具でエアゾール化する ・pMDIより噴霧時間が長いため，吸入のタイミングを合わせやすい ・使用開始時の組み立てに，ある程度の手の力が必要	LAMA	チオトロピウム（スピリーバレスピマット）

ICS：吸入ステロイド薬，LABA：長時間作用性 β_2 刺激薬，LAMA：長時間作用性抗コリン薬，LTRA：ロイコトリエン受容体遮断薬，SABA：短時間作用性 β_2 刺激薬

用する．高齢者で，吸入手技は理解できるが，細かな操作が困難な場合はDPIやネブライザーを選択する．患者の特徴に合わせて吸入法を選択できるように同じ成分の薬剤が複数の吸入器具で販売されている．

　看護のポイント　吸入薬は正しく使用しないと効果が十分に発揮されず，逆に副作用を引き起こすこともある．正しく吸入ができていることも，定期的に吸入手技を確認することが望ましい．

表 6-2　喘息治療のステップ

		治療ステップ 1	治療ステップ 2	治療ステップ 3	治療ステップ 4
長期管理薬	基本治療	ICS（低用量）	ICS（低〜中用量）	ICS（中〜高用量）	ICS（高用量）
		上記が使用できない場合、以下のいずれかを用いる	上記で不十分な場合に以下のいずれか 1 剤を併用 LABA（配合剤使用可） LAMA LTRA	上記に下記のいずれかを 1 剤、あるいは複数を併用 LABA（配合剤使用可） LAMA LTRA	上記に下記の複数を併用 LABA（配合剤使用可） LAMA LTRA
		LTRA			
		テオフィリン徐放製剤 ※症状がまれなら必要なし	テオフィリン徐放製剤	テオフィリン徐放製剤	テオフィリン徐放製剤 抗 IgE 抗体 抗 IL-5 抗体 抗 IL-5Rα 抗体 経口ステロイド薬 気管支熱形成術
	追加治療	LTRA 以外の抗アレルギー薬*			
発作治療		SABA	SABA	SABA	SABA

ICS：吸入ステロイド薬、LABA：長時間作用性 β_2 刺激薬、LAMA：長時間作用性抗コリン薬、LTRA：ロイコトリエン受容体拮抗薬、SABA：短時間作用性吸入 β_2 刺激薬、抗 IL-5Rα 抗体：抗インターロイキン（IL）-5 受容体 α 鎖抗体
*抗アレルギー薬：メディエーター遊離抑制薬、ヒスタミン H_1 受容体拮抗薬、トロンボキサン A_2 阻害薬、Th_2 サイトカイン阻害薬
[日本アレルギー学会：喘息予防・管理ガイドライン 2018, p.102, 協和企画, 2018 より許諾を得て転載]

c 治療ステップ（表 6-2）

　　治療開始時の喘息症状と治療状況を総合して治療ステップが決定される。喘息は気道炎症が主な原因であるため、いずれのステップにも抗炎症作用の強い ICS を用いる。治療ステップ 1（軽症間欠型）では LTRA やテオフィリン徐放製剤を症状に合わせ併用する。治療ステップ 2（軽症持続型）では、ステップ 1 に加え、LABA を併用する。LABA と ICS が配合された吸入剤が使用されることも多い。治療ステップ 3（中等症持続型）では、さらに LAMA の吸入を行う。治療ステップ 4（重症持続型）では、抗 IgE 抗体や経口ステロイド薬を使用する。各ステップにおいて、症状に応じて抗アレルギー薬を追加併用することがある。また、喘息発作時は、SABA の吸入が基本となるが、重篤発作時は吸入不能となるため、アドレナリンの皮下注などを行う。

3 気管支喘息治療薬（表 6-3）

　　気管支喘息治療薬は、作用機序から抗炎症薬と気管支拡張薬の 2 つに分けられる。抗炎症薬には、副腎皮質ステロイド薬、抗 IgE 抗体、ロイコトリエン受容体遮断薬、抗アレルギー薬があり、気管支拡張薬には、テオフィリン、β_2 刺激薬、抗コリン薬がある。

a 抗炎症薬

1）副腎皮質ステロイド薬（ヒドロコルチゾン、フルチカゾンなど）

　　炎症細胞の肺・気道内への浸潤抑制、T 細胞からのサイトカインの産生抑制や肥満細胞からのケミカルメディエーター遊離抑制を介して、気管支喘息の原因である気管支の慢性炎症を改善する。吸入剤、内服剤、静注剤、筋注剤などの剤形があるが、吸入剤（ICS）は副腎皮質ステロイド薬の内服や注射剤で問題となるような全身性の副作用（糖尿病、骨粗鬆症、高血圧症、不眠、便秘など）が圧倒的に少なく、気管支喘息のすべての治療ステッ

表6-3　気管支喘息治療薬

分類		一般名（商品名）	作用機序	使用方法	副作用など
抗炎症薬	副腎皮質ステロイド薬	ヒドロコルチゾン（サクシゾン）デキサメタゾン（デカドロン）	炎症細胞からのケミカルメディエーター遊離抑制➡気管支の慢性炎症を改善	・発作治療薬・発作時に内服または点滴静注で使用する	吸入剤と異なり，全身性の副作用が現れやすい
		フルチカゾン（フルタイド）ブデソニド（パルミコート）		・長期管理薬・吸入	嗄声や口腔・呼吸器カンジダ症予防のため，吸入後にうがいをするように指導する
	抗IgE抗体	オマリズマブ（ゾレア）	IgEと結合➡気道の炎症反応を抑制	・皮下注・既存治療に反応しない難治喘息に使用する	ショックやアナフィラキシーの徴候を患者に説明する
	LTRA	プランルカスト（オノン）モンテルカスト（キプレス，シングレア）	ロイコトリエン受容体の遮断➡気道の慢性炎症を改善	・長期管理薬・内服・ICSと併用する	アレルギー性鼻炎に使用することもある
	抗アレルギー薬	クロモグリク酸（インタール）エピナスチン（アレジオン）	H_1受容体の遮断➡気管支の炎症を抑制	・ICSの追加治療として使用する	眠気や認知機能低下に注意する
気管支拡張薬	キサンチン誘導体	テオフィリン（テオドール，ユニフィルLA，テオロング）	ホスホジエステラーゼ阻害＋A_1受容体の遮断➡気管支平滑筋の収縮を抑制	・長期管理薬・内服	吐き気，下痢，心拍数増加，不整脈，頭痛，めまいなどテオフィリンの中毒症状に注意する．TDMが推奨される
	β_2刺激薬	サルブタモール（サルタノール）プロカテロール（メプチン）	β_2受容体を刺激➡cAMPの増加➡気管支平滑筋を弛緩	・発作治療薬・吸入	頻脈，心悸亢進，手指振戦，低カリウム血症に注意する
		ホルモテロール（オーキシス）サルメテロール（セレベント）		・長期管理薬・吸入・ICSと併用する	口腔内に薬剤が残ると，上記全身性の副作用の一因となるため，吸入後はうがいをするよう指導する
		ツロブテロール（ホクナリン）		・長期管理薬・貼付剤	吸入が困難な患者に適している．全身性の副作用に注意
	抗コリン薬	チオトロピウム（スピリーバ）	M_3受容体の遮断➡気管支平滑筋の収縮を抑制	・長期管理薬・吸入	全身性副作用予防のため，吸入後のうがいが推奨される．また，薬剤が手についた場合は，手を洗うよう指導する
吸入薬配合剤	ICS＋LABA	フルチカゾン・サルメテロール（アドエア）フルチカゾン・ホルモテロール（フルティフォーム）	一度の操作で，吸入ステロイド薬とβ_2刺激薬を同時に吸入できる	・長期管理薬・吸入・吸入回数が減るため，患者の利便性向上や吸入し忘れの防止になる	配合剤のため，一方の用量調整ができない

プで積極的に使用される．

看護のポイント　ICSは，気道の炎症を改善し，喘息発作が起こりにくい状態を維持する薬剤であり，定期的に吸入することが重要である．ICSの特徴的な副作用として，嗄声（かすれ声）や口腔および呼吸器カンジダ症に注意が必要である．これらの局所的な副作用は，口内に残った薬物を吸入後のうがいで取り除くことでほとんど防止できることを説明する．うがいのできない小児は，吸入後に口の周りや中をぬぐうことや，水を飲ませることのほか，吸入の時間指定がない場合には食前に吸入させるなどの方法で副作用を防ぐことができると説明する．

2）抗IgE抗体（オマリズマブ）

　オマリズマブは，抗IgEモノクローナル抗体[*3]であり，気管支喘息においてアレルギー反応の起点となるIgEと結合して，IgEが肥満細胞や好塩基球との結合を阻害する．アレ

ルゲン曝露時のこれらの細胞からのケミカルメディエーターの大量放出を抑制し，炎症反応を抑える．既存治療による喘息コントロールが不可能な難治性の気管支喘息にのみ適応がある．

▶副作用　ショックやアナフィラキシーは投与2時間以内に発現することが多く，その徴候や症状について十分説明し，異常が認められたら速やかに医師に連絡するように患者に伝える．

3）ロイコトリエン受容体遮断薬（LTRA）（プランルカスト，モンテルカストなど）

気道平滑筋細胞のロイコトリエン受容体を遮断することで，気道閉塞の原因となる気道平滑筋の収縮や血管透過性亢進（粘膜浮腫）などの抑制と，気道炎症の原因となる好酸球の遊走などを抑制することで，気道の慢性炎症を改善する．気管支喘息の長期管理薬としてICSと併用して使用する．

b 抗アレルギー薬（クロモグリク酸，エピナスチンなど）

抗アレルギー薬は，肥満細胞からのケミカルメディエーターの遊離抑制や，気管支平滑筋細胞上のヒスタミン H_1 受容体の遮断作用を介して気管支の炎症を抑え，喘息発作を起こりにくくする．各治療ステップにおいて，基本治療への追加治療薬として使用される．

c 気管支拡張薬

1）キサンチン誘導体（テオフィリン徐放製剤）

ホスホジエステラーゼ（PDE）を阻害し，cAMPの増加を介して気管支平滑筋を弛緩・拡張させる．また，A_1 受容体の遮断を介して，気管支平滑筋の収縮を抑制することで，喘息発作を起こりにくくする．

▶副作用　テオフィリンの血中濃度が上昇すると吐き気，下痢，心拍数増加，不整脈，頭痛，めまいなどの中毒症状が現れることがある．

2）β_2 受容体刺激薬（プロカテロール，ホルモテロールなど）

β_2 受容体を刺激し，cAMPの増加を介して，気管支平滑筋を弛緩させる．ホルモテロールやサルメテロールなどの長時間作用性 β_2 刺激薬（LABA）は長期管理薬（コントローラー）であり，ICSとサルブタモールやプロカテロールなどの短時間作用性 β_2 刺激薬（SABA）を発作治療薬（リリーバー）として吸入する．

▶副作用　使用量が増加すると心臓に発現する β_1 受容体を刺激することにより，頻脈や心悸亢進が発現することがある．また，骨格筋の β_2 受容体刺激作用により骨格筋が収縮するため手指振戦や，腎臓の β_2 受容体刺激によるレニン分泌を介して，低カリウム血症が起こることがある．

看護のポイント　吸入した薬物が口内に残ったままになると，粘膜から薬物が吸収され，全身性の副作用の原因となる．吸入後は，必ずうがいをするよう説明する．

3）長時間作用性抗コリン薬（LAMA）（チオトロピウム）

M_3 受容体を遮断し，細胞内 Ca^{2+} 濃度上昇を抑制することで，気管支平滑筋の収縮を抑制する．

＊3　**抗IgEモノクローナル抗体**：特定の物質だけを認識して結合する抗体をモノクローナル抗体という．抗IgEモノクローナル抗体は，IgEだけを認識して無効化する抗体である．

気管支喘息の薬物療法のポイント

気管支喘息は，症状が発作的に出現する慢性疾患であり，多くの症例で，非発作時も含め，副腎皮質ステロイド薬の吸入の長期間の継続が必要である．しかし，副腎皮質ステロイド薬の副作用に対する不安や，非発作時は一見「治った」ように思えることなどから，自己判断で治療を中断する患者も少なくない．発作が起きたときのみ発作治療薬を使用し，日々の気道の炎症治療を怠ると，気道の炎症が悪化し，発作を繰り返すことになる．その結果，気道壁は厚く硬くなり（気道リモデリング），気管支喘息は重症化する．副腎皮質ステロイド薬の吸入の継続によって気道リモデリングを防ぐことも可能である．気管支喘息の治療には適切な患者教育と，信頼関係の構築によるアドヒアランスの向上・維持が重要である．

看護のポイント 抗コリン薬の吸入後は，必ずしもうがいは必要ではないが，口渇，心悸亢進，排尿困難など全身性の副作用が危惧される場合はうがいを促す．また，薬物が付着した手で目に触れると，抗コリン作用により眼圧が上昇し，急性閉塞隅角緑内障の徴候を誘引する可能性があるため，吸入後は手を洗うよう患者に説明する．

 C 鎮咳薬
ちん がい

1 咳のしくみ

咳（咳嗽）は，気道の異物，痰，病原体を排除するために反射的に生じる防御反応である．喉頭，気管，気管支，肺胞，胸膜，心膜，横隔膜などには咳受容器が分布しており，異物や炎症性物質が咳受容器を刺激すると，迷走神経を介して延髄の咳中枢へ信号が伝達される．咳中枢は，横隔膜などの動きを調節して，①吸気，②声門閉鎖による気道内圧上昇，③声門が開き爆発的な呼気（咳嗽）を出す，といった咳反射を起こさせる．咳は，意識的に行ったり，抑えたりすることもできることから，咳中枢は大脳皮質の支配も受けていると考えられている．咳は，痰を伴う湿性咳嗽と，痰を伴わない乾性咳嗽に分けられる．

1）湿性咳嗽

痰を喀出するために起こる咳で，気道内病変が多い．原因として，細菌性肺炎，気管支炎，副鼻腔炎，肺結核，肺がん，COPD，気管支拡張症，肺水腫などがあげられる．必要に応じて去痰薬を使用する．ただし，咳を抑えると痰の喀出が抑制されて原因疾患が増悪する可能性があるため，安易に鎮咳薬は使用しない．

2）乾性咳嗽

気道上皮などの咳受容器が直接刺激を受けて起こる．痰はほとんど出ない．原因として気胸，肺血栓塞栓症，咳喘息，胃食道逆流症，間質性肺炎，薬剤性咳嗽（ACE 阻害薬［☞ p.55］など）がある．必要に応じて鎮咳薬を使用する．

2 鎮咳薬

咳反射を減らす薬物を鎮咳薬という．咳反射は異物を除去するための防御反応であり，

表6-4　中枢性鎮咳薬

分　類	一般名（商品名）	作用機序	副作用・禁忌
麻薬性	コデイン（コデインリン酸塩） ジヒドロコデイン（ジヒドロコデインリン酸塩）	オピオイド μ 受容体および κ 受容体を刺激➡咳中枢の抑制➡鎮咳作用	気管支喘息の発作時には禁忌（痰の粘稠化と気管支収縮作用があるため）
非麻薬性	デキストロメトルファン（メジコン）	咳中枢の直接的抑制➡鎮咳作用	MAO阻害薬（セレギリン）と併用禁忌（セロトニン濃度が上昇するため）
	ジメモルファン（アストミン） ノスカピン（ノスカピン） チペピジン（アスベリン） エプラジノン（レスプレン）		下痢，眠気，頭痛，食欲不振，口渇など

本来は抑制すべきではない．しかし，持続的な咳嗽による睡眠障害や食物摂取障害などの二次的障害がある場合には鎮咳薬を使用する．鎮咳薬は，中枢性鎮咳薬と末梢性鎮咳薬に分けられる．中枢性鎮咳薬（咳中枢を直接抑制する）には中枢性麻薬性鎮咳薬および中枢性非麻薬性鎮咳薬がある．末梢性鎮咳薬は，気道の刺激受容器の興奮性を低下させるものであり，トローチ剤，含嗽剤，去痰薬，気管支拡張薬などがある．

a 中枢性鎮咳薬（表6-4）

咳中枢を直接抑制して咳反射を抑制する．喀痰を伴う湿性咳嗽にむやみに投与すると，痰の喀出を抑制し，感染症を悪化させる可能性があるため投与しない．非特異的な乾性咳嗽に使用される．

1）麻薬性鎮咳薬（コデイン，ジヒドロコデイン）

延髄の咳中枢のオピオイド μ 受容体を刺激して鎮咳作用を示す．鎮静作用もあるため著効することが多いが，連続して使用すると依存性や耐性を生じる．副作用が多いため，痰が少なく強い咳を確実に止めたいときに短期的に使用する．

▶ **副作用・禁忌**　眠気，便秘，呼吸抑制など．また，気道分泌抑制作用や気管支収縮作用があり，気管支喘息には禁忌である．

2）非麻薬性鎮咳薬（ノスカピン，デキストロメトルファン，ジメモルファン，チペピジン，エプラジノン）

麻薬性鎮痛薬と同じく，延髄の咳中枢に直接作用して咳反射を抑制することで鎮咳作用を示す．麻薬性鎮痛薬と比べ，依存性や耐性がなく，眠気，頭痛，便秘などの副作用が起こりにくいが，比較的鎮咳作用は弱いものが多い．

b 末梢性鎮咳薬

呼吸器系に分布する咳受容器を遮断したり，咳受容器の興奮を抑制したりすることで，咳中枢への信号の伝達を抑え，咳反射を抑制する．末梢性鎮咳薬は，原因にかかわらず使える非特異的治療薬と原因疾患に合わせて使い分ける特異的治療薬に分かれる．

非特異的鎮咳薬にはトローチ剤，含嗽剤，去痰薬などがある．トローチ剤（デカリニウム），含嗽剤（アズレン，ポビドンヨード）は，口腔内の殺菌や消毒作用を介して，咳受容器への刺激を抑制し，鎮咳作用を示す．

特異的治療薬には，気管支拡張薬（☞p.104）のほか，抗ヒスタミン薬（☞p.173），副腎皮質ステロイド薬（☞p.102），抗菌薬（☞p.185）がある．気管支喘息や慢性閉塞性肺疾患

（COPD）などで気道収縮がある際に気管支を拡張する目的で使用される.

D 去痰薬

1 去痰障害のしくみ

　痰は，咳によって唾液と共に喀出された気道分泌物である．気道分泌物は，気道の杯細胞や気管支腺で産生される．産生された気道分泌物は，上皮細胞の線毛運動によって喉頭側へ運ばれ，気道を清浄化する．正常時，気道分泌物は，少量であり無意識に嚥下される（飲み込まれる）が，気道炎症時は，上皮層の杯細胞が増加し，粘液量の増加や気道分泌物の性状変化が起こり，過剰となった気道分泌物を嚥下しきれなくなり，痰として排出される．

　正常時の痰は，細胞遺残物が少なく，粘性は低い（サラサラ）が，気道炎症時は，微生物や白血球成分が増加し，粘性の高い（ネバネバ）の膿性痰となる．膿性痰は，咳での喀出が困難となり，気道内に貯留したままの状態になりやすい．痰が貯留すると，呼吸困難，窒息，肺炎，無気肺，ガス交換障害など，さまざまな合併症の原因となる．

2 去痰薬（表6-5）

　去痰薬は，痰の性状を変化させたり，気道粘膜を潤滑にしたりすることで痰を喀出しやすくする．咳嗽反射による症状を緩和する目的で使用する．作用機序から気道分泌促進薬，気道潤滑薬，気道粘液溶解薬，気道粘液修復薬の4つに分類される．急性・慢性気管支炎，肺結核，手術後の去痰に対して使用する．

a 気道分泌促進薬（ブロムヘキシン），気道潤滑薬（アンブロキソール）

　気道粘膜を潤滑にし，痰の粘性を下げてサラサラにして，喀痰しやすくする作用がある．ブロムヘキシンの代謝物であるアンブロキソールは，共通の作用のほかに肺サーファクタント分泌促進作用があり，痰の気道粘膜に対する粘着性を低下させる作用がある．

看護のポイント 喀痰量が一時的に増加することがあるため，患者が不安を感じないように，事前に説明しておく必要がある．

表6-5 去痰薬

分類	一般名（商品名）	作用機序	特徴
気道分泌促進薬	ブロムヘキシン（ビソルボン）	漿液細胞からの粘液分泌促進 ➡ 痰の粘性の低下	喀痰量が一時的に増加することがあるため，患者が不安を感じないよう，説明しておくとよい
気道潤滑薬	アンブロキソール（ムコソルバン）	サーファクタント分泌の促進 ➡ 痰の気道粘膜への粘着性の低下	ブロムヘキシンの活性代謝物であり，共通の作用も有する
気道粘液溶解薬	アセチルシステイン（ムコフィリン） L-エチルシステイン（チスタニン）	ジスルフィド結合の切断 ➡ ムチンの低分子化 ➡ 痰の粘性や弾性の低下	喀痰量が一時的に増加することがあるため，患者が不安を感じないよう，説明しておくとよい
気道粘液修復薬	カルボシステイン（ムコダイン） フドステイン（クリアナール）	杯細胞の過形成の抑制 ➡ 痰の粘性の低下	気道分泌物の性状をサラサラに近付ける作用もある

b 気道粘液溶解薬（アセチルシステイン）

　　　痰は，粘性成分であるムチン同士が結合（ジスルフィド結合）すると高分子化（大きな分子構造を形成すること）し，粘性や弾性が上昇して痰の喀出が困難になる．気道粘液溶解薬は，ジスルフィド結合（-S-S-）を切断することで，痰を低分子化し粘性や弾性を低下させて喀出しやすくする．

c 気道粘液修復薬（カルボシステイン，フドステイン）

　　　気道の炎症反応によって粘液産生細胞の杯細胞は増殖・過形成となり，粘液が増えすぎると痰の粘性が上昇し，喀痰がしがたくなる．カルボシステインは杯細胞の過形成を抑制することで，粘液の分泌量を減らし，痰を喀出しやすくする．

E　呼吸抑制と呼吸刺激薬

1 呼吸抑制のしくみ

a 呼吸の調節（図6-2）

　　　動脈血液中の酸素分圧（Pa_{O_2}），二酸化炭素分圧（Pa_{CO_2}），pHの変化は，それぞれ末梢化学受容器（頸動脈小体，大動脈小体）および延髄腹側表層にある中枢化学受容野で感知する．感知された情報は求心性神経を介して，延髄にある呼吸中枢に伝達され，呼吸が調節される．

b 呼吸抑制の原因

　　　呼吸抑制は，動脈血液中の血液ガスの異常を呼吸中枢が認識しにくくなることで生じる．呼吸抑制にいたる原因として，鎮静薬や麻薬による過鎮静，中枢神経疾患，神経変性症や低出生体重児において呼吸中枢の未熟性による無呼吸発作（未熟児無呼吸発作）などがある．呼吸中枢が抑制されると，呼吸数低下や低酸素血症などが現れ，予期せぬ死亡につながる場合もある．呼吸抑制を認めた場合は，原疾患の治療，人工呼吸器管理のほか，

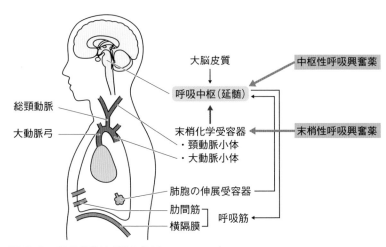

図6-2　呼吸抑制と薬の作用

表6-6　呼吸刺激薬

分類	一般名（商品名）	作用機序	適応
中枢性呼吸興奮薬	ジモルホラミン（テラプチク）	延髄の呼吸中枢の直接刺激➡呼吸中枢の興奮	新生児仮死，ショック，肺炎，睡眠薬中毒，麻酔薬使用時の呼吸障害および循環機能低下など
末梢性呼吸興奮薬	ドキサプラム（ドプラム）	末梢化学受容器の刺激➡呼吸中枢の興奮	麻酔時，中枢神経系抑制薬による中毒時における呼吸抑制および覚醒遅延など
麻薬拮抗性呼吸刺激薬	ナロキソン（ナロキソン）	呼吸中枢のオピオイドμ受容体の遮断➡オピオイドによる呼吸抑制の改善	麻薬による呼吸抑制ならびに覚醒遅延の改善
ベンゾジアゼピン受容体遮断薬	フルマゼニル（アネキセート）	ベンゾジアゼピン受容体の遮断➡ベンゾジアゼピンによる呼吸抑制の改善	ベンゾジアゼピン系薬による鎮静の解除および呼吸抑制の改善
炭酸脱水酵素阻害薬	アセタゾラミド（ダイアモックス）	炭酸脱水酵素の阻害➡血液pHの低下➡呼吸中枢の刺激	肺気腫における呼吸性アシドーシスの改善
キサンチン誘導体	アミノフィリン（アプニション） 無水カフェイン（レスピア）	呼吸中枢興奮作用および末梢化学受容体増強作用	早産・低出生体重児における原発性無呼吸（未熟児無呼吸発作）
界面活性物質	肺サーファクタント（サーファクテン）	肺胞の表面張力の低下➡肺胞が膨らみやすくなる➡肺の換気能力の維持	呼吸窮迫症候群

原因に応じて，呼吸刺激薬を選択・使用することがある．

2 呼吸刺激薬（表6-6）

　　呼吸刺激薬（呼吸興奮薬）は，麻酔時や麻薬，睡眠薬の中毒時などの呼吸抑制が過度に生じたときに，呼吸を回復させる目的で使用する．呼吸刺激薬は，刺激する部位によって中枢性呼吸興奮薬と末梢性呼吸興奮薬に分類される．

a 中枢性呼吸興奮薬（ジモルホラミン）

　　延髄の呼吸中枢を直接刺激することで呼吸を回復させる．延髄の血管運動中枢も刺激することによる血圧上昇作用もある．麻酔薬の使用時の呼吸障害や睡眠薬中毒のほか，新生児仮死，ショック，肺炎などで使用される．

b 末梢性呼吸興奮薬（ドキサプラム）

　　末梢化学受容器（頸動脈小体，大動脈小体）の刺激を介して，呼吸中枢を刺激し，反射性興奮を起こし呼吸を回復させる．麻酔からの覚醒促進作用があり，麻酔時や中枢神経系抑制薬による中毒時の呼吸抑制・覚醒遅延などに使用する．また，未熟児無呼吸発作に使用することもある．

c 麻薬拮抗性呼吸刺激薬（ナロキソン）

　　オピオイドμ受容体の活性化は，鎮痛作用のほか，呼吸抑制作用（延髄呼吸中枢の直接抑制作用）を起こす．ナロキソンは合成麻薬拮抗薬であり，中枢神経系のμ受容体を完全に遮断することで，μ受容体を介する呼吸抑制を改善する．麻薬の過剰投与時や分娩時の麻薬の投与によって生じる新生児の呼吸抑制などの治療および予防で使用する．

d　その他

①**フルマゼニル**：ベンゾジアゼピン受容体を遮断する．ベンゾジアゼピン系薬による鎮静からの覚醒に使用するほか，過量のベンゾジアゼピン系薬の投与に伴う呼吸抑制を改善する．

②**アセタゾラミド**：利尿薬として使用するほか，睡眠時無呼吸症候群の適応を有する．炭酸脱水酵素阻害による血液 pH の低下（代謝性アシドーシス）によって，呼吸中枢が刺激される．

③**テオフィリン，アミノフィリン，無水カフェイン**：直接的な呼吸中枢興奮作用および末梢化学受容器への作用増強がある．早産・低出生体重児における原発性無呼吸（未熟児無呼吸発作）への適応を有する．

④**肺サーファクタント**：胎児の肺サーファクタントは，妊娠 35 週以降に産生されるため，35 週未満の低体重出生時では出生時に肺サーファクタントが不足し，肺が十分に拡張できず，重篤な呼吸不全（新生児呼吸窮迫症候群）に陥ることがある．治療には，ウシの肺抽出物から作られた人工的な肺サーファクタントを気道内へ投与する．

看護のポイント　呼吸器疾患の看護は，薬物の服用状況とともに呼吸状態の観察が重要になる．呼吸数，呼吸様式，喀痰状況，呼吸音などの確認および経皮的動脈血酸素飽和度（Spo₂）を観察していく必要がある．Spo₂ の正常値は 96〜99％であり，90％未満では呼吸不全と判断でき，全身の臓器に酸素が十分に供給できなくなると，まずは中枢神経系の機能障害をきたす可能性が高くなる．

7 腎臓・尿路・生殖器系疾患治療薬

A 腎臓の構造とはたらき

1 体液調節

腎臓の機能には，①体液の水分・電解質の調節，②体液の酸塩基平衡の調節，③代謝産物の排泄，④エリスロポエチンやレニンの産生・分泌およびビタミンD_3の活性化があり，体液・血液の恒常性の維持および血圧調節を担っている（**表7-1**）．

2 尿の生成

尿の生成は，腎小体（糸球体，ボウマン嚢）と尿細管（近位尿細管，ヘンレ係蹄，遠位尿細管，集合管）からなるネフロンを基本単位として行われる．尿の生成には，①糸球体での血液成分のろ過（原尿の生成），②尿細管での水分・電解質や低分子物質の血液への再吸収，③周辺毛細血管から尿細管への分泌の過程がある（**図7-1**，**図7-2**）．糸球体毛細血

表7-1 腎臓の機能

	主な機能
水分・電解質の調節	尿細管における水分や電解質の再吸収・分泌により，体液の量と組成を調節する
酸塩基平衡の調節	尿細管におけるHCO_3^-産生やの再吸収およびH^+の分泌などにより，体液のpHを調節する
代謝産物の排泄	尿素やクレアチニンなどのほか，薬物の代謝産物を尿中に排泄する
内分泌器官としての役割	レニンの産生・分泌，エリスロポエチンの産生・分泌，ビタミンD_3の活性化

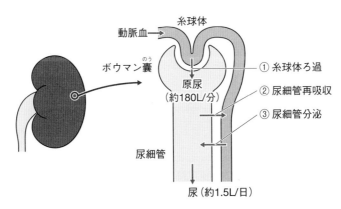

図7-1 尿の生成

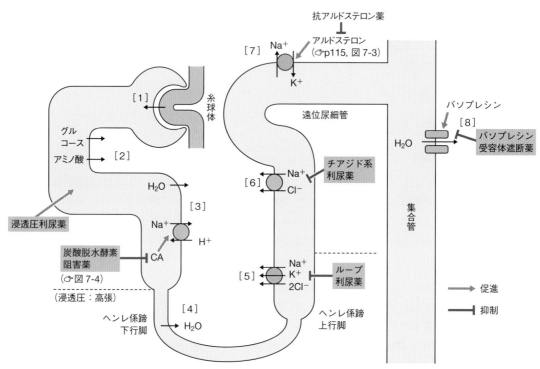

図7-2　ネフロンの働きと利尿薬の作用部位
CA：炭酸脱水酵素．[1] ～ [8] は本文に対応している．

管から糸球体ろ過で生成した原尿（約180 L/日）は，ボウマン囊を経て尿細管に入る[1]．近位尿細管では，体内に必要なグルコースおよびアミノ酸が健常人では100%再吸収される[2]．また，近位尿細管にはNa$^+$/H$^+$交換系があり，Na$^+$の再吸収とH$^+$の分泌が行われ，Na$^+$の再吸収に伴って受動的に水分が再吸収される[3]（☞図7-4）．ヘンレ係蹄下行脚では，周辺の間質液が高張浸透圧であることによる水分の受動的な再吸収が起こる[4]．ヘンレ係蹄上行脚には，Na$^+$-K$^+$-2Cl$^-$共輸送体があり，それらの電解質が再吸収される[5]．遠位尿細管では，Na$^+$-Cl$^-$共輸送体によりそれらの電解質が再吸収される[6]とともに，遠位尿細管後部および集合管にかけてアルドステロンの作用により活性化されるNa$^+$/K$^+$交換系によるNa$^+$再吸収およびK$^+$分泌が起こる[7]（☞図7-4）．また，集合管では，抗利尿ホルモン（バソプレシン）の作用による水分の再吸収が起こる[8]．

B　電解質平衡異常と治療薬

1　電解質平衡異常

腎臓では，水分および各種電解質の排泄を調節して，体液の恒常性を保っている．これらのバランスが乱れることで，さまざまな症状（浮腫，脱水，けいれんなど）を引き起こす（**表7-2**）．

表 7-2　電解質平衡異常の主な症状とその治療薬

分類	電解質平衡異常*	主な症状	対応	一般名（商品名）	知っておきたい注意事項
ナトリウム	低 Na 血症 <135 mEq/L	脳浮腫（頭痛, 傾眠, 悪心・嘔吐, 昏睡など）	Na 補給	塩化ナトリウム注	
	高 Na 血症 >145 mEq/L	口渇, 高熱, けいれんなど	水分補給	経口補水 5% ブドウ糖液	
カリウム	低 K 血症 <3.5 mEq/L	全身倦怠感, テタニー症状（しびれ, 呼吸困難など）, 麻痺性イレウス, 筋力低下, 心室性不整脈など	K 補給	塩化カリウム製剤（KCL 注, スローケー） L-アスパラギン酸カリウム（アスパラカリウム）	注射剤は急速静注すると, 不整脈や心停止を起こすので, 必ず希釈して, 点滴静注すること
	高 K 血症 >5.5 mEq/L	不整脈, 心停止, 下痢, 筋力低下など	K 排泄促進	ポリスチレンスルホン酸カルシウム（カリメート, アーガメイト） ポリスチレンスルホン酸ナトリウム（ケイキサレート）	腸閉塞を起こすことがあるため, 便秘には注意する
カルシウム	低 Ca 血症 <8.5 mg/dL	テタニー症状	Ca 補給	グルコン酸カルシウム水和物（カルチコール） L-アスパラギン酸カルシウム水和物（アスパラ-CA）	
	高 Ca 血症 >12.0 mg/dL	悪心・嘔吐, 多尿, 異所性石灰化（動脈硬化など）, 意識低下など	Ca 排泄促進	生理食塩液, フロセミド（ラシックス）	
			Ca 吸収抑制	エルカトニン（エルシトニン） ゾレドロン酸水和物（ゾメタ） パミドロン酸二ナトリウム水和物	ゾレドロン酸とパミドロン酸は悪性腫瘍による高 Ca 血症に適応
リン	低 P 血症 <2.5 mg/dL	筋力低下, 意欲低下, (慢性) くる病, 骨軟化症	P 補給	リン酸二水素ナトリウム一水和物/無水リン酸水素二ナトリウム（ホスリボン）	
	高 P 血症 >4.5 mg/dL	異所性石灰化（動脈硬化など）	P 吸収抑制	沈降炭酸カルシウム（カルタン） セベラマー（レナジェル, フォスブロック） クエン酸第二鉄水和物（リオナ）	消化管内で食物由来のリン酸イオンと結合して, 腸管からのリンの吸収を抑制する
マグネシウム	低 Mg 血症 <1.6 mg/dL	食欲低下, テタニー症状	Mg 補給	硫酸マグネシウム注	
	高 Mg 血症 >3.0 mg/dL	起立性低血圧, 徐脈, 意識混濁など	Mg 拮抗作用	塩化カルシウム注	

*基準値は医療機関により異なることがある.

2 ｜ 電解質平衡異常の治療薬

　　電解質平衡異常の治療では, 過剰な場合は体外への排泄を促す薬剤を, 不足している場合は体内に補う薬剤を投与することを原則とする. 一方, さまざまな要因が絡み合っていることが多いため, 原因や病態を把握し, それに応じて治療薬も適応される（表7-2）.

C ｜ 利尿薬

1 ｜ 利尿薬の薬物療法への適応

　　利尿薬は, 腎臓で生成される尿量を増加させるはたらきをもち, 過剰な体液を体外に排出させる. うっ血性心不全, 腎不全, 肝硬変などの浮腫の改善のほか, 脳出血や脳梗塞などの脳浮腫, 緑内障, 高血圧症にも適応がある. それぞれの疾患により用いられる利尿薬が異なる.

2 | 薬物療法の方針

　　利尿薬は，さまざまな疾患に伴う浮腫などの改善に用いられるため，患者の原疾患や病態（腎機能の程度など），利尿の目的を考慮しながら選択される．また，さまざまな副作用を考慮して併用薬の選択や副作用の軽減を検討すべきである．

3 | 利尿薬の分類と作用機序

　　利尿薬には，尿細管における Na^+ や水分の再吸収を抑制する薬物（ループ利尿薬，チアジド系利尿薬，カリウム保持性利尿薬，炭酸脱水酵素阻害薬），糸球体ろ過量を増加させる薬物（浸透圧利尿薬），心房性ナトリウム利尿ペプチド（ANP）などのホルモン製剤がある（**図7-2**，**表7-3**）．

a ループ利尿薬（フロセミド，トラセミド，アゾセミド）

　　ヘンレ係蹄上行脚の Na^+-K^+-$2Cl^-$ 共輸送体（Na^+，K^+，Cl^- の再吸収）を阻害し，ヘンレ係蹄周辺の間質液の浸透圧を低下させて，ヘンレ係蹄上行脚での水分の受動的な再吸収を抑制する．チアジド系利尿薬と比べて，利尿作用の発現時間が速くて強力であるが，持続時間は短い．

表7-3　利尿薬

分　類	一般名（商品名）	作　用	適　応	副作用
ループ利尿薬	フロセミド（ラシックス）トラセミド（ルプラック）アゾセミド（ダイアート）	ヘンレ係蹄上行脚の Na^+-K^+-$2Cl^-$ 共輸送体の阻害➡髄質部間質浸透圧の低下➡ヘンレ係蹄下行脚の水分の再吸収の抑制（尿の濃縮機構の抑制）➡尿量増加（利尿作用）	浮腫（心性，肝性，腎性）	低カリウム血症，高尿酸血症，高血糖
チアジド系利尿薬	トリクロルメチアジド（フルイトラン）ヒドロクロロチアジド（ヒドロクロロチアジド）	遠位尿細管前半部の Na^+-Cl^- 共輸送体の阻害➡Na^+ および水分の再吸収の抑制➡尿量増加（利尿作用）血管平滑筋の収縮の抑制作用	高血圧症浮腫（心性，肝性，腎性）	低カリウム血症，高尿酸血症，高血糖
カリウム保持性利尿薬 抗アルドステロン薬	スピロノラクトン（アルダクトンA）カンレノ酸カリウム（ソルダクトン）	遠位尿細管後半部から集合管のアルドステロン受容体の遮断➡Na^+/K^+ 交換系の抑制➡Na^+ および水分の再吸収の抑制，K^+ 排泄抑制➡尿量増加（利尿作用）	高血圧症浮腫（心性，肝性，腎性）	高カリウム血症，女性化乳房
カリウム保持性利尿薬 アミロライド感受性 Na^+ チャネル遮断薬	トリアムテレン（トリテレン）	遠位尿細管から集合管のアミロライド感受性 Na^+ チャネルの遮断➡Na^+/K^+ 交換系の抑制➡Na^+ および水分の再吸収の抑制，K^+ 排泄抑制➡尿量増加（利尿作用）		高カリウム血症
炭酸脱水酵素阻害薬	アセタゾラミド（ダイアモックス）	近位尿細管の炭酸脱水酵素の阻害➡Na^+/H^+ 交換系の抑制➡Na^+ および水分の再吸収の抑制➡尿量増加（利尿作用）	緑内障てんかんメニエール病	腎結石（アルカリ尿➡カルシウム塩の沈着）
浸透圧性利尿薬	D-マンニトール（マンニットール）濃グリセリン・果糖（グリセオール）イソソルビド（イソバイド）	血液浸透圧の上昇➡原尿の浸透圧の上昇➡尿細管から水分の再吸収の抑制➡尿量増加（利尿作用）	脳圧上昇の改善眼圧上昇の改善メニエール病	
バソプレシンV_2 受容体遮断薬	トルバプタン（サムスカ）	腎集合管のバソプレシンV_2 受容体の遮断➡バソプレシンによる水分の再吸収を阻害➡水分のみを選択的に排出（水利作用）	ループ利尿薬などのほかの利尿薬で効果不十分な体液貯留	高ナトリウム血症，血栓塞栓症
心房性ナトリウム利尿ペプチド（ANP）	カルペリチド（ハンプ）	血管平滑筋のANP受容体の刺激➡cGMP生成増加➡末梢血管拡張作用と Na^+ および水分の再吸収の抑制（利尿作用）	急性心不全	血圧低下

▶**副作用** 低カリウム血症（$Na^+-K^+-2Cl^-$共輸送体阻害➡遠位尿細管腔内Na^+濃度上昇➡Na^+/K^+交換系活性化➡K^+の排泄促進），高血糖症（低カリウム血症によるインスリン分泌抑制），高尿酸血症（近位尿細管での尿酸の再吸収促進，遠位尿細管での分泌抑制）．

b チアジド系利尿薬 （トリクロルメチアジド，ヒドロクロロチアジド）

遠位尿細管前半部のNa^+-Cl^-共輸送体（Na^+，Cl^-の再吸収）を阻害する．水分の再吸収はNa^+の再吸収に伴って受動的に起こるので，Na^+の再吸収の抑制は水分の再吸収も抑制する．チアジド系利尿薬は，利尿作用とあわせて血管平滑筋に直接作用して血管を拡張することから降圧作用を示す（☞ p.56）．

▶**副作用** 低カリウム血症（Na^+-Cl^-共輸送体阻害➡遠位尿細管腔内Na^+濃度上昇➡Na^+/K^+交換系活性化➡K^+の排泄促進），高カルシウム血症，高血糖症，高尿酸血症（☞ループ利尿薬の副作用参照），光線過敏症．

c カリウム保持性利尿薬

カリウム保持性利尿薬は，K^+の尿中排泄を抑制しながら利尿作用を示すという特徴がある．体内のカリウムを保持するため，ほかの利尿薬のように低カリウム血症を生じさせないという特徴から**カリウム保持性利尿薬**とよばれている．

1）抗アルドステロン薬（アルドステロン拮抗薬）（スピロノラクトン，カンレノ酸カリウム）

遠位尿細管後半部および集合管のアルドステロン受容体に結合し，アルドステロンと競合的に拮抗することにより，Na^+/K^+交換系を抑制し，Na^+の再吸収およびK^+の排泄を抑制する（図7-3）．Na^+の再吸収抑制に伴い水分の再吸収が抑制され，利尿効果を示す．しかし，利尿効果は弱いので単独での使用は少なく，ループ利尿薬やチアジド系利尿薬の効果増強と低カリウム血症の副作用を軽減する目的で併用される場合が多い．

▶**副作用** 高カリウム血症（K^+排泄の抑制），女性化乳房（エストロゲン様作用）．

2）アミロライド感受性Na^+チャネル遮断薬（トリアムテレン）

遠位尿細管および集合管の管腔側細胞膜のアミロライド感受性Na^+チャネルを直接的に遮断して，Na^+の再吸収を抑制する．Na^+の再吸収抑制に伴い水分の再吸収が抑制され，利尿効果を示す．アミロライド感受性Na^+チャネルは，Na^+/K^+交換系の一部でもあるの

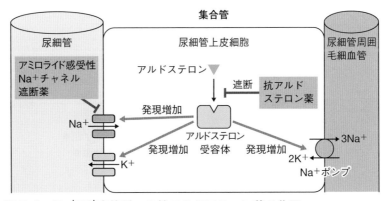

図7-3 **Na^+/K^+交換系への抗アルドステロン薬の作用**

でK$^+$の排泄も抑制する.

　▶ **副作用**　高カリウム血症（K$^+$排泄の抑制）.

d　炭酸脱水酵素阻害薬（アセタゾラミド）

　　　腎臓において，近位尿細管の炭酸脱水酵素を阻害し，尿細管上皮細胞内で産生されるH$^+$を減少させ，Na$^+$/H$^+$交換系を抑制し，Na$^+$の再吸収を抑制する（**図7-4**）．水分の再吸収はNa$^+$の再吸収に伴って受動的に起こるので，Na$^+$の再吸収の抑制は水分の再吸収も抑制する．緑内障治療にも用いられる（☞ p.244）.

　▶ **副作用**　低カリウム血症（尿細管内Na$^+$濃度上昇 ➡ 遠位尿細管Na$^+$/K$^+$交換系活性化 ➡ K$^+$排泄促進）．代謝性アシドーシス（H$^+$の尿細管内分泌抑制 ➡ 血液のpHが酸性側［pH 7.35未満］に変化）.

e　浸透圧利尿薬（D-マンニトール，濃グリセリン・果糖，イソソルビド）

　　　浸透圧利尿薬を投与することにより血液の浸透圧が上昇し，組織の水分が血管内に吸引され，腎血流量が増加し，糸球体ろ過量が増大する．また，浸透圧利尿薬は尿細管でほとんど再吸収されないため，尿細管腔内の浸透圧が上昇し，尿細管からのNa$^+$と水分の再吸収が抑制され，利尿効果を示す．脳浮腫の改善に用いられることが多い.

f　その他

1）バソプレシンV$_2$受容体遮断薬（トルバプタン）

　　　集合管上皮細胞のバソプレシンV$_2$受容体を遮断することにより，バソプレシンによる水分の再吸収を抑制する．水分を選択的に排泄し，電解質排泄の増加を伴わない利尿作用（水利作用）を示し，ほかの利尿薬で効果不十分な体液貯留に用いられる.

　▶ **副作用**　高ナトリウム血症，血栓塞栓症，腎不全など（水分を選択的に排泄することで脱水傾向になるため）.

2）心房性ナトリウム利尿ペプチド（ANP）（カルペリチド）（☞ p.64）

　　　血管平滑筋のANP（atrial natriuretic peptide）受容体を刺激して，末梢血管（腎血管を含む）を拡張させるので，腎血流量が増加して糸球体ろ過が促進される．また，尿細管では，Na$^+$の再吸収を抑制し，付随して水分の再吸収を抑制する.

　▶ **副作用**　血圧低下，低血圧性ショック，徐脈など.

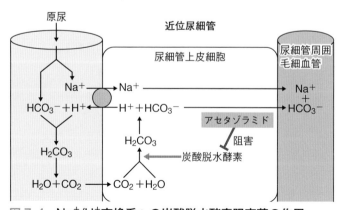

図7-4　Na$^+$/H$^+$交換系への炭酸脱水酵素阻害薬の作用

看護のポイント　利尿薬の投与時の注意点：利尿薬は投与により排尿回数が増加するため，夜間の頻尿で睡眠を妨げることがないように，午前中に投与することが望ましい．また，排尿回数の増加を嫌がり水分を控える患者（とくに高齢者に多い）がいるため，脱水を予防するためにも適度な水分補給を促す必要がある．

D　神経因性膀胱と治療薬

1　蓄尿と排尿のしくみ

　腎臓で生成された尿は膀胱に蓄えられる（蓄尿）．膀胱の容量は成人で $300 \sim 500$ mL であり，膀胱内に尿が $150 \sim 300$ mL たまると尿意を感じて尿道を通じて体外に排出される（排尿）．排尿時には副交感神経の興奮による排尿筋（膀胱平滑筋）の収縮（M_3 受容体）および内尿道括約筋の弛緩（M_3 受容体）が起こる（**図 7-5**）．また，体性神経支配の外尿道括約筋が弛緩（β_2 受容体）する．交感神経が興奮すると，排尿筋が弛緩（$\beta_2 \cdot \beta_3$ 受容体）するとともに，内尿道括約筋が収縮（α_1 受容体）して蓄尿される．

2　神経因性膀胱

　神経因性膀胱とは，排尿に関与する脳，脊髄，末梢神経の障害によって，膀胱の蓄尿・排尿機能に異常が生じた状態のことである．障害される部位によって病態や症状が異なり，上位型（仙髄より中枢の神経）と下位型（仙髄より末梢の神経）に分けられる．

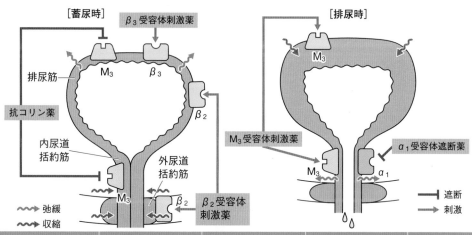

	排尿筋	内尿道括約筋	外尿道括約筋	生理機能
交感神経（下腹神経）	弛緩 （$\beta_2 \cdot \beta_3$ 受容体）	収縮 （α_1 受容体）	支配なし	蓄尿時 （排尿抑制）
副交感神経（骨盤神経）	収縮 （M_3 受容体）	弛緩 （M_3 受容体）	支配なし	排尿時 （排尿開始）
体性神経（陰部神経）	支配なし	支配なし	収縮 （β_2 受容体）	排尿の一時停止

図 7-5　排尿調節機構と治療薬の作用部位

　　上位型は痙性神経因性膀胱といい，主に蓄尿障害であり，膀胱が過敏な状態になるため，頻尿や切迫性尿失禁（突然強い尿意に襲われて，トイレに間に合わずに漏らしてしまう状態）などの症状が現れる．下位型は弛緩性神経因性膀胱といい，主に排尿障害であり，膀胱が弛緩し過ぎて収縮できなくなる．また，尿意を自覚することができないことが多く，尿が出ない尿閉や膀胱容量を超えて尿があふれてくる溢流性尿失禁（尿を出したいのに出せず，高度の残尿のため尿が少しずつ漏れ出てしまう状態）などの症状が現れる．

3　蓄尿障害治療薬（過活動膀胱治療薬）

　　蓄尿障害の治療薬のうち，排尿筋の不随意な収縮を抑制する抗コリン薬（プロピベリン，オキシブチニン，ソリフェナシン）やアドレナリン β_3 受容体刺激薬（ミラベグロン）は，過活動膀胱や神経因性膀胱による頻尿や尿失禁に用いられる（**表 7-4**）．また，外尿道括約筋を収縮させる β_2 受容体刺激薬（クレンブテロール）は，腹圧性尿失禁に用いられる．

4　排尿障害治療薬（低活動性膀胱治療薬）

　　排尿障害の治療には，副交感神経を刺激して，排尿筋の収縮（アセチルコリン M_3 受容体）および内尿道括約筋の弛緩（M_3 受容体）を促す作用をもつ M_3 受容体刺激薬（ベタネコール）およびコリンエステラーゼ阻害薬（ジスチグミン）が用いられる（**表 7-5**）．また，選択的アドレナリン α_1 受容体遮断薬のうちウラピジルは，内尿道括約筋の収縮（α_1 受容体）を抑制して排尿を助けるため，排尿障害に適応がある．

表 7-4　蓄尿障害治療薬（過活動膀胱治療薬）

分　類	一般名（商品名）	作　用	知っておきたい注意事項
抗コリン薬	プロピベリン（バップフォー） オキシブチニン（ポラキス） ソリフェナシン（ベシケア） イミダフェナシン（ウリトス）	・排尿筋の M_3 受容体の遮断➡排尿筋の収縮を抑制（膀胱容量の増大） ・抗コリン作用に加えて，Ca^{2+} チャネルの遮断➡排尿筋の弛緩（膀胱容量の増大）	副作用：口渇や便秘がみられる（抗コリン作用のため） 禁忌：尿閉，閉塞隅角緑内障，イレウスのある患者（抗コリン作用のため）
β_3 受容体刺激薬	ミラベグロン（ベタニス）	・排尿筋の β_3 受容体の刺激➡膀胱の弛緩を促進（蓄尿機能の亢進）	副作用：抗コリン薬に比べて，口渇や便秘の副作用が少ない
β_2 受容体刺激薬	クレンブテロール（スピロペント）	・排尿筋の β_2 受容体の刺激➡排尿筋の弛緩 ・外尿道括約筋の β_2 受容体の刺激➡外尿道括約筋を収縮	腹圧性尿失禁に用いられる
平滑筋弛緩薬	フラボキサート（ブラダロン）	・電位依存性 Ca^{2+} チャネル遮断作用やホスホジエステラーゼ阻害作用➡cAMP 濃度の上昇➡排尿筋の弛緩（膀胱容量の増大）	抗コリン薬に比べて作用は弱いが，副作用は少ない

表 7-5　排尿障害治療薬（低活動性膀胱治療薬）

分　類	一般名（商品名）	作　用	副作用
M_3 受容体刺激薬	ベタネコール（ベサコリン）	排尿筋および内尿道括約筋の M_3 受容体の直接刺激➡排尿筋の収縮および内尿道括約筋の弛緩➡排尿促進	コリン作動性クリーゼ（腹痛，下痢，発汗，縮瞳など）
コリンエステラーゼ阻害薬	ジスチグミン（ウブレチド） ネオスチグミン（ワゴスチグミン）	コリンエステラーゼ阻害➡アセチルコリンの蓄積➡排尿筋の収縮および内尿道括約筋の弛緩➡排尿促進	同上
選択的 α_1 受容体遮断薬	ウラピジル（エブランチル）	内尿道括約筋の α_1 受容体遮断➡内尿道括約筋の収縮抑制➡排尿促進	起立性低血圧（血管平滑筋の α_1 受容体に作用するため）

E 前立腺肥大症と治療薬

1 前立腺肥大症

前立腺は，男性の付属生殖腺の1つであり，尿道を取り囲んでいる．前立腺肥大症とは，加齢に伴い前立腺移行領域の腺上皮および間質細胞の過形成（前立腺肥大）により，下部尿路の閉塞が生じ，さまざまな下部尿路症状（排尿困難，残尿感，頻尿など）を呈する状態をいう．原因の1つとしては，加齢とともに男性ホルモンの分泌が減ることで男性ホルモンと女性ホルモンのバランスが崩れることが考えられる．

2 前立腺肥大症治療薬

前立腺肥大症の治療薬には，前立腺平滑筋の α_1 受容体を選択的に遮断して，肥大した前立腺による尿道の圧迫を減らす選択的 α_1 受容体遮断薬や，前立腺に対する男性ホルモンの作用を抑制することによって，前立腺の容積を減少させる 5α 還元酵素阻害薬および抗アンドロゲン薬がある（図7-6，表7-6）．副作用と禁忌は表7-6 参照．

a 選択的 α_1 受容体遮断薬（タムスロシン，シロドシン，ナフトピジル）

前立腺平滑筋の α_1 受容体を遮断して，肥大した前立腺による尿道の圧迫を減らし，排尿障害を改善する．α_1 受容体にはサブタイプがあり，α_{1B} 受容体は血管平滑筋に存在し，α_{1A} 受容体および α_{1D} 受容体は前立腺や尿道に局在する．したがって，前立腺肥大の治療には，α_{1A} 受容体および α_{1D} 受容体を選択的に遮断する薬物が適応されることが多い．タムスロシンおよびシロドシンは α_{1A} 受容体に選択的であり，ナフトピジルは α_{1D} 受容体に選択性が高い．

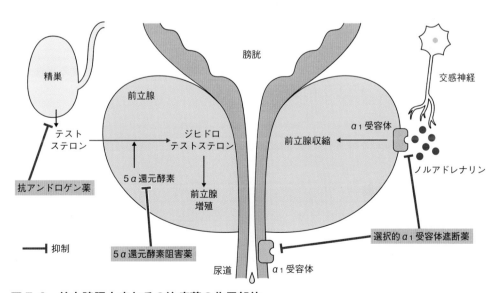

図7-6　前立腺肥大症とその治療薬の作用部位

表7-6　前立腺肥大症治療薬

分　類	一般名（商品名）	作　用	副作用
選択的 α_1 受容体遮断薬	タムスロシン（ハルナール）シロドシン（ユリーフ）ナフトピジル（フリバス）	前立腺平滑筋と尿道の α_1 受容体の遮断	起立性低血圧（血管平滑筋の α_1 受容体に少しは作用するため）
5α 還元酵素阻害薬	デュタステリド（アボルブ）	テストステロンからジヒドロテストステロンに変換する 5α 還元酵素を阻害	勃起不全，性欲減退，女性化乳房（男性ホルモンの作用を抑制するため）
抗アンドロゲン薬	クロルマジノン（プロスタール）アリルエストレノール（メイエストン）	テストステロン産生の抑制	勃起不全，性欲減退，女性化乳房（男性ホルモンの作用を抑制するため）

表7-7　尿路結石治療薬

分　類	一般名（商品名）	作　用
クエン酸製剤	クエン酸カリウム・クエン酸ナトリウム配合剤（ウラリット）	・シュウ酸カルシウムおよびリン酸カルシウムの結晶生成の抑制 ・尿中 pH の上昇（アルカリ化）➡ 酸性尿の改善➡尿酸結石やシスチン結石の排出促進
尿酸合成阻害薬	アロプリノール（ザイロリック）	・尿酸合成の抑制➡尿酸結石の予防
キレート剤	チオプロニン（チオラ）	・尿中でシスチンと水溶性化合物の形成➡シスチンの結晶化の抑制
チアジド系利尿薬	トリクロルメチアジド（フルイトラン）	・尿中のカルシウム排泄量減少➡結石の生成の抑制
マグネシウム製剤	酸化マグネシウム（マグミット）	・腸管でシュウ酸と結合し，吸収の抑制➡尿中で可溶性のシュウ酸マグネシウムの形成➡結石の形成の抑制

［日本泌尿器学会ほか（編）：尿路結石症診療ガイドライン2013年版，金原出版株式会社，2013 を参考に作成］

b　5α 還元酵素阻害薬（デュタステリド）

　　精巣から分泌されたテストステロンは前立腺細胞に取り込まれ，5α 還元酵素の作用によりジヒドロテストステロンに変換されて前立腺細胞を増殖させる．5α 還元酵素阻害薬は，ジヒドロテストステロン産生を抑制して前立腺肥大を改善する．

c　抗アンドロゲン薬（クロルマジノン，アリルエストレノール）

　　精巣からのテストステロン産生を抑制することで，前立腺に対する男性ホルモンの作用を抑制し，肥大した前立腺を縮小させる．

F　その他の泌尿器系疾患と治療薬

1　尿路結石治療薬

　　尿路結石は，尿成分の一部が析出・結晶化し，これらが沈着・増大して尿路（腎臓，尿管，膀胱，尿道）内で形成された石様構造物である．女性に比べて男性に多く，結石ができる場所や原因となる成分により特徴が異なる．治療は，結石を破砕する積極的治療と，結石の生成を抑制したり，結石を溶解して排出を促進したりすることで再発を予防する薬物療法に分けられる（表7-7）．

2 ｜ 勃起不全治療薬

　勃起不全とは，満足な性行為を行うのに十分な勃起が得られないか，または，維持できない状態のことである．治療の第1選択として，ホスホジエステラーゼ（PDE）5阻害薬を用いるが，効果不良であれば局所治療や外科的治療が考慮される．

　PDE5阻害薬には，シルデナフィル，バルデナフィル，タダラフィルがある．いずれも，cGMPの分解酵素であるPDE5を選択的および競合的に阻害し，陰茎海綿体平滑筋細胞内のcGMP量を増加させ，陰茎海綿体洞の血管を拡張し，血流を増加させることにより性的刺激に対する勃起反応を高める．

　▶ **副作用**　低血圧，頭痛，ほてりなど（血管拡張作用による）．

　▶ **禁　忌**　硝酸薬（ニトログリセリン，亜硝酸アミル，硝酸イソソルビドなど）との併用禁忌（降圧作用が増強して，過度の血圧低下を招くおそれがある）．

8 ホルモン関連薬

A 内分泌系

　生体のホメオスタシス（恒常性）は，細胞間情報伝達物質である神経伝達物質，ホルモン，オータコイド，サイトカインなどにより調節されている．ホルモンによる細胞間情報伝達機構を内分泌系という．ホルモンは，内分泌器官で合成されて血中に放出（分泌）され標的器官（標的細胞）に運ばれて，それぞれの受容体に結合して細胞機能を変化させる．ホルモン受容体は，細胞膜受容体と細胞内受容体がある．細胞内受容体はホルモンが結合していないときの存在部位により細胞質受容体（ホルモンが結合すると核内に移行することから核内受容体ともいう）と核受容体に分類される．水溶性ホルモン（ペプチドホルモン，カテコールアミン）は細胞膜受容体に結合して，細胞質内のセカンドメッセンジャー濃度を調節して細胞機能を変化させる．一方，脂溶性ホルモン（ステロイドホルモン，甲状腺ホルモンなど）は，細胞膜を透過して細胞内受容体に結合し，そのホルモン–受容体複合体が細胞核内で遺伝子（DNA）に結合してRNAへの転写を調節する．そのRNAの転写量変化がタンパク質の発現変化を起こして細胞機能を変化させる（図8-1）．

　内分泌器官には，下垂体，松果体，甲状腺，副甲状腺（上皮小体），副腎，膵臓，性腺がある（図8-2，表8-1）．これらの器官に加えて，腎臓，心臓，小腸などから分泌されるホルモンもある．健常人ではホルモンの分泌は一定の調節を受けているが，さまざまな原因で過剰となった場合を分泌異常症，ホルモン分泌が異常に低下した場合を欠乏症（欠損症）という．

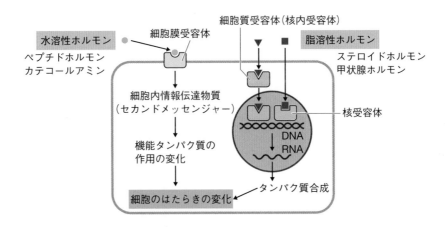

図8-1　ホルモンの作用機序

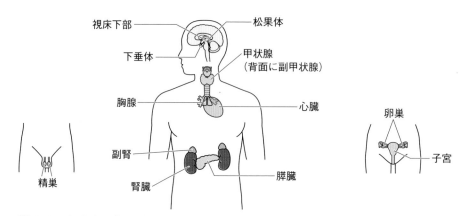

図 8-2　内分泌器官

表 8-1　ホルモンとその作用

分泌器官		ホルモン名	主な生理作用
視床下部		副腎皮質刺激ホルモン放出ホルモン（CRH）	ACTH の産生・分泌の促進
		甲状腺刺激ホルモン放出ホルモン（TRH）	TSH および PRH の産生・分泌の促進
		性腺刺激ホルモン（ゴナドトロピン）放出ホルモン（GnRH＝LH-RH）	FSH および LH の産生・分泌の促進
		成長ホルモン放出ホルモン（GHRH）	GH の産生・分泌の促進
		成長ホルモン放出抑制ホルモン（GHIH，ソマトスタチン）	GH の産生・分泌の抑制
		プロラクチン放出抑制ホルモン（PIH，ドパミン）	PRL の産生・分泌の抑制
下垂体前葉		副腎皮質刺激ホルモン（ACTH）	副腎皮質での糖質コルチコイドと男性ホルモンの産生・分泌の促進
		甲状腺刺激ホルモン（TSH）	甲状腺での甲状腺ホルモンの産生・分泌の促進
		卵胞刺激ホルモン（FSH）	女性：卵胞の成熟，エストロゲンの産生・分泌の促進 男性：精子形成
		黄体形成ホルモン（LH）＝間質細胞刺激ホルモン（ICSH）	女性：黄体の形成，プロゲステロンの産生・分泌の促進，排卵誘発 男性：精巣・間質細胞での男性ホルモンの産生・分泌の促進
		成長ホルモン（GH）	直接作用：血糖上昇，タンパク質同化促進 間接作用：肝臓などのインスリン様成長因子の産生・分泌を介する骨の成長
		プロラクチン（PRL）	乳腺の発育，乳汁の産生・分泌の促進，性腺機能の抑制
下垂体後葉		バソプレシン［抗利尿ホルモン（ADH）］	腎集合管での水再吸収の促進，（抗利尿作用）
		オキシトシン	子宮平滑筋の律動的収縮（陣痛の促進），射乳（授乳時）
松果体		メラトニン	概日リズム，睡眠誘発
甲状腺	濾胞上皮細胞	甲状腺ホルモン［チロキシン（T$_4$），トリヨードチロニン（T$_3$）］	基礎代謝の上昇，糖代謝促進（血糖上昇），タンパク質分解促進，脂質分解の促進，心機能の促進（心臓の β 受容体数の増加）
	傍濾胞細胞	カルシトニン	血中 Ca^{2+} 濃度の低下（骨吸収の抑制，腎臓での Ca^{2+} 排泄の促進），血中リン濃度の低下（腎臓でのリン排泄促進）
副甲状腺（上皮小体）		上皮小体ホルモン（パラトルモン）	血中 Ca^{2+} 濃度の上昇（破骨細胞の活性化による骨吸収の促進，腎臓での Ca^{2+} 再吸収の促進，腎臓でのビタミン D$_3$ の活性化），腎臓でのリン排泄の促進

（表8-1 つづき）

副腎皮質	球状層	鉱質コルチコイド（アルドステロン）	腎尿細管でのNa^+再吸収の促進，K^+排泄促進
	束状層	糖質コルチコイド（コルチゾン，ヒドロコルチゾンなど）	糖新生の促進（血糖上昇），タンパク質分解の促進，脂質分解の促進，免疫抑制作用
	網状層	男性ホルモン＝アンドロゲン（デヒドロエピアンドロステロン，アンドロステンジオン）	男性ホルモン・女性ホルモンの前駆体 男性ホルモン作用
副腎髄質		カテコールアミン（アドレナリン，ノルアドレナリン）	交感神経様作用，血糖上昇
性腺	卵巣	女性ホルモン［卵胞ホルモン＝エストロゲン（エストラジオールなど），黄体ホルモン（プロゲステロン）］	エストロゲン：卵胞成長，子宮内膜の増殖，第二次性徴（思春期），子宮筋の発育（妊娠時） プロゲステロン：子宮内膜の維持，排卵抑制，基礎体温の上昇，オキシトシン感受性低下（妊娠時の子宮収縮抑制）
	精巣	男性ホルモン＝アンドロゲン（テストステロンなど）	精子形成の促進，タンパク質合成促進，第二次性徴（思春期）
胎盤		絨毛性ゴナドトロピン	胎盤でのプロゲステロンの産生・分泌の促進
膵臓・ランゲルハンス島A細胞		グルカゴン	血糖上昇（グリコーゲン分解の促進，糖新生の促進）
膵臓・ランゲルハンス島B細胞		インスリン	血糖降下（糖利用の促進，糖から中性脂肪への合成促進），タンパク質合成促進
膵臓・ランゲルハンス島D細胞		ソマトスタチン	成長ホルモン分泌の抑制，インスリンとグルカゴン分泌の抑制
胃・G細胞		ガストリン	胃酸分泌の促進
小腸		セクレチン	膵臓からのアルカリ性膵液分泌の促進，ガストリン分泌の抑制
		コレシストキニン	膵臓からの消化酵素を多く含む膵液の分泌促進，胆汁分泌の促進（胆嚢収縮作用）
		グルカゴン様ペプチド-1（GLP-1）	インスリン分泌の促進
心臓		心房性ナトリウム利尿ペプチド（ANP）	腎臓でのNa^+排泄促進，利尿作用，体内水分排泄

CRH：corticotropin-releasing hormone，TRH：thyrotropin-releasing hormone，GnRH：gonadotropin-releasing hormone，LH-RH：luteinizing hormone-releasing hormone，GHRH：growth hormone-releasing hormone，GHIH：growth hormone-inhibiting hormone，PIH：prolactin-inhibiting hormone，ACTH：adrenocorticotropic hormone，TSH：thyroid-stimulating hormone，FSH：follicle-stimulating hormone，LH：luteinizing hormone，ICSH：interstitial cell-stimulating hormone，GH：growth hormone，PRL：prolactin，ADH：antidiuretic hormone，GLP-1：glucagon-like peptide-1，ANP: atrial natriuretic peptide

---

B 視床下部-下垂体系と関連薬

　　視床下部ホルモンは，間脳の視床下部で産生・分泌され，下垂体内の下垂体門脈の血流を介して下垂体前葉に到達し，それぞれの内分泌細胞（下垂体前葉ホルモン分泌細胞）上の受容体に結合して下垂体前葉ホルモンの産生・分泌を調節する．これを視床下部-下垂体系という（図8-3）．

1 視床下部ホルモン関連薬（表8-2）

　　視床下部ホルモンは，下垂体前葉ホルモンの合成・分泌を調節しており，下垂体前葉ホルモンの放出を促進する放出ホルモンと分泌を抑制する放出抑制ホルモンがある．

　　視床下部ホルモンは，下垂体機能検査や下垂体前葉ホルモン分泌異常による疾患の治療に用いられる．また，性ホルモンに依存して発症する疾患（閉経前乳がん，前立腺がん，

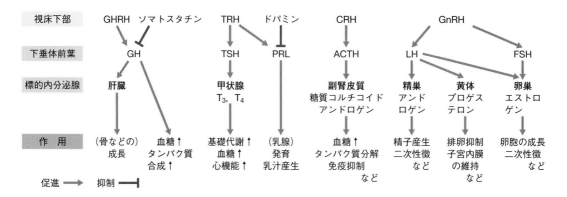

図 8-3　視床下部-下垂体系のホルモン分泌機構

表 8-2　**視床下部ホルモン関連薬**

ホルモン	作用・薬物分類	一般名（商品名）	適　応
副腎皮質刺激ホルモン放出ホルモン（CRH）	合成 CRH（補充）	コルチコレリン（ヒト CRH）	検査：視床下部・下垂体・副腎皮質系ホルモン分泌機能検査
甲状腺刺激ホルモン放出ホルモン（TRH）	TRH 製剤（補充）	プロチレリン（ヒルトニン）	検査：下垂体 TSH 分泌機能検査，下垂体プロゲステロン分泌機能検査 治療：頭部外傷やくも膜下出血に伴う昏睡・半昏睡を除く遷延性意識障害など
性腺刺激ホルモン放出ホルモン（GnRH）	GnRH 製剤（補充）	ゴナドレリン（LH-RH）	検査：下垂体 LH 分泌機能検査
	GnRH 受容体刺激薬（受容体脱感作）	リュープロレリン（リュープリン）	治療：閉経前乳がん，前立腺がん，子宮筋腫など
		ゴセレリン（ゾラデックス）	治療：閉経前乳がん，前立腺がん
		ブセレリン（スプレキュア）	治療：子宮筋腫，子宮内膜症
	GnRH 受容体遮断薬	セトロレリクス（セトロタイド）	治療：調節卵巣刺激下における早発排卵の防止
		デガレリクス（ゴナックス）	治療：前立腺がん
成長ホルモン放出ホルモン（GHRH）	GHRH 製剤（補充）	ソマトレリン（GRF）	検査：下垂体成長ホルモン分泌機能検査
	ソマトスタチン誘導体（補充）	オクトレオチド（サンドスタチン）	治療：先端巨大症，下垂体性巨人症
プロラクチン放出抑制ホルモン（PIH）	D_2 受容体刺激薬	カベルゴリン（カバサール） ブロモクリプチン（パーロデル）	治療：乳汁漏出症，産褥性乳汁分泌抑制の目的など

　子宮筋腫，子宮内膜症）などの治療には，性腺刺激ホルモン放出ホルモン（GnRH）受容体刺激薬の持続・反復投与が用いられる．この持続・反復投与は GnRH 受容体の脱感作（受容体数の減少や感受性の低下）を起こして性腺刺激ホルモン（黄体形成ホルモン，卵胞刺激ホルモン）の産生・分泌を抑制する．

2 │ 下垂体ホルモン関連薬（表8-3）

a 下垂体前葉ホルモン関連薬

　下垂体前葉には，甲状腺刺激ホルモン（TSH），副腎皮質刺激ホルモン（ACTH），性腺

表8-3 下垂体ホルモン関連薬

	ホルモン	作用・薬物分類	一般名（商品名）	適応
前葉	副腎皮質刺激ホルモン（ACTH）	ACTH製剤（補充）	テトラコサクチド（コートロシン）	検査：副腎皮質機能検査
			テトラコサクチド（コートロシンZ）	治療：点頭てんかん，気管支喘息，関節リウマチ，ネフローゼ症候群
	甲状腺刺激ホルモン（TSH）	TSH製剤（補充）	ヒトチロトロピン アルファ（タイロゲン）	検査：分化型甲状腺がんで甲状腺摘出後の診断の補助，分化型甲状腺がんで甲状腺摘出後放射性ヨウ素によるアブレーションの補助
	性腺刺激ホルモン（ゴナドトロピン）	ヒト下垂体性性腺刺激ホルモン（補充）	ヒト下垂体性性腺刺激ホルモン（HMG）	治療：間脳性（視床下部性）無月経，下垂体性無月経の排卵誘発
		ヒト絨毛性性腺刺激ホルモン（補充）	ヒト絨毛性性腺刺激ホルモン（ゴナトロピン）	検査：精巣・卵巣の機能検査 治療：無排卵症黄体機能不全症，男子不妊症妊娠初期の切迫流産，習慣性流産など
		FSH製剤（補充）	ホリトロピン アルファ（ゴナールエフ）	治療：視床下部-下垂体機能障害などによる無排卵における排卵誘発，低ゴナドトロピン性男子性腺機能低下症における精子形成の誘導
	成長ホルモン（GH）	GH製剤（補充）	ソマトロピン（グロウジェクト）	治療：GH分泌不全性低身長症など
		ソマトメジンC（IGF-1）製剤（補充）	メカセルミン（ソマゾン）	治療：インスリン受容体異常症などによる高血糖，高インスリン血症，黒色表皮腫，多毛の改善成長ホルモン単独欠損症などによる成長障害の改善
		GH受容体遮断薬	ペグビソマント（ソマバート）	治療：先端巨大症におけるIGF-1（ソマトメジンC）分泌過剰状態および諸症状の改善
後葉	オキシトシン	オキシトシン製剤（補充）	オキシトシン（アトニン-O）	治療：分娩誘発，微弱陣痛，弛緩出血，胎盤娩出前後，子宮復古不全，帝王切開術（胎児の娩出後），流産，人工妊娠中絶
	バソプレシン	バソプレシン製剤（補充）	合成バソプレシン（ピトレシン）	検査：下垂体性または腎性尿崩症の鑑別診断 治療：中枢性尿崩症など
			デスモプレシン（デスモプレシン）	治療：中枢性尿崩症
		バソプレシンV₂受容体遮断薬	モザバプタン（フィズリン）	治療：異所性抗利尿ホルモン産生腫瘍による抗利尿ホルモン不適合分泌症候群（SIADH）における低ナトリウム血症の改善
			トリバプタン（サムスカ）	治療：心不全および肝硬変における体液貯留などの進行抑制

HMG：human menopausal gonadotropin.

刺激ホルモン（ゴナドトロピン）のように末梢の内分泌腺を刺激するホルモンのほか，成長ホルモン（GH）やプロラクチンを分泌する細胞（下垂体前葉ホルモン分泌細胞）の集合体がある．

　ACTHおよびTSHの製剤は，それぞれ副腎皮質ホルモンおよび甲状腺摘出後の検査に用いられる．また，性腺刺激ホルモン（ゴナドトロピン）製剤およびGH製剤が補充薬として用いられる．一方，GH受容体遮断薬が先端巨大症の諸症状の改善に用いられる．

b 下垂体後葉ホルモン関連薬

　下垂体後葉ホルモン（バソプレシン，オキシトシン）は，視床下部（視索上核，室傍核）の視床下部ホルモン産生神経細胞で合成される．これらのホルモンは，下垂体後葉に到達した視床下部ホルモン産生神経細胞の終末から直接血液中へ分泌される．

　オキシトシンは，出産期に子宮平滑筋の律動的収縮を起こして陣痛を誘発する．オキシトシン製剤は，微弱陣痛や分娩誘発に用いられるほか，人工中絶や流産の目的でも適用さ

れる.

　バソプレシン関連薬（合成バソプレシン，デスモプレシン）は中枢性 尿 崩 症（下垂体性尿崩症）の治療に用いられるほか，合成バソプレシンは中枢性尿崩症と腎性尿崩症との識別検査にも用いられる.

　バソプレシン V_2 受容体遮断薬のモザバプタンは，抗利尿ホルモン不適合分泌症候群（SIADH，バソプレシンの過剰分泌）の治療に用いられる.

C　甲状腺ホルモンと関連薬

　甲状腺は，喉と気管の前面で蝶が羽を広げた形をした内分泌腺である．甲状腺は多数の小葉に分かれ，各小葉内には小さな袋（濾胞）が多数ある．濾胞の表皮部分には濾胞上皮細胞があり，その内部を濾胞腔という．濾胞と濾胞の間には結合組織，血管，傍濾胞細胞（C細胞）がある．濾胞では甲状腺ホルモン（チロキシン，トリヨードチロニン）が産生され，濾胞細胞から血中へ分泌される．一方，傍濾胞細胞ではカルシトニンが産生され，血中に分泌される.

1　甲状腺ホルモンの分泌調節と生理作用

　甲状腺ホルモンは，全身のほとんどの細胞に発現している甲状腺ホルモン受容体に作用し，①熱産生増加，②基礎代謝の増加，③血糖値上昇，④血中コレステロール値の低下，⑤タンパク質分解（骨格筋），⑥心機能の亢進（心臓 β_1 受容体数の増加），⑦身体・脳の発育（小児期）などがある.

　甲状腺ホルモンには，トリヨードチロニン（T_3，3つのヨウ素原子）とチロキシン（T_4，4つのヨウ素原子）がある（図8-4）．生理活性は T_3 が T_4 の約10倍であり，血中濃度は T_3 が T_4 の1/10である．T_4 は標的細胞内で脱ヨウ素化されて T_3 となる.

　視床下部から甲状腺刺激ホルモン放出ホルモン（TRH）が分泌されると，下垂体前葉から甲状腺刺激ホルモン（TSH）が分泌される．甲状腺刺激ホルモンが濾胞上皮細胞内の受容体に結合すると，甲状腺ホルモンが合成・分泌される．甲状腺ホルモンが過剰に分泌されると，上位ホルモン（TRH，TSH）の分泌が抑制される．これらの調節をネガティブ・フィードバック調節という.

2　甲状腺疾患と治療薬

　甲状腺疾患には，**甲状腺中毒症**（血中甲状腺ホルモン高値）と**甲状腺機能低下症**（血中

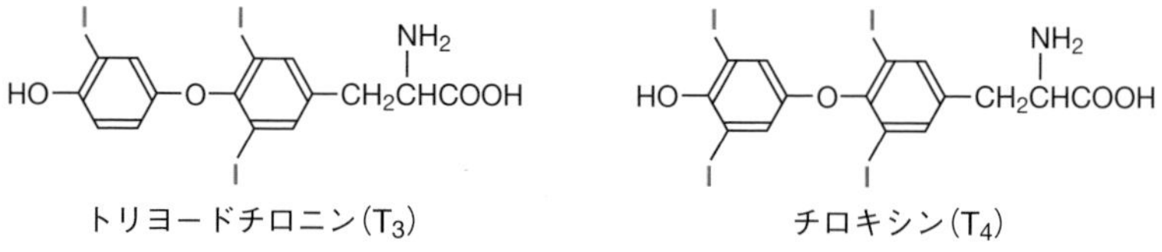

図8-4　**チロキシンとトリヨードチロニンの構造式**

甲状腺ホルモン低値〜正常値）がある．甲状腺中毒症には甲状腺機能亢進症を伴う場合とほかの原因で甲状腺ホルモンが高値となる場合がある．

a 甲状腺中毒症と治療薬

1）甲状腺中毒症

甲状腺の機能が亢進することにより甲状腺ホルモンの合成・分泌が過剰となり，血中の甲状腺ホルモンが高値となる疾病には**バセドウ病**がある．バセドウ病は，TSH受容体の自己抗体（抗TSH受容体抗体）が産生され，その自己抗体がTSH受容体を刺激して甲状腺ホルモンの分泌を亢進する．

2）甲状腺中毒症の治療薬

治療薬には，**チアマゾール，プロピルチオウラシル**がある．これらの薬物はいずれも，濾胞において甲状腺ホルモンの合成に必要なペルオキシダーゼを阻害して甲状腺ホルモンの合成を抑制する．チアマゾールは，プロピルチオウラシルよりも速効性・持続性があり，副作用も少ないことから甲状腺中毒症の第1選択薬とされる．一方，プロピルチオウラシルは，母乳の移行性や胎盤の通過性がチアマゾールより低いことから，授乳婦や妊婦には使用されることが多い．

▶ **副作用** **無顆粒球症**があり，感染症にかかりやすくなり重篤化しやすくなるため，感染症の初期症状（咽頭痛，発熱など）に注意するとともに，定期的に顆粒球数を測定する必要がある．

b 甲状腺機能低下症と治療薬

1）甲状腺機能低下症

甲状腺ホルモン分泌低下症は，視床下部性（視床下部ホルモン分泌低下），下垂体性（下垂体前葉ホルモン分泌低下），甲状腺性（橋本病，**クレチン症**など），甲状腺ホルモン不応症（甲状腺ホルモン受容体異常）に分けられる．先天性甲状腺機能低下症のクレチン症では，低身長（四肢が短い），精神・知能発達の遅れ（精神遅滞）がみられ，早期からホルモン補充療法が必要である．一方，橋本病は成人において自己免疫反応により甲状腺組織が障害され発症する後天性疾患であり，顔面や四肢に圧痕を残さない浮腫（粘液水腫）を生じる．

2）甲状腺機能低下症の治療薬

治療薬には，**リオチロニン，レボチロキシン**がある．リオチロニンはT_3製剤であり，レボチロキシン（T_4製剤）に比べて効果が速く現れ，速く消失する傾向がある．これらの薬物は全身の細胞の代謝を高めるとともに，心機能亢進による心臓負荷を高めるため，心筋梗塞を悪化させる．

看護のポイント　甲状腺疾患の薬物療法の多くは，長期間にわたることが多いため，「ほとんどの症状が改善すること」や「日常生活に制限がないこと」などを説明し，不安を解消するよう心がける．疾患による影響や薬の副作用として，高熱，頻脈，多量の発汗，下痢など起こすことがあるため，バイタルサインなどの観察が大切である．また，治療期間中に妊娠や出産がある場合，薬物の影響を確認する．出産後の数週間で，甲状腺の活動が一時的に亢進し，甲状腺に炎症が起こることがある．

D 副腎皮質ホルモンと関連薬

　副腎は，左右の腎臓の上方に位置する．その内部は皮質部と髄質部に分けられ，皮質部からはステロイドホルモン，髄質部からはカテコールアミン（ノルアドレナリン，アドレナリン）が分泌される．皮質部は，さらに外側より球状層，束状層，網状層に分けられ，球状層からは鉱質コルチコイド（電解質コルチコイド，ミネラルコルチコイド），束状層からは主に糖質コルチコイド（グルココルチコイド），網状層からは主にアンドロゲン（男性ホルモン）が分泌される（**図8-5**）．

1 副腎皮質ホルモンの分泌調節と生理作用

a 糖質コルチコイド

　糖質コルチコイドの分泌は，視床下部–下垂体系で調節されており，視床下部の副腎皮質刺激ホルモン放出ホルモン（CRH）が下垂体前葉からのACTHの分泌を促進し，ACTHが副腎皮質からの糖質コルチコイドおよびアンドロゲンの分泌を促進する．これらの副腎皮質ホルモンはネガティブ・フィードバック調節によりCRHおよびACTHの分泌を抑制する．

　糖質コルチコイドは全身性の生理作用をもち，①血糖値の上昇（肝臓でのアミノ酸からグルコースを合成する糖新生の亢進），②タンパク質分解の促進（筋肉），③脂質分解の促進（脂肪組織）などの代謝調節およびストレスに対抗する作用をもつ．

b 鉱質コルチコイド

　鉱質コルチコイドは主にアルドステロンであり，レニン・アンギオテンシン系（☞p.56，**図3-3**）により分泌調節されている．腎臓の傍糸球体細胞から分泌されるレニンの作用によりアンギオテンシノーゲンからアンギオテンシンⅠが生成される．アンギオテンシンⅠはアンギオテンシン変換酵素（ACE）によりアンギオテンシンⅡとなる．アンギオテンシンⅡは副腎皮質球状層のAT$_1$受容体と結合してアルドステロンを分泌させる．

　アルドステロンの作用は，腎臓の遠位尿細管と集合管におけるNa$^+$/K$^+$交換系を活性化して，Na$^+$再吸収とK$^+$排泄を促進することで，体内にNa$^+$貯留を起こす．また，受動的

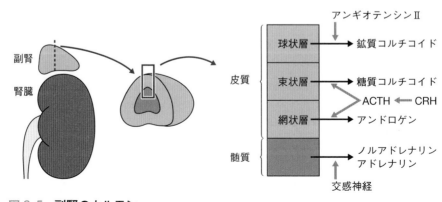

図8-5　**副腎のホルモン**

に水分の再吸収が促進されて血圧上昇を起こす（☞p.115，**図7-3**）.

2 副腎皮質ホルモン分泌異常症と治療

1）クッシング症候群

慢性的な糖質コルチコイドの過剰分泌により起こる疾患の総称である.原因として,副腎腺腫,副腎がん,副腎皮質の過形成,副腎皮質刺激ホルモン産生下垂体腺腫がある.下垂体腺腫により発症するものを**クッシング病**という.治療は腺腫や腫瘍の外科的切除であり,副腎摘出後にはホルモン補充療法が行われる.

2）副腎皮質機能低下症

副腎皮質機能低下症には,原発性（副腎の異常）と続発性（視床下部,下垂体の異常）がある.後天的原発性副腎皮質機能低下症が**アジソン病**であり,糖質コルチコイド,アルドステロン,アンドロゲンのすべての副腎皮質ホルモン分泌が低下する.治療には,ヒドロコルチゾンのホルモン補充療法が行われ,低血圧が顕著な場合には鉱質コルチコイド作用が強いフルドロコルチゾンが用いられる.

3）原発性アルドステロン症

副腎腺腫や副腎過形成によってアルドステロンの過剰分泌による Na^+ 貯留,低カリウム血症,高血圧などをきたす疾患である.治療には,副腎皮質ホルモン合成阻害薬や抗アルドステロン薬が用いられる.

3 糖質コルチコイド関連薬（副腎皮質ステロイド薬）（表8-4）

糖質コルチコイド関連薬は,一般にステロイド薬,副腎皮質ステロイド薬（「薬」を省略する場合もある），あるいは**ステロイド性抗炎症薬**（☞p.157）とよばれる.

a 糖質コルチコイド関連薬の薬理作用

糖質コルチコイド関連薬は,糖質コルチコイド作用に由来する**抗炎症作用**,**免疫抑制作用**,**抗アレルギー作用**を示す（**表8-4**）.また,天然糖質コルチコイドには鉱質コルチコイド作用もある.糖質コルチコイドの主な作用機序を示す.

①**アラキドン酸カスケードの抑制**：エイコサノイド類の合成に関連するホスホリパーゼ

表8-4　**糖質コルチコイド関連薬（副腎皮質ステロイド薬）**

	一般名	血中半減期（時間）	糖質コルチコイド作用	鉱質コルチコイド作用	特徴・適応
短時間型	ヒドロコルチゾン	1.2～1.5	1	1	・天然コルチコイド ・塩蓄積性（Na^+蓄積性）が強い* ・適応：副腎不全やショック
	コルチゾン	1.2～1.5	0.8	0.8	
中時間型	プレドニゾロン	2.5～3.3	3.5～4.0	0.8	・最も広く使われている ・適応：膠原病,アレルギー性疾患
	メチルプレドニゾロン	2.8～3.3	5	0.5	
	トリアムシノロン	—	4～5	0	
長時間型	デキサメタゾン	3.5～5.0	25～30	0	・糖質コルチコイド作用が強力で,髄液などへの移行性が高い ・適応：膠原病,細菌性髄膜炎など
	ベタメタゾン	3.3～5.0	25～30	0	

*塩蓄積性（Na^+蓄積性）：鉱質コルチコイド作用（腎臓の遠位尿細管や集合管での Na^+ 再吸収作用）で,血圧上昇の原因である.

A_2を阻害するタンパク質を産生して，エイコサノイド類（プロスタグランジン，ロイコトリエン）の産生を抑制する．

②炎症性サイトカイン産生抑制：炎症性細胞における炎症性サイトカイン産生を抑制し，血管透過性亢進，血管拡張，白血球遊走などを抑制する．

③肥満細胞の脱顆粒の抑制：肥満細胞の顆粒内にはヒスタミン，セロトニン，ブラジキニンなどのケミカルメディエーターがあり，炎症反応やアレルギー反応では脱顆粒してこれらのケミカルメディエーターが放出される．糖質コルチコイド関連薬は脱顆粒を抑制してケミカルメディエーターの放出を抑制する．

b 糖質コルチコイド関連薬の種類

糖質コルチコイド関連薬には，天然コルチコイドと合成コルチコイドがある．

1）天然糖質コルチコイド（ヒドロコルチゾン，コルチゾン）

天然コルチコイドは血中半減期が短く，同程度の糖質コルチコイド作用と鉱質コルチコイド作用をもつ．

2）合成糖質コルチコイド（プレドニゾロン，メチルプレドニゾロン，トリアムシノロン，デキサメタゾン，ベタメタゾン）

合成糖質コルチコイドは，血中半減期も長く，糖質コルチコイド作用は強く，鉱質コルチコイド作用は弱い．とくに，デキサメタゾン，ベタメタゾンは，強力な糖質コルチコイド作用をもち，鉱質コルチコイド作用はみられない．

内服剤，注射剤，吸入剤，軟膏剤などがあり，剤形に特有の副作用がある．吸入剤では口腔内に残った薬物により口内炎や口腔内カンジダ症などが発症することがあり，皮膚外用剤では塗布部分の色素沈着や皮膚の萎縮，紅斑，口囲皮膚炎などが起こる．皮膚外用剤の吸収率は塗布部位によって異なり，陰嚢部が最も高い吸収率で，次いで下顎部，前頭部，腋窩部で高い吸収率を示す．また，足底や足関節部の吸収率は低い（**表8-5**）．

3）合成鉱質コルチコイド（フルドロコルチゾン）

フルドロコルチゾンは，糖質コルチコイド作用および強力な鉱質コルチコイド作用をもつ．アジソン病などのアルドステロンの合成・分泌障害によるNa^+喪失症状を呈する疾患に用いられる．

c 薬物療法の方針

生体内の糖質コルチコイドの分泌は早朝に最大のピークとなり夜間には低下するため，糖質コルチコイド関連薬の全身投与は，原則，日内リズムに合わせた朝食後とする．

糖質コルチコイド関連薬は，抗炎症作用，免疫抑制作用，抗アレルギー作用により自己免疫疾患やアレルギー疾患を中心に多くの疾患に用いられる．炎症性疾患には非ステロイ

表8-5　**糖質コルチコイド関連薬（皮膚外用剤）の部位別吸収率**

部 位	吸収率	部 位	吸収率	部 位	吸収率
前腕（内側）部	1.0	腋窩部	3.6	陰嚢部	42.0
頭皮	3.5	背中	1.7	足関節部	0.42
前頭部	6.0	前腕（外側）部	1.1	足底	0.14
下顎部	13.0	手掌	0.83		

ド性抗炎症薬（NSAIDs）よりも強い抗炎症作用が必要な場合に適用される.

　また，初期投与では，適応，投与注意，禁忌などに配慮したうえで，十分な効果が得られる用量を投与し，期待した効果が得られたのちに減薬・中止する. しかし，急な投与中止は離脱症状*1 を起こす可能性があるので，少しずつ量を減らす必要がある.

d　糖質コルチコイド関連薬の臨床適応・副作用

1）臨床適応

①ホルモン補充療法：アジソン病や急性副腎皮質機能低下症に用いる.

②抗炎症・免疫抑制・抗アレルギー薬：膠原病（関節リウマチ，全身性エリテマトーデス，全身性血管炎など），呼吸器疾患（気管支喘息など），神経疾患（多発性硬化症，脳浮腫など），消化器疾患（炎症性腸疾患，自己免疫肝炎など），腎疾患（ネフローゼ症候群，糸球体腎炎など），眼疾患（ぶどう膜炎など），血液疾患（特発性血小板減少性紫斑病，溶血性貧血），その他，各種皮膚炎，薬物アレルギー，ショックなど.

③抗がん薬：急性白血病，悪性リンパ腫.

2）副作用

　糖質コルチコイド関連薬は，糖質コルチコイド作用および鉱質コルチコイド作用に由来する多岐にわたる副作用がみられる（表8-6）. 生命予後に影響する副作用が発現した場合には投与量の減量や中止を考慮すべきであるが，投与による有益性が副作用に勝る場合には継続して投与が可能である.

　看護のポイント　易感染状態になりやすいので，生活上で感染予防行動について自己管理できるように指導を行ったり，肺炎などの症状に気をつけて観察する. その他，血糖値や血圧が上昇することが多いためバイタルサインの観察，精神的に不安定になることもあるため行動の観察も重要である. 副作用を心配しすぎる患者やその家族に対しては，勝手な中止や減薬がないように，処方されている副腎皮質ステロイド薬の有用性，副作用を少なくする使用法やリスクを正しく説明する.

表8-6　**糖質コルチコイド関連薬の主な副作用**

副作用	原因・関連する生理作用
消化性潰瘍	プロスタグランジンの産生抑制に起因する胃粘膜保護の低下
易感染症	抗体産生能力の低下や細胞性免疫の低下による免疫力の低下
骨粗鬆症	腸からの Ca^{2+} 吸収抑制による骨吸収の促進
クッシング症候群	ムーンフェイス，バッファローハンプ，浮腫，高血圧，低カリウム血症
糖尿病	組織の糖利用低下，糖新生亢進
副腎皮質萎縮	急な休薬での離脱症状に関連する
浮腫・高血圧	鉱質コルチコイド作用である Na^+ 貯留を伴う血圧上昇
白内障	水晶体タンパク質の変性に伴う混濁（原因不明）
緑内障	眼圧上昇による視神経障害（原因不明）
精神症状	抑うつ状態など精神状態の異常（原因不明）

*1　**離脱症状**：体内で生成される以上の糖質コルチコイドを投与し続けると，副腎皮質からのホルモン分泌が抑制される. そのために，急な糖質コルチコイド関連薬の中断は，倦怠感，吐き気，頭痛，血圧低下などが現れる場合がある.

4 ｜ 副腎皮質ホルモン合成阻害薬と抗アルドステロン薬

a 副腎皮質ホルモン合成阻害薬 （メチラポン，トリロスタン）

　　　メチラポンは副腎皮質ホルモン生合成酵素のうち，11β-水酸化酵素を阻害してヒドロコルチゾンやコルチゾンの合成を抑制する．クッシング症候群の治療のほか，下垂体副腎皮質刺激ホルモン分泌予備能の測定に用いられる．

　　　トリロスタンは副腎皮質ホルモンの生合成酵素のうち，3β-ヒドロキシステロイド脱水素酵素を阻害してヒドロコルチゾンおよびアルドステロンの産生を抑制する．特発性アルドステロン症，手術適応とならない原発性アルドステロン症およびクッシング症候群に用いられる．

b 抗アルドステロン薬 （アルドステロン拮抗薬）（スピロノラクトン，カンレノ酸カリウム，エプレレノン）

　　　抗アルドステロン薬は，腎臓の遠位尿細管および集合管のアルドステロン受容体を競合的に遮断して鉱質コルチコイド作用を抑制する．その結果，Na^+ 再吸収と K^+ 排泄を抑制して利尿作用を示す （☞ p.115）．

　　　スピロノラクトンは，アルドステロン受容体のほか，アンドロゲン受容体やプロゲステロン受容体にも作用するために，男性で女性化乳房，女性で月経異常などの副作用がある．高血圧症 （本態性，腎性など），浮腫，原発性アルドステロン症の診断および症状の改善に適応がある．

　　　カンレノ酸カリウムは，原発性アルドステロン症，心性浮腫 （うっ血性心不全），肝性浮腫に用いられ，副作用もスピロノラクトンと同様である．

　　　エプレレノンは，アルドステロン受容体に選択性が高く，スピロノラクトンのようなアンドロゲン受容体やプロゲステロン受容体に起因した副作用はみられない．本剤は高血圧症および慢性心不全に適応がある．

E 性ホルモンと関連薬

　　　性ホルモンは，身体の男性化・女性化，生殖機能の調節にかかわるホルモンである．性ホルモンは，男性ホルモンと女性ホルモンに大きく分類される．男性ホルモンは，英語で「androgen （アンドロゲン）」といい，生体内の種々の男性ホルモンの総称である．女性ホルモンには，卵胞ホルモン （英語で estrogen ［エストロゲン］ という）および黄体ホルモン （英語で progestogen ［プロゲストゲン］ という）がある．生体内のエストロゲンにはエストロン （E_1），エストラジオール （E_2），エストリオール （E_3）がある．その分泌比率は $E_1 : E_2 : E_3 = 0.5 : 1 : 0.1$ 程度で，E_2 が最も作用も強力である．一方，生体内の黄体ホルモンはプロゲステロンの1種類であるため，黄体ホルモンをプロゲステロンと称する場合が多い．

1 ｜ 女性ホルモンと関連薬

　　　卵胞ホルモンおよび黄体ホルモンは，乳房，子宮，腟，その他の組織に対してさまざまな作用を示すが，本章では女性ホルモンが関与する疾患や薬物の理解に必要な主な作用を

示す（**表8-7**）．

a 女性ホルモン関連疾患

　　エストロゲン受容体は骨組織の破骨細胞に存在しており，エストロゲンは破骨細胞の活性を抑制している．そのため，閉経後のエストロゲン減少に伴い，破骨細胞が活性化して骨吸収（骨基質の分解）が起こり，**骨粗鬆症**を発症するリスクが高くなる．また，エストロゲンの減少は**更年期障害**の原因となる．エストロゲンはコレステロールの合成を抑制することから，エストロゲンの減少は高コレステロール血症のリスクが高くなる．一方，エストロゲンは，**乳がんや子宮体がん**においてエストロゲン依存性がん細胞を増殖させる．

b 女性ホルモン関連薬（表8-8）

1）エストロゲン様作用薬（エストラジオール，エストリオール，エチニルエストラジオール）

　　生体内に存在する天然エストロゲンと合成エストロゲンがある．エストラジオール，エストリオール，エストラジオール吉草酸エステルは，エストロゲン補充薬として用いられる．エチニルエストラジオールは，強力なエストロゲン作用（エストラジオールの約30倍）によるネガティブ・フィードバック調節により性腺刺激ホルモンの分泌を抑制し，生体内の男性ホルモン（アンドロゲン）および卵胞ホルモン（エストロゲン）の分泌を抑制する．エチニルエストラジオールは，このフィードバック調節を利用して前立腺がんおよび乳がんの治療に用いる．また，エチニルエストラジオールは，排卵抑制作用を示すこと

表8-7　女性ホルモンの作用

		卵胞ホルモン（エストロゲン）	黄体ホルモン
子宮	非妊娠時	・子宮内膜の増殖・肥厚 ・頸管粘液（分泌↑，粘稠度↓）	・子宮内膜の維持 ・頸管粘液（分泌↓，粘稠度↑）
	妊娠時	・子宮筋の発育・増大 ・頸管熟化	・脱落膜*の維持 ・子宮筋の収縮抑制（オキシトシン感受性低下） ・子宮筋層内の毛細血管の新生
その他		・LDLコレステロールの低下 ・骨密度の増加，骨端線の閉鎖 ・血液凝固因子の産生増加	・基礎体温の上昇

*脱落膜：肥厚した子宮内膜のこと．妊娠・出産すると，子宮内膜がはがれ落ちるためこうよばれる．

表8-8　主なエストロゲン様作用薬

	薬物名（商品名）	適応	禁忌
天然	エストラジオール（ジュリナ）	更年期障害，卵巣欠落症状に伴う症状，閉経後骨粗鬆症	・エストロゲン依存性悪性腫瘍（乳がん，子宮内膜がんなど） ・乳がんの既往歴のある患者（乳がんが再発するおそれがある） ・未治療の子宮内膜増殖症（子宮内膜増殖症は細胞異型を伴う場合があるため） ・血栓性静脈炎，肺塞栓症，動脈性の血栓塞栓疾患（血液凝固因子の増加のため）
	エストリオール（エストリール）	更年期障害，腟炎，子宮頸管炎，子宮腟部びらん，老人性骨粗鬆症	
合成	エストラジオール吉草酸エステル（ペラニン）	無月経，月経周期異常，月経量異常，月経困難症，機能性子宮出血，子宮発育不全症，更年期障害，卵巣欠落症状，不妊症	
	エチニルエストラジオール（プロセキソール）	前立腺がん，閉経後の末期乳がん（男性ホルモン療法に抵抗を示す場合）	

から，合成黄体ホルモン薬との配合剤を経口避妊薬として用いる（☞p.137，コラム）.

2）抗エストロゲン薬（フルベストラント，アナストロゾールなど）（表 8-9）

　エストロゲン受容体遮断薬とアロマターゼ阻害薬があり，乳がんの治療に用いられる．生体内のエストロゲンは，卵巣から分泌されるほか，副腎皮質網状層から分泌されるアンドロゲンからアロマターゼにより生合成される．したがって，アロマターゼ阻害薬は閉経後のエストロゲン産生を抑制することから，閉経後の乳がんの治療に用いられる．

3）選択的エストロゲン受容体モジュレーター（SERM）（タモキシフェンなど）（表 8-10）

　SERM（selective estrogen receptor modulator）とは，特定の組織ではエストロゲン受容体に対して遮断作用を示し，ほかの組織では刺激薬として作用する薬物である．このように，組織選択的にエストロゲン作用を示すため，特定の組織での副作用を回避できる．タモキシフェン，トレミフェンは骨密度を低下させることなく，乳腺に作用するので乳がんに適応がある．しかし，子宮内膜の増殖を起こすので子宮体がんを悪化させる．一方，ラロキシフェン，バゼドキシフェンは，乳腺や子宮内膜を増殖することなく，骨密度を上昇させるので骨粗鬆症に適応される．いずれも肝臓において血液凝固因子の産生を高めるので副作用として血栓症がある．

4）黄体ホルモン様作用薬（プロゲステロン，クロルマジノン，ノルエチステロンなど）（表 8-11）

　生体内に存在する黄体ホルモン（プロゲステロン）と合成黄体ホルモン薬（プロゲステロン誘導体，ノルテストステロン誘導体）がある．プロゲステロンには多くの作用がある

表 8-9　主な抗エストロゲン薬

	一般名（商品名）	適応	禁忌
エストロゲン受容体遮断薬	フルベストラント（フェソロデックス）	乳がん	妊婦または妊娠している可能性のある婦人
	クロミフェン（クロミッド）	排卵障害に基づく不妊症の排卵誘発	エストロゲン依存性悪性腫瘍（乳がん，子宮内膜がんなど）
アロマターゼ阻害薬	アナストロゾール（アリミデックス）エキセメスタン（アロマシン）レトロゾール（フェマーラ）	閉経後乳がん	妊婦または妊娠している可能性のある婦人，授乳婦

表 8-10　エストロゲン関連薬の組織選択性

分類	一般名（商品名）	組織における作用			
		肝臓（血液凝固因子）	骨密度	乳腺増殖	子宮内膜増殖
エストロゲン様作用薬	エストラジオールエストリオールなど	増加	上昇	促進	促進
選択的エストロゲン受容体モジュレーター（SERM）	タモキシフェン（ノルバデックス）トレミフェン（フェアストン）	増加	上昇	抑制	促進
	ラロキシフェン（エビスタ）バゼドキシフェン（ビビアント）	増加	上昇	抑制	抑制
エストロゲン受容体遮断薬	フルベストラントクロミフェン	減少	低下	抑制	抑制

表 8-11　**主な黄体ホルモン様作用薬**

		一般名（商品名）	適応	禁忌・副作用
天然		プロゲステロン（プロゲホルモン，ルティナス，ウトロゲスタン，ワンクリノン，ルテウム）	無月経，月経困難症，機能性子宮出血，黄体機能不全による不妊症，切迫流・早産，習慣性流早産	**禁忌**：肝障害 **副作用**：肝障害，浮腫（Na⁺貯留）
合成	プロゲステロン誘導体	クロルマジノン酢酸エステル（ルトラール，プロスタール，プロスタット）	高用量：前立腺肥大症，前立腺がん， 低用量：月経異常，卵巣機能不全症，黄体機能不全による不妊症，機能性子宮出血	
	ノルテストステロン誘導体	ノルエチステロン（ノアルテン）	月経異常，卵巣機能不全症，黄体機能不全による不妊症，機能性子宮出血，月経周期の変更	
		ジエノゲスト（ディナゲスト）	子宮内膜症	

　が，臨床的に利用されているのは，子宮内膜の維持，妊娠維持（脱落膜の維持），視床下部-下垂体系へのネガティブ・フィードバック調節を利用した排卵抑制である．プロゲステロンおよびその誘導体は排卵抑制作用が弱く，ノルテストステロン誘導体は上記のすべての作用が強い．クロルマジノンは，抗アルドステロン作用および視床下部-下垂体系へのネガティブ・フィードバックによるアンドロゲン分泌抑制作用を示すことから，アンドロゲン依存性の前立腺肥大や前立腺がんの治療に用いられる．

> **コラム**　**低用量経口避妊薬**
>
> 　排卵は，下垂体前葉からの性腺刺激ホルモン（卵胞刺激ホルモン，黄体形成ホルモン）の急激な血中濃度の上昇により誘発される．合成エストロゲン様作用薬（エチニルエストラジオール）と合成黄体ホルモン薬（ノルゲストレル，ノルエチステロン，デスゲストレル）の配合剤の服用は，視床下部からの性腺刺激ホルモン放出ホルモンの分泌および下垂体からの性腺刺激ホルモンの分泌を抑制して排卵を抑制する．
>
> 　月経開始第1日目から服用をはじめ1日1回1錠を21日間服用する．月経開始22日目から7日間休薬あるいはプラセボ薬を服用する．休薬あるいはプラセボ薬で，月経開始22日目以降から黄体ホルモンの分泌がなくなり，内膜の脱落（月経）が起こる．

2　男性ホルモンと関連薬（表8-12）

　アンドロゲンの主な作用は，男性化作用とタンパク質同化作用（タンパク質の合成促進作用）であり，男性副性器（前立腺，性嚢腺，陰茎），骨組織，筋肉組織を発育させて男性化する．骨，筋肉のほかにも造血組織などにおいてもタンパク質同化作用がある．

　アンドロゲン不足による疾患としては，男性性腺機能不全，造精機能障害による無精子症などがある．これらの治療には，ホルモン補充療法としてアンドロゲン様作用薬が用いられる．アンドロゲン様作用薬には，生体内に存在する天然アンドロゲン（テストステロン），合成アンドロゲン（メチルテストステロン，テストステロンエステル），タンパク質同化ステロイド（メテノロン，ナンドロロン）がある．

表8-12　主な男性ホルモン関連薬分類

分類		一般名（商品名）	適応	禁忌・副作用
アンドロゲン様作用薬	天然アンドロゲン	テストステロン（テストロン）	アンドロゲン不足による諸症状	禁忌：アンドロゲン依存性悪性腫瘍（前立腺がん）副作用：ニキビ，多毛，女性の男性化，月経異常
	合成アンドロゲン	メチルテストステロン　テストステロンエナント酸エステル（エナルモンデポー）	男性性腺機能不全，造精機能障害	
	タンパク質同化ステロイド	メテノロン酢酸エステル（プリモボラン）　ナンドロロン	再生不良性貧血，骨粗鬆症	
抗アンドロゲン薬	アンドロゲン受容体遮断薬	クロルマジノン酢酸エステル（ルトラール，プロスタール，プロスタット）	高用量：前立腺肥大症，前立腺がん　低用量：月経異常，卵巣機能不全症，黄体機能不全による不妊症，機能性子宮出血	副作用：女性化乳房，勃起不全，性欲低下
		アリルエストレノール（メイエストン）	前立腺肥大症	
		フルタミド（オダイン）　ビカルタミド（カソデックス）	前立腺がん	
	5α還元酵素阻害薬	デュタステリド（アボルブ，ザガーロ）	前立腺肥大症，男性型脱毛症	
		フィナステリド（プロペシア）	男性型脱毛症	

　アンドロゲン受容体は前立腺に存在して前立腺肥大症や前立腺がんの発症に関与する．アンドロゲンは，毛包内皮脂腺を刺激して皮脂分泌を促し，皮脂分泌の過剰による男性型脱毛症の原因となる．これらの治療には**抗アンドロゲン薬**が用いられる．抗アンドロゲン薬には，テストステロンから活性型のジヒドロテストステロンへの変換を阻害する**5α還元酵素阻害薬**（デュタステリド，フィナステリド）および**アンドロゲン受容体遮断薬**（クロルマジノン，アリルエストレノール，フルタミド，ビカルタミド）がある．

F　副甲状腺ホルモンとカルシトニン

　カルシウムは，体内に最も多く存在する金属原子であり，骨や歯の成分として存在するだけではなく，神経の伝達や筋肉の収縮などに深く関与している．血中 Ca^{2+} 濃度は，副甲状腺ホルモン，カルシトニン，ビタミン D_3 などのはたらきによりほぼ一定に保たれている．

a　副甲状腺ホルモン（パラトルモン）

1）パラトルモンの生理作用

　副甲状腺（上皮小体）は，甲状腺の背側の上下左右に4個存在する．副甲状腺からはパラトルモンが分泌される．血中 Ca^{2+} 濃度が低下すると，パラトルモンが分泌され，次の作用により血中 Ca^{2+} 濃度を上昇させる．①骨組織の破骨細胞を活性化して骨吸収を促進し，骨から Ca^{2+} を血中へ遊離させる，②腎臓の遠位尿細管からの Ca^{2+} 再吸収を促進する，③腎臓でビタミン D_3 を活性化する（活性型ビタミン D_3 は小腸からの Ca^{2+} の吸収を促進する）．また，パラトルモンは骨から遊離したリンの尿細管からの尿中排泄を促進する（**表8-13**）．

2）副甲状腺疾患

　副甲状腺の疾患には，**副甲状腺機能亢進症**と**副甲状腺機能低下症**がある．原発性副甲状

表 8-13　パラトルモン，カルシトニン，活性型ビタミン D$_3$ の作用

ホルモン	分泌部位	血中 Ca^{2+} 濃度	血中 リン濃度	骨吸収	腎臓での Ca^{2+} の再吸収	小腸からの Ca^{2+} の吸収	腎臓での リン排泄
パラトルモン	副甲状腺	増加	低下	促進	促進	促進	促進
カルシトニン	甲状腺・傍濾胞細胞	低下	低下	抑制	抑制	ー	促進
活性型 ビタミン D$_3$	腎臓	増加	増加	促進 (弱い)	促進	促進	ー

腺機能亢進症は，副甲状腺の腺腫，過形成，がんなどが原因であり，自律的にパラトルモンが過剰に分泌して高カルシウム血症を起こす．続発性副甲状腺機能亢進症は，副甲状腺以外の病変により低カルシウム血症となり，代償性にパラトルモン分泌が亢進して血中 Ca^{2+} 濃度低値〜正常値となる．

　一方，副甲状腺機能低下症には，自己免疫性や先天性が原因となる特発性と，悪性腫瘍や手術による続発性がある．いずれもパラトルモンの分泌低下による低カルシウム血症や高リン血症をきたす．

b カルシトニン

　血中 Ca^{2+} 濃度が上昇すると，甲状腺の傍濾胞細胞（C 細胞）からカルシトニンが分泌され，次の作用により血中 Ca^{2+} 濃度を正常値まで低下させる．①骨組織の破骨細胞を抑制して骨吸収を抑制し，骨組織からの血中への Ca^{2+} 遊離を抑制する，②腎臓の遠位尿細管からの Ca^{2+} の再吸収を抑制する．また，カルシトニンはリンの尿細管からの尿中排泄を促進する（**表 8-13**）．

c 活性型ビタミン D$_3$

　コレカルシフェロール（ビタミン D$_3$）は，外因性または皮膚で光学反応により合成されて体内に供給される．ビタミン D$_3$ は，パラトルモンの作用により腎臓で 1α 位，肝臓で 25 位が水酸化され，活性型ビタミン D$_3$（1,25-ジヒドロビタミン D$_3$）となる．活性型ビタミン D$_3$ は小腸からの Ca^{2+} およびリンの吸収を促進する（**表 8-13**）．

d パラトルモン，カルシトニン，ビタミン D$_3$ の関連薬

①テリパラチド：合成パラトルモン製剤であり，生体内のパラトルモンとは骨組織に対する作用が異なり，骨形成にはたらく骨芽細胞の細胞死を抑制して，骨形成を促進する．適応は骨折の危険性の高い骨粗鬆症である．

②シナカルセト：パラトルモン分泌抑制薬であり，副甲状腺の Ca 受容体を刺激してパラトルモンの分泌を抑制する．適応は，維持透析下の二次性副甲状腺機能亢進症および副甲状腺がんなどにおける高カルシウム血症である．

③エルカトニン：カルシトニン製剤であり，生体内のカルシトニンと同様の作用をもち，骨粗鬆症における疼痛の改善に用いられる．

④アルファカルシドール（1-ヒドロキシビタミン D$_3$），**カルシトリオール**（1,25-ジヒドロキシビタミン D$_3$）：カルシトリオールは活性型ビタミン D$_3$ であり，アルファカルシドールは肝臓で活性型ビタミン D$_3$ となり効果を示す．テタニー症状，くる病，骨粗鬆症の治療に用いられる．

9 | 代謝系疾患治療薬

A　糖尿病と治療薬

1｜糖尿病

　　糖尿病（diabates mellitus：DM）はインスリンの作用不足により高血糖を主徴とする慢性の代謝性疾患であり，1型糖尿病および2型糖尿病がある（**表9-1**）．1型糖尿病は，インスリンがほぼ完全に分泌されなくなり，インスリンが絶対的不足となる．2型糖尿病は，インスリンの分泌や作用の低下により発症する（インスリンの相対的不足）．いずれも，典型的な症状として，口渇，多飲，多尿，体重減少などがみられる．

a　体内における糖の利用

　①食事で摂取した炭水化物が消化・吸収されたグルコース（ブドウ糖）および肝臓でグリコーゲンの分解により放出されたグルコースが血中に流れ込み，血糖値を上昇させる．

　②膵臓のランゲルハンス島（膵島）のB細胞（β細胞）から血中にインスリンが分泌され，細胞内にグルコースが取り込まれ，細胞のエネルギーとして利用される．

　③血中の過剰なグルコースは，肝臓でグリコーゲンや中性脂肪（トリグリセリド：TG）の合成に使われ，貯蔵される．体内のグルコースが不足したときに，膵臓のランゲルハンス島のA細胞（α細胞）から分泌されるグルカゴン（インスリン拮抗ホルモン）がグリコーゲンを分解してグルコースを血中に遊離する．

b　インスリンの分泌と作用

1）インスリンの分泌

　　通常，血中のグルコース濃度（血糖値）は，インスリンとインスリンに拮抗するグルカゴンなどのはたらきによって，一定の範囲（空腹時：70 〜 110 mg/dL）に保たれている．このときのインスリン分泌を基礎分泌という．

　　食物の摂取などにより血糖値が上昇すると，膵臓のランゲルハンス島B細胞からインスリンが分泌（追加分泌）され，そのはたらきによって，肝臓，筋肉，脂肪細胞などへのグ

表 9-1　**糖尿病の成因による分類と特徴**

分　類	特　徴	治療薬
1型糖尿病	・主に小児〜青年期に発症 ・膵臓B細胞（β細胞）の破壊により通常は絶対的インスリン欠乏にいたる（自己免疫性，特発性）	インスリン注射
2型糖尿病	・主に中高年に多い ・インスリンの分泌低下もしくはインスリンの作用低下（インスリン抵抗性）	経口血糖降下薬 GLP-1受容体作動薬 インスリン注射
妊娠糖尿病	・妊娠中に認められる耐糖能異常	インスリン注射

表9-2　糖尿病の3大合併症

合併症	症状など
糖尿病性神経症	末梢神経障害が進むと，しびれが起こり，さらに温感や痛覚が低下することで気付かないうちに熱傷（やけど）やけがをしてしまう．さらに症状が進行すると，感染などの関与により足の潰瘍や壊疽につながり，最終的に足を切断する場合もある
糖尿病性網膜症	硝子体出血や網膜剥離などにより視力が低下し，放置すると失明にいたる場合もある
糖尿病性腎症	糸球体の細小血管障害により腎臓の機能が低下する．さらに進行すると腎不全にいたり，最終的には透析が必要となる．日本の透析導入原因の第1位である

ルコースの取り込みが促進されて血糖値が低下する．

2）インスリンの生理作用

　①血中グルコースの細胞内への取り込みの促進およびグリコーゲンの合成促進と分解抑制，②脂肪組織でのトリグリセリドの合成促進，③筋肉でのタンパク質の合成促進．

c 糖尿病の合併症

　高血糖となっても初期は無症状であるが，高血糖状態を放置するとさまざまな合併症（**表9-2**）が起こり，その後の生活の質（quality of life：QOL）が著しく低下する．

2 薬物療法の方針

　糖尿病の薬物療法においては，インスリンの分泌能の有無によって薬物を選択する．1型糖尿病の場合は，膵臓のB細胞の破壊により，インスリンの絶対的分泌不全をきたすため，インスリン製剤の投与が必須である．一方，生活習慣が発症原因の1つである2型糖尿病の場合は，まず食事・運動療法を行うことが前提であり，改善がみられない場合に薬物療法を検討する．2型糖尿病では，インスリン分泌の低下や標的組織（肝臓，筋肉，脂肪組織など）のインスリン感受性の低下（**インスリン抵抗性**）によりインスリンが相対的に不足するため，経口血糖降下薬が用いられる．ただし，重症の2型糖尿病では，糖毒性を解除するために一時的にインスリン製剤を投与して血糖値が安定した後に経口血糖降下薬に変更する場合もある．

3 糖尿病治療薬

　糖尿病の治療薬は，血糖値の改善を目的に用いられる薬物と糖尿病合併症の治療に用いる薬物に分けられる（**表9-3**）．

a 血糖値の改善を目的に用いられる薬物

a-1 インスリン製剤（注射剤）

　不足しているインスリンを補充し，その生理作用により血糖値を正常化する．主に1型糖尿病，妊娠糖尿病および膵臓からのインスリン分泌が極端に低下している重症の2型糖尿病などに適用される．

　インスリン製剤は，患者の血糖値推移のパターンに合わせて，作用時間の異なる5種類（超速効型，速効型，中間型，持効型溶解，混合型）の製剤から選択する（**表9-4**）．食後

> **コラム**　**インスリンの投与量に注意**
>
> 　インスリン製剤は，ほかの医薬品と異なり投与量が「単位」で表される．このため，「単位」表示を誤って「mL」と勘違いして患者に投与し，急激な血糖低下により患者が死亡する医療事故が報告された．医療安全の観点から，インスリン製剤はすべて100単位/mLに統一化されており，投与にはインスリン専用の注射器（マイジェクター®）を使用する．インスリンのみならず血糖降下薬は投与量を間違えると，患者への影響が大きいハイリスク薬であることを意識して取り扱ってほしい．

表9-3　糖尿病治療薬

分類		一般名（商品名）	作用
インスリン	インスリン製剤（注射剤）	☞表9-4	不足するインスリンの補充➡血糖値の低下
経口血糖降下薬	スルホニル尿素（SU）薬	グリクラジド（グリミクロン）グリベンクラミド（ダオニール）グリメピリド（アマリール）	膵臓B細胞のSU受容体の刺激➡インスリン分泌の促進
	速効型インスリン分泌促進薬	ナテグリニド（ファスティック）ミチグリニド（グルファスト）レパグリニド（シュアポスト）	SU薬と同様
	ビグアナイド（BG）薬	メトホルミン（メトグルコ，グリコラン）ブホルミン（ジベトス）	糖新生や糖吸収の抑制，糖利用の促進➡血糖値の低下
	チアゾリジン薬（インスリン抵抗性改善薬）	ピオグリタゾン（アクトス）	TNF-α産生の抑制，アディポネクチン産生の促進➡インスリン抵抗性の改善
	α-グルコシダーゼ阻害薬（食後過血糖改善薬）	アカルボース（グルコバイ）ボグリボース（ベイスン）ミグリトール（セイブル）	小腸において，二糖類を分解するα-グルコシダーゼの阻害➡糖の分解・吸収の遅延
	SGLT2阻害薬	イプラグリフロジンL-プロリン（スーグラ）ダパグリフロジン（フォシーガ）カナグリフロジン（カナグル）	腎尿細管においてSGLT2の阻害➡グルコースの再吸収の抑制➡グルコースの尿中排泄の促進
インクレチン関連薬	DPP-4阻害薬	シタグリプチン（ジャヌビア，グラクティブ）ビルダグリプチン（エクア）アログリプチン（ネシーナ）	DPP-4の阻害➡インクレチン濃度の上昇➡インスリン分泌の促進
	GLP-1作動薬（注射剤）	リラグルチド（ビクトーザ）エキセナチド（バイエッタ）	GLP-1受容体の刺激➡インスリン分泌の促進
糖尿病合併症治療薬	糖尿病性末梢神経障害治療薬	エパルレスタット（キネダック）	末梢神経障害の進行抑制
		メキシレチン（メキシチール）デュロキセチン（サインバルタ）プレガバリン（リリカ）	自覚症状（しびれ，痛みなど）の緩和
	糖尿病性腎症治療薬	イミダプリル（タナトリル）ロサルタン（ニューロタン）	腎保護作用による腎症の進行防止

　高血糖の改善には，追加分泌を補う超速効型や速効型が用いられ，空腹時血糖が高い場合には，基礎分泌を補う中間型や持効型溶解を用いて，生理的なインスリン分泌のパターンに近づける．また，注射回数を減らしたい場合などは，超速効型または速効型と中間型を混合した混合型製剤を用いて基礎分泌と追加分泌を同時に補う．この場合は超速効型と持

効型溶解インスリンの頻回注射に比べると厳密な血糖コントロールは難しくなる.

▶ **副作用**　冷汗，動悸，高度の空腹感など**低血糖**（インスリンの作用が過剰になることによる），**体重増加**（インスリンの作用により脂肪細胞の肥大化が起こるため）.

表9-4　インスリン製剤の種類と作用時間

分 類	効 果	一般名（商品名）	作用時間 0　4　8　12　16　20　24	作用発現時間	作用持続時間
超速効型	追加分泌	インスリン リスプロ（ヒューマログ） インスリン アスパルト（ノボラピッド）		10〜20分	3〜5時間
速効型	追加分泌	ヒトインスリン（ヒューマリンR） 生合成ヒト中性インスリン（ノボリンR）		30分〜1時間	5〜8時間
中間型	基礎分泌	生合成ヒトイソフェンインスリン（ヒューマリンN, ノボリンN）		1〜3時間	18〜24時間
持効型溶解	基礎分泌	インスリン グラルギン（ランタス） インスリン デテミル（レベミル）		1〜2時間	約24時間あるいはそれ以上
混合型	追加分泌 基礎分泌	生合成ヒト二相性イソフェンインスリン（ヒューマリン3/7, ノボリン30R） 二相性プロタミン結晶性インスリン アスパルト（ノボラピッド30, 50, 70ミックス）		10〜20分	18〜24時間

赤：速効型，緑：中間型，青：持効型

臨床で役立つ知識

インスリン注射の保管方法と注射部位

【インスリン注射の保管方法】
未使用：凍結を避け，冷蔵庫（2〜8℃：ドアポケットが最適）に遮光して保管する.
使用開始後：ペン型注入器などは室温（1〜30℃）に遮光して保管する. 直射日光下や夏場の車内に長時間放置することは避ける.

【インスリンの注射部位】
　注射部位によりインスリンの吸収速度が異なる（腹部＞臀部＞上腕＞大腿）ため，注射部位を決めて投与する. また，注射部位の皮下脂肪の萎縮・肥厚・硬結を防ぐため，前回の注射場所より約2cm程度ずらして投与する（図）.

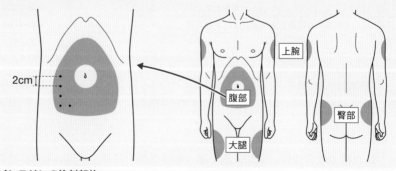

インスリンの注射部位
腹部の場合，おへそ周囲を避けて，赤く示されている範囲に注射する.

a-2 経口血糖降下薬 (図 9-1)

1) スルホニル尿素 (SU) 薬 (グリベンクラミド, グリクラジド, グリメピリド)

膵臓の B 細胞膜上の SU 受容体に結合し, ATP 感受性 K^+ チャネルを閉口させて脱分極する. 脱分極により Ca^{2+} チャネルが開口し, 細胞内 Ca^{2+} 濃度が上昇して B 細胞からのインスリン分泌が促進される. グリメピリドはインスリン抵抗性改善作用を有する.

▶ **副作用** 無顆粒球症, 体重増加など.

▶ **禁 忌** 妊娠または妊娠している可能性のある婦人 (催奇形性があるため).

2) 速効型インスリン分泌促進薬 (ナテグリニド, ミチグリニド, レパグリニド)

化学構造に SU 構造を有しないが, 膵臓の B 細胞膜上の SU 受容体に結合してインスリン分泌を促進する. SU 薬に比べて吸収と血中からの消失が早いため, 作用発現が速く, 作用時間が短い. そのため, 食後過血糖のある患者に食直前 (食事前 5 分以内) で適用される.

▶ **副作用・禁忌** SU 薬に準ずる.

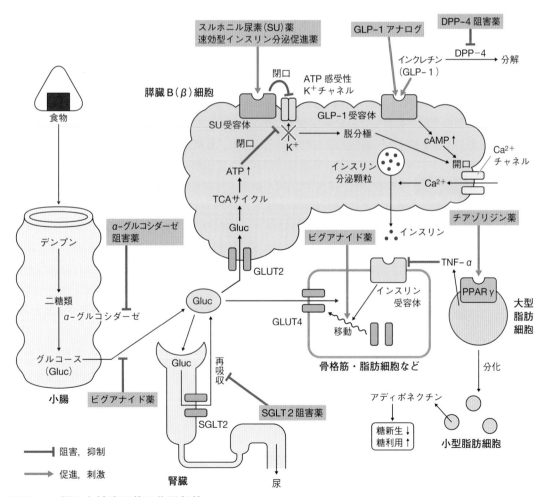

図 9-1 経口血糖降下薬の作用部位
GLUT：グルコーストランスポーター, Gluc：グルコース, TNF-α：腫瘍壊死因子 α

3) ビグアナイド（BG）薬（メトホルミン，ブホルミン）

インスリンの分泌を促進することなく，以下の作用により血糖降下作用を示す．①肝臓での糖新生[*1]の抑制，②骨格筋や脂肪組織への糖の取り込みの促進（末梢での糖利用の促進），③腸管からのグルコースの吸収の抑制．

> **副作用** 乳酸アシドーシス：全身倦怠感，嘔吐，下痢など（肝臓での糖新生抑制によりピルビン酸が蓄積し，乳酸の産生が増加するため）．

> **禁忌** 乳酸アシドーシスを起こしやすい患者（高齢者，腎・肝機能障害者など）．

看護のポイント ヨード造影検査を行う患者では，併用により乳酸アシドーシスを起こすことがあるため，検査前は投与を一時的に中止する．また，造影剤投与後48時間は投与を再開しないこと．

4) チアゾリジン薬（インスリン抵抗性改善薬）（ピオグリタゾン）

大型脂肪細胞に分布するペルオキシソーム増殖因子活性化受容体γ（PPARγ）[*2]を刺激し，小型脂肪細胞への分化を促進する．これにより，①インスリン抵抗性を引き起こす腫瘍壊死因子（TNF-α）の産生抑制，②肝臓での糖新生を抑制し，骨格筋の糖利用を促進するアディポネクチンの産生促進が起こり，インスリン抵抗性を改善する．

> **副作用** 心不全や浮腫：とくに女性に多い（体液貯留傾向をきたすため），体重増加．

> **禁忌** 心不全およびその既往歴のある患者．

5) α-グルコシダーゼ阻害薬（食後過血糖改善薬）（アカルボース，ミグリトールなど）

小腸上皮細胞において，二糖類を分解するα-グルコシダーゼを阻害することにより，単糖類の生成を抑制し，腸管からの糖の吸収を緩やかにする．これにより，食後の急激な血糖の上昇を抑える．食後の過血糖を抑えるため，**食直前（食事前5分以内）**に服用する．また，α-グルコシダーゼ阻害薬服用中に起きた低血糖に対しては，グルコースを摂取する．

> **副作用** 腹部膨満感や放屁増加（二糖類が分解されないまま腸に運ばれ，腸内細菌によって分解されることで腸内ガスがたまるため）．

6) SGLT2阻害薬（イプラグリフロジン ʟ-プロリン，カナグリフロジンなど）

腎臓でのグルコースの再吸収を担うトランスポーターであるNa^+/グルコース共輸送体（SGLT2）を選択的に阻害することにより，腎近位尿細管でのグルコースの再吸収を抑制し，血中の過剰なグルコースを体外に排泄することで血糖降下作用を示す．

> **副作用** 尿路感染症，性器感染症などの感染症や脱水（尿中に糖が排泄されるため），体重減少（尿量の増加やエネルギー喪失による）

看護のポイント 脱水により脳梗塞などを発症するおそれがあるため，患者には適切な水分補給の必要性を指導する．とくに，脱水を起こしやすい高齢者や利尿薬を服用している患者には十分に注意する．

a-3 インクレチン関連薬

インクレチンとは，食事摂取に伴い消化管から分泌されるホルモンで，グルコース依存

[*1] **糖新生**：脂質やアミノ酸などの糖以外の物質からグルコースを合成すること．
[*2] **ペルオキシソーム増殖因子活性化受容体γ（PPARγ）**：脂肪細胞分化に必須の転写因子であり，筋肉のグルコースの取り込みを活性化する．

性インスリン分泌刺激ポリペプチド（GIP）とグルカゴン様ペプチド-1（GLP-1）の2種類がある．インクレチンは，血中グルコース濃度の上昇に伴う膵臓B細胞のインスリン分泌反応を増幅する作用によりインスリンの分泌量を増やし，血糖値を低下させる．

1）ジペプチジルペプチダーゼ（DPP）-4阻害薬（内服剤）（シタグリプチン，ビルダグリプチン，アログリプチン）

インクレチンを分解する酵素であるDPP-4を選択的に阻害することにより，インクレチン濃度を上昇させ，①インスリン分泌促進作用，②グルカゴン濃度低下作用を増強して血糖値を低下させる．SU薬と同様にインスリン分泌量を増加させるが，インクレチンが血糖の上昇により分泌されるので，DPP-4阻害薬は高血糖時のみに作用する．そのため単独投与時では低血糖を起こしにくいことが特徴である．

▶ **副作用** 便秘，腹部膨満感．

2）グルカゴン様ペプチド（GLP）-1アナログ（注射剤）（リラグルチド，エキセナチド）

膵臓B細胞膜のGLP-1受容体を刺激することで，①インスリン分泌促進作用，②グルカゴン濃度低下作用を示し，血糖値を低下させる．GLP-1作動薬はDPP-4で分解されにくく，DPP-4阻害薬より作用が強い．また，DPP-4阻害薬はインクレチンの生理的濃度を増加させないが，GLP-1アナログは神経系，消化管などのGLP-1受容体も直接刺激して摂食中枢抑制や胃内容物排泄遅延作用を示し，食欲抑制や体重減少効果も期待できる．

▶ **副作用** 悪心・嘔吐（胃内容物排泄遅延作用のため），急性膵炎．

看護のポイント **低血糖**：糖尿病の薬物による治療中は，血糖降下薬の効果が強くなり過ぎたり，激しい運動をしたりした場合に，血糖が下がり過ぎて，低血糖をきたすことがある．患者が自覚できる低血糖症状として，**冷汗，高度の空腹感，動悸，頭痛，傾眠**などがある．これらの症状があればブドウ糖などを摂取してしばらく安静にすること，また，外出時には，ブドウ糖（α-グルコシダーゼ阻害薬を服用時は必ずブドウ糖）やあめなどを常に携帯することを説明する．また，低血糖による意識消失などの事態に備えて，日本糖尿病協会が発行している糖尿病カードなどを携帯し，糖尿病患者であることを他者に気付いてもらえるようにすることも重要である．

Sick day（シックデイ）：糖尿病患者がかぜや発熱，下痢などの消化器疾患，外傷などにより体調を崩したり，食欲不振のため食事ができないときをsick day（シックデイ）という．このような状況では，血糖コントロールが乱れやすく，高血糖や脱水を起こしやすい．このような事態を避けるため，インスリン治療中の患者では決して自己判断でインスリンを中止しないことなど，あらかじめ「sick day rule（シックデイ ルール）」対応の原則（糖尿病診療ガイドライン参照）に基づき，患者や家族への説明を徹底しておく．

b 糖尿病合併症の治療に用いられる薬物

1）糖尿病性末梢神経障害治療薬

エパルレスタット（アルドース還元酵素阻害薬），メキシレチン（抗不整脈薬），デュロキセチン（抗うつ薬），プレガバリン（神経因性疼痛改善薬）が治療薬として用いられる．

エパルレスタットは進行を抑制し，その他の薬剤は自覚症状（しびれ，痛みなど）を緩和する．ただし，いずれも対症療法であるため，症状改善には血糖コントロールが重要となる．

2）糖尿病性腎症治療薬（イミダプリル，ロサルタン）

腎症の進行を抑制するため，治療薬としては，腎保護作用をもつアンギオテンシン変換酵素（ACE）阻害薬もしくはアンギオテンシンⅡ受容体遮断薬（ARB）が用いられる．

B　脂質異常症と治療薬

1　脂質代謝と関連病態

脂質は生体構造やエネルギー代謝など生命維持に不可欠な役割を果たしている．脂質代謝には，①外因性経路，②内因性経路，③コレステロール逆転送系の3つがある（**図9-2**）．

脂質異常症は自覚症状がほとんどないが，放置することにより動脈硬化が進行すると，心筋梗塞や脳梗塞などの重大な合併症を引き起こす．したがって，早期治療による動脈硬化の進展予防が重要となる．

2　脂質異常症

脂質異常症は，血漿中の低比重リポタンパク質コレステロール（LDL-C）値，高比重リポタンパク質コレステロール（HDL-C）値，トリグリセリド（TG）値の基準値から診断される（**表9-5**）．原因による分類として，主に遺伝因子による原発性とほかの疾患や生活習慣の乱れなどによる続発性（二次性）に分けられる．

3　薬物療法の方針

脂質異常症の治療の主な目的は，動脈硬化の進展を阻止し，心筋梗塞や脳梗塞などの重大な合併症を引き起こさないようにすることである．そのため，LDL-CやTGを下げ，HDL-Cを上げるなどの脂質管理目標を設定して治療を行う．治療は，まずは食事・運動療法など生活習慣の改善を行い，それでも管理目標が達成できない場合は，増加している脂質の種類によって使用する薬物を選択し薬物療法を行う．続発性（二次性）の場合は，原因（疾患や薬剤など）を取り除くことが優先となる．

4　脂質異常症治療薬（表9-6）

脂質異常症治療薬には，主にコレステロールを下げる高コレステロール血症治療薬とTGを下げる高トリグリセリド血症治療薬に分類される．

a 高コレステロール血症治療薬

1）HMG-CoA還元酵素阻害薬：スタチン系薬（プラバスタチン，フルバスタチン，アトルバスタチン，ロスバスタチン）

コレステロールの合成酵素であるHMG-CoA還元酵素を阻害することにより，肝臓でのコレステロール合成を抑制する．肝コレステロール低下により，肝細胞のLDL受容体が増加し，血中から肝臓へのLDL-Cの取り込みが促進され，血中LDL-Cが減少する．高LDL-C血症の第1選択薬である．

▶ **副作用**　横紋筋融解症[*3]．

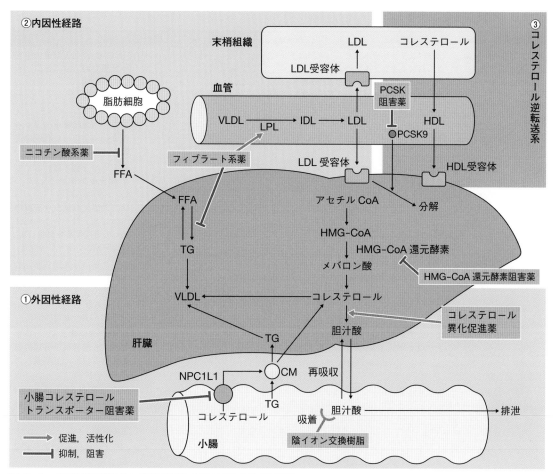

図 9-2　脂質代謝経路と脂質異常症治療薬の作用部位

FFA：free fatty acid（遊離脂肪酸），TG：triglyceride（トリグリセリド），VLDL：very low density lipoprotein（超低密度リポタンパク質），IDL：intermediate density lipoprotein（中間比重リポタンパク質），LDL：low density lipoprotein（低密度リポタンパク質），HDL：high density lipoprotein（高密度リポタンパク質），LPL：lipoprotein lipase（リポタンパク質リパーゼ），CM：chylomicron（キロミクロン），PCSK9：proprotein convertase subtilisin/kexin type 9，NPC1L1：Niemann-Pick C1-like 1，HMG-CoA：3-hydroxy-3-methylglutaryl-coenzyme A

表 9-5　脂質の種類

脂質の種類	はたらき	脂質異常症の診断基準（空腹時採血）
LDL-C	肝臓で合成されたコレステロールを末梢組織に供給する	140 mg/dL 以上
HDL-C	末梢組織中の過剰なコレステロールを回収し，肝臓へ輸送する	40 mg/dL 未満
TG	肝臓や脂肪組織に蓄えられ，エネルギー不足の際にエネルギーに変換される	150 mg/dL 以上

*3　**横紋筋融解症**：骨格筋（横紋筋）が融解する現象である．横紋筋成分のミオグロビンなどが血中に大量に流出し，腎臓がダメージを受け，急性腎不全をきたす場合がある．自覚症状として四肢の筋肉痛や脱力感，赤褐色尿（ミオグロビン尿）などがあり，血漿中クレアチンキナーゼ（CK）値の上昇がみられる．

表 9-6　脂質異常症治療薬

分　類		一般名（商品名）	LDL-C	TG	HDL-C	作用・特徴
高コレステロール血症治療薬（主にLDLコレステロールを低下）	HMG-CoA還元酵素阻害薬（スタチン系薬）	プラバスタチンナトリウム（メバロチン） フルバスタチンナトリウム（ローコール） アトルバスタチンカルシウム（リピトール） ロスバスタチンカルシウム（クレストール）	↓↓〜 ↓↓↓	↓	−〜↑	・HMG-CoA還元酵素の阻害➡肝臓でのコレステロール合成の抑制
	小腸コレステロールトランスポーター阻害薬	エゼチミブ（ゼチーア）	↓↓	↓	↑	・コレステロールトランスポーターの阻害➡小腸からのコレステロール吸収の選択的阻害
	コレステロール吸収阻害薬（陰イオン交換樹脂）	コレスチラミン（クエストラン） コレスチミド（コレバイン）	↓↓	↑	↑	・腸内で胆汁酸と結合して便中排泄➡外因性コレステロールの吸収阻害 ・体内の胆汁酸減少➡肝臓内のコレステロールから胆汁酸への合成促進➡血中LDL-Cの肝臓への取り込み促進
	コレステロール異化促進薬	プロブコール（シンレスタール，ロレルコ）	↓	−	↓↓	・コレステロールから胆汁酸への変換（異化）と胆汁中への排泄の促進➡血清コレステロール低下 ・LDL-Cの酸化変性の抑制
	PCSK9阻害薬	エボロクマブ（レパーサ皮下注） アリロクマブ（プラルエント皮下注）	↓↓↓↓	↓〜↓↓	−〜↑	・PCSK9を阻害することにより，LDL受容体の分解の抑制➡血中LDL-Cの肝臓への取り込み促進
	MTP阻害薬	ロミタピド（ジャクスタピッド）	↓↓↓	↓↓↓	↓	・MTPに結合してTGの転送の阻害➡肝臓や小腸におけるVLDLやキロミクロン産生の抑制
高トリグリセリド血症治療薬（主にTGを低下）	フィブラート系薬	ベザフィブラート（ベザトールSR） フェノフィブラート（トライコア） クロフィブラート（クロフィブラート） クリノフィブラート（リポクリン）	↓	↓↓↓	↑↑	・LPLを活性化➡TGの分解促進 ・脂肪酸β酸化の促進➡TG合成の抑制 ・血清HDL-C増加
	オメガ-3系多価不飽和脂肪酸（EPA・DHA製剤）	イコサペント酸エチル（エパデール） オメガ-3脂肪酸エチル（ロトリガ）	−	↓	−	・肝臓でのTG合成の抑制➡血中TG低下 ・腸管からの弱いコレステロール吸収阻害 ・動脈の弾力性を保持する作用を有し，動脈硬化の進展を抑制する効果がある
	ニコチン酸系薬	ニコモール（コレキサミン） ニセリトロール（ペリシット）	↓	↓↓	↑	・脂肪組織からの遊離脂肪酸動員を抑制➡肝臓でのTG生成を抑制 ・LPLを活性化➡TG分解を促進 ・血清HDL-C増加

↓↓↓↓：−50％以上，　↓↓↓：−50〜−30％，　↓↓：−20〜−30％，　↓：−10〜−20％，　↑↑：20〜30％，　↑：10〜20％，
−：−10〜10％.

> ▶**禁　忌**　妊娠または妊娠の可能性のある婦人，授乳婦.

2）小腸コレステロールトランスポーター阻害薬（エゼチミブ）

小腸に存在するコレステロールトランスポーター（NPC1L1）を阻害し，小腸からのコレステロールの吸収を選択的に阻害する．胆汁酸の排泄に影響を与えないため，脂溶性ビタミン（ビタミン A，D など）や脂溶性薬物などの吸収を阻害しないとされている.

> ▶**副作用**　横紋筋融解症，消化器症状（便秘，下痢，腹部膨満感など）.

3）コレステロール吸収阻害薬：陰イオン交換樹脂（コレスチラミン，コレスチミド）

腸内で胆汁酸と結合して便中への胆汁酸の排泄を促進する．これにより，腸からのコレステロールの吸収が低下する．また，体内の胆汁酸が減少することにより，胆汁酸を補うために，肝臓でコレステロールから胆汁酸への変換が促進され，肝臓への LDL-C の取り込みが増加し，血中コレステロールが低下する.

> ▶**副作用**　腸閉塞，便秘や腹部膨満感などの消化器症状（陰イオン交換樹脂が腸内の水分を吸収し膨潤するため）.

4）コレステロール異化促進薬（プロブコール）

肝臓におけるコレステロールから胆汁酸への変換（異化）を促進して，胆汁中への排泄を促すことにより，血中のコレステロールを低下させる．また，LDL-C の酸化変性を抑制することにより，動脈硬化を予防する.

> ▶**副作用**　QT 延長を伴う心室性不整脈，横紋筋融解症.

5）PCSK9 阻害薬（エボロクマブ，アリロクマブ）

LDL 受容体の分解にかかわるタンパク質である PCSK9 を阻害することにより，LDL 受容体の分解が起こりにくくなり，血中 LDL-C の肝臓への取り込みが促進され，血中 LDL-C が低下する.

6）MTP 阻害薬（ロミタピド）

ミクロソームトリグリセリド転送タンパク質（MTP）は，肝細胞や小腸上皮細胞に存在し，アポタンパク質 B を含むリポタンパク質へ TG を転送するはたらきがあり，肝臓の超低比重リポタンパク質（VLDL：LDL の前駆体）や小腸でのキロミクロンの生成に関与する．MTP 阻害薬は MTP に直接結合して TG の転送を阻害することにより，VLDL やキロミクロンの産生を抑制する．その結果，LDL-C 濃度が低下する.

ⓑ 高トリグリセリド血症治療薬

1）フィブラート系薬（ベザフィブラート，フェノフィブラート，クロフィブラートなど）

ペルオキシソーム増殖因子活性化受容体a（PPARa）を刺激して以下の作用を示す．①リポタンパク質リパーゼ（LPL）を活性化することにより TG の分解を促進する．②肝細胞内で脂肪酸の β 酸化による分解を促進し，TG の合成を抑制して VLDL の生成を抑制する．③肝臓におけるコレステロール産生の抑制とコレステロールの胆汁酸への排泄促進により LDL-C を低下させる．④血清 HDL-C を増加させる.

> ▶**副作用**　横紋筋融解症（HMG-CoA 還元酵素阻害薬と併用で発生率上昇）.

看護のポイント　HMG-CoA 還元酵素阻害薬とフィブラート系薬の併用は，両剤の副作用である横紋筋融解症が現れやすいため，筋肉痛や脱力感，尿の色が赤い（ミオグロビン尿）などの自覚症状を患者に伝えて，早期発見につなげることが重要である．とくに，腎機能に

関する臨床検査値に異常が認められる患者では，腎機能の悪化を伴うため注意が必要である．

2）オメガ-3系多価不飽和脂肪酸（イコサペント酸エチル：EPA製剤）

腸管からの TG 吸収抑制，肝臓での TG 合成抑制，肝臓からの TG 分泌抑制，LPL 活性化により，血清 TG を低下させる．また，コレステロールの腸管からの吸収抑制，肝臓での生合成抑制により，血清コレステロールを緩やかに低下させる．

▶ **副作用・禁忌** 出血傾向（血小板での TXA_2 生成を抑制することにより抗血小板作用を示すため）．

3）ニコチン酸系薬（ニコモール，ニセリトロール）

ニコチン酸受容体に結合し，脂肪組織からの遊離脂肪酸の動員を抑制し，肝臓での TG（VLDL）生成を抑制する．また，末梢毛細血管の LPL を活性化し，TG 分解を促進する．血清 HDL-C を増加させる作用も有する．

▶ **副作用** 頭痛，皮膚紅潮（血管拡張作用があるため）．

C 高尿酸血症・痛風と治療薬

1 高尿酸血症・痛風

痛風とは，何らかの原因で尿酸の生成過剰や尿酸の排泄低下が起き，高尿酸血症となり，尿酸塩結晶が関節腔内に沈着し，炎症を起こし激痛を伴う急性関節炎発作を主な症状とする疾患である．

関節炎発作（痛風発作）は，親指付け根，かかとや足の甲，くるぶし，足首などの関節で発症する激しい痛みを伴う炎症性疾患で，関節腔内への尿酸塩結晶の蓄積が原因である．尿酸塩結晶が蓄積すると，白血球（好中球）が関節腔内へ移動（浸潤・遊走）し，尿酸塩結晶を貪食することで白血球（好中球）膜が破れ，ケミカルメディエーターが遊離されて激しい炎症が起きる（**図9-3**）．

尿酸は，食事からの摂取や肝臓での生合成によって産生されるプリン体の最終代謝物で，主に腎臓から排泄される．

2 薬物療法の方針

痛風・高尿酸血症の治療は，急性期治療と慢性期治療に大別される．急性期では痛風発作における痛みと炎症のコントロール，慢性期では痛風発作と高尿酸血症による合併症（痛風腎，尿路結石，心血管系疾患など）の予防が目的となる．治療では，薬物療法の前にまずは生活習慣の改善（プリン体・単純糖質摂取，飲酒の制限および運動療法）を行う．これで改善がみられない場合，患者の病型（尿酸産生過剰型，尿酸排泄低下型，混合型）に合わせて，薬物を選択する．その他，尿酸の排泄を高めるため，患者には十分な飲水（尿量1日2L以上を目標）と尿酸の溶解度を高めるアルカリ性食品（海藻，野菜など）の積極的な摂取を促す．

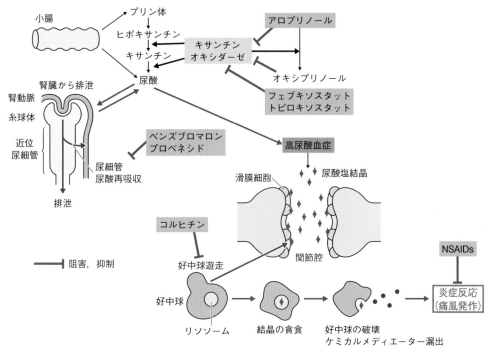

図 9-3　痛風の発症機序とその治療薬の作用部位

3 ｜ 高尿酸血症・痛風治療薬（表 9-7）

　　　痛風の治療薬には，痛風発作治療薬と高尿酸血症治療薬（尿酸生成抑制薬と尿酸排泄促進薬）に分けられる．

a 痛風発作治療薬（コルヒチン）

　　　コルヒチンは，微小管*4 タンパク質（チュブリン）と結合し，微小管の形成を阻害することで，関節炎症部位への好中球の遊走抑制，貪食および貪食好中球のケミカルメディエーターの放出を抑制する．痛風発作の 3 〜 4 時間前に先行する予兆（足が重い，違和感がある）を感じたとき（前兆期）に，できるだけ早く服用することが望ましい．

　　　前兆期を過ぎた極期（第 1 中足趾節関節などに激痛，発赤，腫脹がみられる）では，ナプロキセンやインドメタシンなどの非ステロイド性抗炎症薬（NSAIDs）を短期間に大量投与して炎症を抑える NSAIDs パルス療法を行う．NSAIDs パルス療法が無効の場合や多発性関節炎の場合は，副腎皮質ステロイド薬の経口投与が検討される．

　　▶ **副作用** 　再生不良性貧血，白血球・血小板減少などの血液障害（微小管の形成を阻害する作用により細胞分裂が抑制されるため）．

b 尿酸生成抑制薬（アロプリノール，フェブキソスタット，トピロキソスタット）

　　　プリン体から尿酸に代謝されるときにはたらく酵素であるキサンチンオキシダーゼを阻害し，尿酸の生合成を抑制する．主に尿酸産生過剰型の症例に用いる．

---

*4　**微小管**：チュブリンタンパク質でできた管状の構造物で，細胞骨格を構成しており，染色体の配置や分離など細胞分裂の過程で中心的な役割を果たす．

表9-7　痛風・高尿酸血症治療薬

分類		一般名（商品名）	作用・特徴
痛風発作治療薬	発作治療薬	コルヒチン（コルヒチン）	微小管の形成阻害➡関節炎症部位への好中球の遊走，貪食および貪食好中球のケミカルメディエーター放出の抑制
	NSAIDs（☞ p.157）	ナプロキセン（ナイキサン）インドメタシン（インテバン）	発作時のNSAIDsパルス療法に用いる
	副腎皮質ステロイド薬（☞ p.131）	プレドニゾロン（プレドニン）	NSAIDsパルス療法が無効の場合や多発性関節炎の場合に用いる
高尿酸血症治療薬	尿酸生成抑制薬	アロプリノール（ザイロリック）フェブキソスタット（フェブリク）トピロキソスタット（ウリアデック）	キサンチンオキシダーゼの阻害➡尿酸の生合成の抑制主に尿酸産生過剰型の症例に用いる
	尿酸排泄促進薬	ベンズブロマロン（ユリノーム）プロベネシド（ベネシッド）	尿細管からの尿酸の再吸収の抑制➡尿酸の尿中排泄の促進尿酸排泄低下型の症例に用いる

1）アロプリノール

　プリン骨格をもち，尿酸の前駆物質であるヒポキサンチンおよびキサンチンと類似構造をもつため，**キサンチンオキシダーゼを競合的に阻害して尿酸の生成を抑制する**．また，アロプリノールがキサンチンオキシダーゼで代謝されたオキシプリノールにもキサンチンオキシダーゼ阻害作用がある．腎排泄型の薬物であるため，腎機能障害のある患者では，アロプリノールやオキシプリノールの排泄が遅延し，血中濃度が持続するため投与量の減量や投与間隔の延長を考慮する．

　▶ **副作用**　再生不良性貧血，汎血球減少，腎不全．

2）フェブキソスタット，トピロキソスタット

　プリン骨格をもたず，選択的にキサンチンオキシダーゼを阻害し，尿酸の生成を抑制する．尿酸代謝に特異的に作用するのが特徴である．アロプリノールが腎排泄型であるのに対して，フェブキソスタット，トピロキソスタットは肝代謝型の薬物であるため，腎機能障害のある高尿酸血症の患者に使用しやすい．

　▶ **副作用**　肝機能障害，関節痛．

　▶ **禁忌**　メルカプトプリン水和物またはアザチオプリン投与中の患者（共にキサンチンオキシダーゼにより代謝される薬物であるため，血中濃度が上昇し副作用の骨髄抑制が現れるおそれがある）．

ⓒ 尿酸排泄促進薬（ベンズブロマロン，プロベネシド）

　尿細管からの尿酸の再吸収の抑制により，尿酸の尿中排泄を促進する．尿酸排泄低下型の症例に用いられる．尿酸排泄促進薬を使用する場合，尿中への尿酸排泄量の増加による尿酸結石の発生を予防するため，尿アルカリ化薬（クエン酸カリウム・クエン酸ナトリウム水和物配合薬）の併用と十分な水分摂取が必要である．

　▶ **禁忌**　腎結石．

10 抗炎症薬，鎮痛薬

　痛みと炎症には密接な関係があり，生体組織に損傷などの侵害刺激が加わったとき，知覚神経が刺激され，その興奮が大脳皮質まで伝わることで痛みを感じる．

　損傷部位の局所には，白血球（好中球，好酸球，好塩基球，リンパ球，単球）および肥満細胞などの炎症細胞が集まり，これらの炎症細胞からヒスタミン，ブラジキニン，プロスタグランジン類，サイトカイン類などのケミカルメディエーターが放出される．これらの物質により炎症を含む一連の局所性生体防御反応が起こる．

A 抗炎症薬

1 炎症のしくみ（図10-1）

　炎症とは，組織の損傷などにより生体内に細菌や毒素などの有害物質が侵入・産生されたときに拡散を防ぐための生体防御反応である．損傷部位では，血管透過性の亢進により組織への水分や白血球の漏出・浸潤・遊走が起こり，浮腫をきたす．また，血液凝固機構の促進による血管の損傷部位を閉じて全身への有害物質の拡散を防ぐ．さらに，損傷部位の清浄化および細胞増殖が起こり，組織の修復が完了する．これらの一連のプロセスを炎症反応という．虫刺されなどによる腫脹や鼻粘膜の浮腫による鼻づまりがわかりやすい例である．

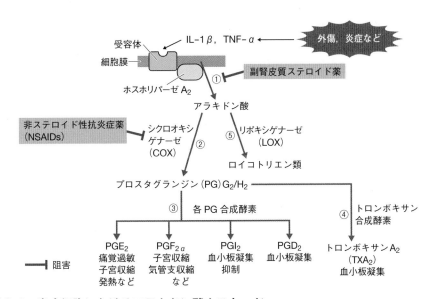

図10-1　炎症細胞におけるアラキドン酸カスケード
①～⑤は本文と対応. IL-1：インターロイキン-1 (interleukin-1), TNF-α：腫瘍壊死因子α (tumor necrosis factor-α)

a アラキドン酸カスケード（図 10-1）

　　外傷や細菌感染による炎症では，マクロファージなどの免疫細胞から分泌されるインターロイキン-1（IL-1）や腫瘍壊死因子-α（TNF-α）などの炎症性サイトカインが炎症細胞の細胞表面上の受容体を刺激することでホスホリパーゼ A_2 を活性化する．活性化されたホスホリパーゼ A_2 は，細胞膜のリン脂質を分解してアラキドン酸を遊離する（①）．アラキドン酸は，シクロオキシゲナーゼ（COX）によりプロスタグランジン（PG）G_2/H_2 となる（②）．次いで，それぞれの PG 合成酵素により PGE_2，$PGF_{2\alpha}$，PGI_2，PGD_2 が合成される（③）．また，トロンボキサン合成酵素によりトロンボキサン（TX）A_2 が合成される（④）．一方，アラキドン酸にリポキシゲナーゼ（LOX）が作用してロイコトリエン類が生成する（⑤）．アラキドン酸から産生される生理活性物質をエイコサノイドといい，それらの生成過程をアラキドン酸カスケードという．

　　COX には，COX-1 および COX-2 がある．COX-1 は健常な全身組織に分布して，エイコサノイド類の産生を通して生体のホメオスタシスを維持している．一方，COX-2 は炎症部位で発現誘導され，エイコサノイド類の合成促進を通して炎症反応の促進や痛みの増強を行っている．

b エイコサノイドの生理作用

1）PGE

・**痛覚過敏作用**：知覚神経終末において，発痛物質であるブラジキニンの感受性を増幅させて痛みを増強させる．COX 阻害薬による PGE_2 産生の抑制は痛みを軽減する．
・**発熱作用**：視床下部の体温調節中枢に発熱物質として直接作用して熱産生を促進する．COX 阻害薬による PGE_2 産生の抑制は発熱を軽減する．
・**血管透過性亢進作用**：血管を拡張し，水分の漏出による浮腫や白血球の遊走を促す．
・**末梢血管拡張作用・末梢血流増加作用**：PGE 関連薬は腰部脊柱管狭窄症などの症状を改善することが期待できる．
・**胃粘液分泌促進作用**：胃の副細胞からの粘液分泌が促進され，胃粘膜が保護される．PGE_1 や PGE_2 の誘導体は胃粘膜保護薬として用いられる（☞ p.88）.
・**子宮収縮作用**：子宮平滑筋を収縮する．PGE_2 製剤は陣痛促進薬として用いられる．
・**血小板凝集抑制作用**：血管内皮細胞で産生され，血小板の活性化を抑制して血栓形成を抑制する．PGE 関連薬は抗血小板薬として用いられる（☞ p.77）.

2）$PGF_{2\alpha}$

・**子宮収縮作用**：子宮平滑筋を収縮させる．妊娠末期に産生が高まり分娩を誘発する．$PGF_{2\alpha}$ 製剤は陣痛促進薬として用いられる（図 10-1）.
・**気管支収縮作用**：気管支平滑筋を収縮させる．気管支喘息患者は $PGF_{2\alpha}$ による気管支のれん縮作用に対して感受性が高い（図 10-1）.

3）PGI_2

・**血小板凝集抑制作用**：血管内皮細胞で産生され，血小板の活性化を抑制して血栓形成を抑制する．
・**血管透過性亢進作用**：PGE_2 と同様に，細動脈などの血管拡張を促進させる．
・**末梢血管拡張作用・末梢血流増加作用**：PGI_2 製剤は肺動脈高血圧症に用いられる．

・気管支弛緩作用：気管支平滑筋を弛緩させる.

4）TXA₂

・血小板凝集作用：血小板で産生され，血小板の凝集を促し，血栓形成を促進する．TX
　合成酵素阻害薬は抗血小板薬として用いられる（☞ p.76）.

・気管支収縮作用：気管支平滑筋を収縮させる．TX 合成酵素阻害薬は気管支喘息の治療
　に用いられる（☞ p.174）.

5）ロイコトリエン（LT）類

　LT 類には，LTA，LTB，LTC，LTD，LTE，LTF があり，炎症やアレルギー反応の媒
介物質である．LTB₄ は白血球の遊走化作用があり，LTC₄，LTD₄，LTE₄ は血管透過性の
亢進，気管支平滑筋の収縮，気道粘液分泌の促進などの作用がある．LT 受容体遮断薬は
気管支喘息に用いられる（☞ p.104）.

2　抗炎症薬

　生体の防御反応である炎症の過剰反応は，組織や細胞の過度な損傷を起こし，広範囲の
機能障害を引き起こすことがある．このようなデメリットを抑制する薬物が抗炎症薬であ
る．抗炎症薬には，副腎皮質ステロイド薬（ステロイド性抗炎症薬，☞ p.131）と非ステロ
イド性抗炎症薬（non-steroidal anti-inflammatory drugs：NSAIDs）がある.

　ステロイド性抗炎症薬の作用は多岐にわたり，内服や静注では全身作用として免疫抑制
作用も強く現れるとともに，全身性の副作用も多くみられる．抗炎症作用としては，PG 類
や LT 類などの炎症性サイトカインの産生を抑制し，COX の産生も抑制することで，全身
の炎症反応を抑制する.

a　NSAIDs の作用および作用機序

　NSAIDs の多くは，COX の直接的阻害によりエイコサノイド類の生合成を抑制すること
で抗炎症作用，鎮痛作用，解熱作用，血小板凝集抑制作用を示す.

①抗炎症作用：PG 産生を抑制して，血管拡張や血管透過性亢進を抑制する.

②鎮痛作用：PG 産生を抑制して，知覚神経終末において，発痛物質（ブラジキニンなど）
　への感受性の増強を抑制する.

③解熱作用：PG 産生を抑制して，PG により上昇した体温を低下させる．正常体温には影
　響を与えない.

④血小板凝集抑制作用：TXA₂ 産生を抑制して，血小板の活性化を阻止して血小板凝集を
　抑制する.

b　NSAIDs の種類

　化学的特性から酸性，中性，塩基性に分類される（**表 10-1**）.

1）酸性 NSAIDs（アスピリン，メフェナム酸，ジクロフェナク，ロキソプロフェンなど）

　エトドラクおよびメロキシカムは COX-2 を選択的に阻害するが，その他の酸性 NSAIDs
は，非選択的に COX-1 と COX-2 を阻害し，抗炎症作用，解熱作用，鎮痛作用を示す．適
応としては，関節リウマチ，変形性関節症，腰痛症などのリウマチ性疾患・運動器疾患，
外傷後痛，歯痛，月経痛などの疼痛性疾患がある．また，アスピリンは，抗炎症作用や鎮
痛作用による消炎鎮痛のための用量（1 日 1,000 ～ 4,500 mg）よりも低用量（1 日 100 ～

表 10-1　代表的な NSAIDs と特徴

分　類		一般名（商品名）	作用・特徴
酸　性	サリチル酸系	アスピリン（アスピリン末）	・抗炎症作用よりも鎮痛作用を期待して使用されることが多い ・小児には禁忌（インフルエンザや水痘などのウイルス感染時の投与でライ症候群を発症）
		アスピリン・ダイアルミート配合（バファリン錠）	・ダイアルミートを配合し，胃腸障害を軽減した製剤
	アントラニル酸系	メフェナム酸（ポンタール錠/シロップ）	・分娩後の疼痛緩和に使用 ・手術後や外傷の炎症や腫脹の改善
	インドール系	インドメタシン（インテバン）	・抗炎症作用や鎮痛作用はアスピリンの 20 倍 ・COX-1 阻害作用が強く，副作用として胃腸障害が強い
		スリンダク（クリノリル錠）	・プロドラッグ
	オキシカム系	ピロキシカム（バキソカプセル）	・半減期が長く 1 日 1 回の服用で有効
		メロキシカム（モービック錠）	・COX-2 の選択的阻害作用をもつ
	プロピオン酸系	イブプロフェン（ブルフェン錠）	・胃腸障害が比較的少ない ・一般用医薬品に最も汎用される
		ロキソプロフェン（ロキソニン錠/テープ）	・プロドラッグ ・鎮痛効果はインドメタシンよりも高く，胃腸障害が少ない ・慢性疾患でも使用可能（継続服用可能）
		ザルトプロフェン（ソレトン錠）	・胃腸障害が比較的少ない
		ケトプロフェン（カピステン注/モーラステープ）	・消化管からの吸収はわるく，注射や外用で使用される
		フルルビプロフェン（アドフィードパップ）	
	フェニル酢酸系	フェルビナク（セルタッチパップ）	
		ジクロフェナクナトリウム（ボルタレン錠/坐剤）	・インドメタシンと同程度の抗炎症・鎮痛作用を有するが副作用はインドメタシンより弱い ・坐剤として用いられることが多い
	ピラノ酢酸系	エトドラク（ハイペン錠）	・COX-2 の選択的阻害作用をもつ
中　性	コキシブ系	セレコキシブ（セレコックス錠）	・COX-2 の選択的阻害作用をもつ
塩基性		チアラミド（ソランタール錠）	・COX 阻害作用はきわめて弱いが鎮痛・抗炎症作用を示す

300 mg）で血小板凝集抑制作用を示すことから，低用量アスピリンは脳梗塞や虚血性心疾患に適応がある（☞ p.75）.

2）中性 NSAIDs（セレコキシブ）

COX-2 を選択的に阻害し，抗炎症作用，解熱作用，鎮痛作用を示す. 適応として，リウマチ性疾患・運動器疾患および疼痛性疾患がある.

3）塩基性 NSAIDs（チアラミド）

COX 阻害作用はほとんどなく，作用機序は不明. 抗炎症作用, 鎮痛作用はみられるが, 解熱作用はみられない. 副作用もほかの NSAIDs に比べて弱い.

c NSAIDs の副作用

　　非選択的 COX 阻害薬は，全身に恒常的に発現している COX-1 を阻害して以下のような副作用を示す．一方，COX-2 選択的阻害作用をもつ NSAIDs は炎症部位に発現する COX-2 を選択的に阻害するため，全身性の副作用は軽減される．

①**中枢神経症状**：大量投与で頭痛，めまい，耳鳴りなどがある．また，小児におけるインフルエンザなどウイルス性疾患の解熱のためにアスピリンおよびジクロフェナクを用いると，ライ症候群が起こることがある（☞もう少しくわしく）．

②**喘息発作（アスピリン喘息）**：PG 産生の抑制によってロイコトリエン類の産生が増加して気道過敏性が高まる（☞もう少しくわしく）．

③**胃腸障害**：PG 産生の抑制のために，胃粘液分泌が抑制され，胃粘膜保護作用が減弱することで起こる．最も多い副作用である．胃腸障害患者には NSAIDs の投与は禁忌である（☞ p.88，コラム）．

④**腎障害**：PG 産生の抑制のために，腎血流量が低下する．重篤な腎障害患者には NSAIDs の投与は禁忌である．

⑤**出血傾向**：TXA_2 産生の抑制のために，血小板凝集が抑制されて起こる．とくに，アスピリンで顕著である．

⑥**分娩遅延・胎児の動脈管閉塞**：PG 産生の抑制のために起こることがあるので妊婦には NSAIDs の投与は禁忌である．

> **もう少しくわしく**
>
> ### NSAIDs によるライ症候群とアスピリン喘息
>
> **ライ症候群**：小児のインフルエンザ，水痘などのウイルス性疾患の解熱の目的で，アスピリンやジクロフェナクを服用すると，ライ症候群の発症の可能性があることが認められている．肝障害を伴った重篤な脳障害により生涯にわたる後遺症や死にいたる危険がある．そのため，小児の解熱鎮痛薬としてアスピリンは避け，アセトアミノフェンなどを用いるべきとされる．
>
> **アスピリン喘息**（NSAIDs 過敏性喘息）：COX の阻害により PG 合成を阻害した結果，ロイコトリエン類の合成が優勢になり喘息を誘発すると考えられている．喘息発作はアスピリンだけではなく，ほかの酸性 NSAIDs でも誘発される．投与後 10 分前後から数時間以内に発症し，重症で意識障害やショックなどを伴い，致死的なこともある．しかし，アスピリン喘息は気管支喘息の病歴に大きな関係はないため，NSAIDs は気管支喘息の既往患者にも用いられる．

---

d NSAIDs の投与経路と剤形

　　NSAIDs には，多くの経口錠（腸溶錠，徐放錠，プロドラッグ）がある．腸溶錠（アスピリン）は腸で溶けるために胃障害が起きにくい．徐放錠（インドメタシン，ジクロフェナク）は徐々に溶けるので作用が持続する．プロドラッグ（ロキソプロフェン，インドメタシンファルネシルなど）は，小腸から吸収されて肝臓で代謝を受けて薬物作用を示すので，胃腸障害が起きにくい．

　　ジクロフェナクやピロキシカムには経直腸坐剤があり，直腸粘膜から吸収されるので速効性があり，胃腸障害が起きにくい．また，肝臓での代謝（初回通過効果）を受けない．

その他，注射剤および軟膏剤や貼付剤などがある．

B　鎮痛薬

　　痛み（痛覚）以外の感覚（温覚，冷覚，触覚など）には影響せず，麻酔薬のように神経遮断や意識の消失も伴わずに，痛みだけを除去する薬物を鎮痛薬という．痛みとは，生体への侵襲を危険として知らせる信号（シグナル）であり，炎症や物理的な外力による正常な細胞組織の損傷や，損傷が起こりうる強い刺激が加わったときに発生する感覚である．痛みは急性・慢性を問わず多くの疾病による症状やその徴候として発現するため，鎮痛薬の適用は多岐にわたり，使用法や副作用には幅広く精通する必要がある．

　　鎮痛薬には，非オピオイド鎮痛薬（NSAIDs，アセトアミノフェン），オピオイド鎮痛薬（麻薬性鎮痛薬），非麻薬性鎮痛薬，神経障害性疼痛治療薬があり，それぞれの作用機序や適応の特徴を把握しておくことは重要である．また，鎮痛補助薬として抗うつ薬（アミトリプリチン，デュロキセチンなど）や抗てんかん薬（カルバマゼピン）なども用いられる．

1 痛みのしくみ

　　触覚，圧覚，振動などは，皮膚などの感覚受容器（パチニ小体やマイスネル小体など）によって感知されるが，痛覚には特殊な受容器はなく，知覚神経終末部（**自由神経終末**）で直接的に感知される（**図10-2**）．

　　炎症時や組織に損傷を起こすような刺激（侵害刺激）が加わると，その局所組織に発痛物質（ブラジキニンなど）やPG類が産生される．ブラジキニンは知覚神経の自由神経終

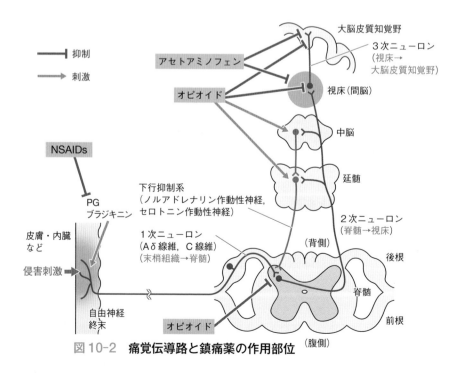

図10-2　痛覚伝導路と鎮痛薬の作用部位

末を刺激し，PGはブラジキニンの作用を増強する．知覚神経に発生した興奮は脊髄後角へ伝えられ（1次ニューロン），次いで脊髄から視床へ（2次ニューロン），視床から大脳皮質知覚野へ（3次ニューロン）と順次伝えられ，痛みとして感じる．1次ニューロンには，Aδ線維（「チクチク」と針で刺したときのような即時痛）とC線維（「ズキズキ」とうずくような持続的遅延痛）がある．

　一方，延髄や中脳などから脊髄後角の知覚神経終末へノルアドレナリン作動性神経およびセロトニン作動性神経が入力し，知覚神経終末からの伝達物質（サブスタンスP）の放出を抑制する．これらの神経の興奮は脊髄後角での痛覚伝達を抑制することから，これらの神経系を**下行性抑制系**（下行性疼痛抑制系）とよぶ．

2 ｜ 鎮 痛 薬

a 非オピオイド鎮痛薬

1）アセトアミノフェン

　アセトアミノフェンは，一般用医薬品にも含まれることが多く，安全性が高い解熱鎮痛薬である．作用機序は，NSAIDsとは異なり，COXを阻害せず，抗炎症作用もほとんどもたない．解熱効果は，視床下部に作用することで皮膚血管を拡張させて，発熱時の熱放散を増大させることにより現れる．また，鎮痛作用は，視床や大脳皮質に作用して大脳皮質の痛覚閾値（痛みを感じる刺激の強さ）を高めることにより現れる．成人では1日4,000mgまで，小児や妊婦にも1回100〜200mgで適用できる．

　▶ **副作用**　大量使用や継続使用で肝機能障害が現れることがある．

2）NSAIDs（ ☞ p.157）

　NSAIDsはCOX阻害作用をもち，その鎮痛効果は発痛物質（ブラジキニン）の自由神経終末の刺激作用を増強するPG類の産生を抑制することにより現れる．

　アセトアミノフェンで十分な鎮痛効果がみられない場合に，NSAIDsの使用を考慮する．イブプロフェンやロキソプロフェンが使いやすく選ばれることが多い．また，鎮痛・解熱作用において，より強い効果を求める場合はジクロフェナクの適用を考慮する．

b オピオイド鎮痛薬（麻薬性鎮痛薬）

1）オピオイドと麻薬

　人類とアヘンの歴史は古く，紀元前よりケシ未熟果から採取されたアヘンに陶酔作用や鎮痛作用があることが知られていた．19世紀初頭，モルヒネがアヘンの成分（アヘンアルカロイド）の1つとして単離された．その後，モルヒネの受容体が発見され，モルヒネ受容体を刺激する薬物はアヘン（opium）を語源にオピオイドと総称される．

　麻薬は，「麻薬及び向精神薬取締法」により取り扱いが規制されている．医療用麻薬として使用が制限されているオピオイドは，アヘンアルカロイド系麻薬（モルヒネ，コデイン，オキシコドン［半合成］など）と非アルカロイド系合成麻薬（ペチジン，フェンタニル，メサドンなど）に分類される．コデインは鎮痛作用が弱いために主に鎮咳薬として用いられる．また，表面麻酔薬として用いられるコカインも連用による依存性や習慣性から医療用麻薬として使用が制限されている．

　看護のポイント　麻薬処方箋の患者氏名，麻薬の品名，必要量などに間違いがないかをダ

ブルチェックし，麻薬処方箋には，麻薬を実際に受領した看護師の署名も記載する．(☞p.35)

2）オピオイド受容体

オピオイド受容体には，μ（ミュー）受容体，κ（カッパ）受容体，δ（デルタ）受容体がある．μ受容体は鎮痛作用，鎮咳作用，多幸感，身体・精神依存，κ受容体は鎮痛作用，鎮咳作用，鎮静，δ受容体は鎮痛作用，情動，身体・精神依存を示す．多くのオピオイドの鎮痛効果はμ受容体への作用が強い．

3）オピオイドの臨床適応と副作用（表10-2）

オピオイドの薬理作用には，中枢抑制作用（痛覚伝導路の抑制［図10-2］，延髄の咳中枢の抑制，延髄の呼吸中枢の抑制，鎮静作用），中枢興奮作用（延髄の化学受容器引金帯の刺激による嘔吐中枢の興奮，中脳の動眼神経核の刺激）および，末梢作用（腸内神経叢でのアセチルコリンの遊離抑制，肥満細胞からのヒスタミン遊離促進）がある．

痛覚伝導路の抑制は，①脊髄後角での知覚神経の伝達物質（サブスタンスP）の放出抑制（脊髄後角での伝達抑制），②中脳・延髄からの下行性抑制系の増強，③視床での伝達抑制，④大脳皮質の痛覚閾値の上昇がある（図10-2）．

副作用・看護のポイント モルヒネの投与量と作用の関係において，鎮痛作用がみられる投与量を「1」とした場合には，便秘「0.02」，悪心・嘔吐「0.1」，眠気「2.6」，呼吸抑制「10」となる．つまり，モルヒネの鎮痛作用を示す用量では，ほぼ確実に便秘や悪心・嘔吐がみられることになる．眠気や悪心・嘔吐は耐性が形成されるので徐々になくなる．しかし，便秘は耐性を生じないので，いつまでもみられる．

表10-2 オピオイドの臨床適応と副作用

臨床適応	・鎮痛：術後疼痛，がん性疼痛，心筋梗塞などの激しい疼痛時，痛覚伝導路の抑制 ・鎮静：大脳皮質の抑制 ・鎮咳：延髄の咳中枢の抑制 ・下痢の改善：腸内神経叢でのアセチルコリン遊離の抑制による腸管運動の抑制
副作用	【中枢抑制作用】 ・呼吸抑制：延髄の呼吸中枢の抑制，チェーン・ストークス型呼吸 ・過鎮静：多幸感，傾眠傾向，思考力の低下 【中枢興奮作用】 ・悪心・嘔吐：延髄の嘔吐中枢を興奮させる化学受容器引金帯の刺激 ・縮瞳：中脳の動眼神経核の興奮による瞳孔括約筋の収縮 【末梢作用】 ・便秘：腸内神経叢でのアセチルコリン遊離の抑制による腸管運動の抑制 ・かゆみ：肥満細胞からのヒスタミン遊離 ・気管支喘息発作中に禁忌
連用による作用	【耐性】 ・鎮痛作用，鎮咳作用，眠気，悪心・嘔吐は耐性を生じる ・縮瞳と止瀉作用は耐性を生じない 【精神的・身体的依存】 ・精神依存：精神的不安を回避するために薬物を要求する ・身体的依存（退薬症状）：急激な中止や減薬で流涙，悪心，嘔吐，振戦，散瞳，せん妄など体調の急激な変化

　　　これらの副作用への対策として，便秘には下剤（酸化マグネシウム，センノシドなど，⟳ p.93）の併用や浣腸を検討する．悪心・嘔吐に対しては，摂食量と吐き気に注意し，程度に応じて制吐薬（ドンペリドン，メトクロプラミドなど，⟳ p.91）を用いる．がん患者には，長期使用しても依存性が形成されないことから，麻薬の使用に不安のある患者には，服用をがまんする必要がないことを伝える．

　　　呼吸抑制など急性中毒症状が現れることもあるので，投与後（とくに増量後）は，バイタルサインや患者の意識レベルをこまめにチェックする．また，解毒薬として**ナロキソン**などの麻薬拮抗薬を使用すると，退薬症状がでることがあるので注意すること．

4）オピオイド鎮痛薬の種類

　　　オピオイド鎮痛薬には，天然由来（モルヒネ），半合成（オキシコドン），合成（フェンタニル，メサドン，ペチジンなど）がある（**表10-3**）．いずれも同様な薬理作用をもっているが，鎮痛作用は「ペチジン＜モルヒネ＜オキシコドン＜フェンタニル」の順に強くなる．副作用については，フェンタニルは便秘が起こりにくく，オキシコドンはかゆみやせん妄が起きにくい．

　　　モルヒネ，オキシコドン，フェンタニルは，持続や速効性を考慮してさまざまな剤形がある．モルヒネには，持続性製剤（徐放錠，徐放カプセル，徐放細粒）と速効性製剤（錠剤，内服液，坐剤，注射剤など）がある．また，オキシコドンにも持続性製剤（徐放錠）と速効性製剤（錠剤，散剤）がある．一方，フェンタニルは消化管吸収における初回通過効果が高いため，内服剤ではなく，貼付剤（持続性製剤）および速効性製剤の注射剤と口腔粘膜吸収剤がある．

　　　看護のポイント　痛みの感受性やオピオイドの鎮痛効果は個人差が大きいことから，規定の投与量で効果があるとの先入観を持たずに接することが重要である．

C 非麻薬性鎮痛薬（麻薬拮抗性鎮痛薬）（表10-4）

　　　単独でオピオイド鎮痛薬のような鎮痛作用を示すことから，がん性疼痛や非がん性慢性

表10-3　オピオイド鎮痛薬の作用と特徴

一般名（商品名）	鎮痛作用の強さ	剤　形	適応・特徴
モルヒネ硫酸塩（カディアン，MSコンチン），モルヒネ塩酸塩（アンペック，オプソ）	1	錠剤，内服液，注射剤，坐剤，徐放錠，徐放カプセル	・中等度〜高度のがん性疼痛 ・心筋梗塞の疼痛 ・術後疼痛
オキシコドン（オキシコンチン，オキノーム）	1.5	錠剤，散剤，注射剤	・中等度〜高度のがん性疼痛 ・かゆみやせん妄などはモルヒネよりも少ない
フェンタニル（ワンデュロ，フェントス，アブストラル）	50〜100	注射剤，口腔粘膜吸収剤，貼付剤	・中等度〜高度のがん性疼痛 ・手術時の鎮痛（全身麻酔薬と併用） ・便秘はモルヒネよりも生じにくい
レミフェンタニル（アルチバ）	50〜100	注射剤	・手術中の全身麻酔の導入と維持
ペチジン（ペチジン）	>1	注射剤	・術前の麻酔前投与，無痛分娩
メサドン（メサペイン）	個人差あり	錠剤	・ほかの強オピオイドでは治療困難ながん性疼痛 ・オピオイド受容体刺激作用に加えて，NMDA型グルタミン酸受容体遮断作用

表10-4　非麻薬性鎮痛薬（麻薬拮抗性鎮痛薬）の作用と特徴

薬　物	作用・特徴	適　応
ペンタゾシン（ソセゴン）	・μ受容体に遮断作用と部分刺激作用を有する（モルヒネの鎮痛作用には拮抗する） ・κ受容体の部分刺激作用	・麻酔補助，がん性疼痛，心筋梗塞の疼痛，術後疼痛，消化性潰瘍の疼痛，腎結石・尿路結石の疼痛
ブプレノルフィン（レペタン）	・μ受容体の部分刺激作用（μ受容体との親和性が高い） ・κ受容体遮断作用	・麻酔補助，がん性疼痛，心筋梗塞の疼痛，術後疼痛，変形性関節症などの慢性疼痛
トラマドール（トラマール） トラマドール・アセトアミノフェン（トラムセット）	・μ受容体の刺激 ・ノルアドレナリン，セロトニンの再取り込み阻害（下行性抑制の増強）	・がん性疼痛，非がん性慢性疼痛（トラマドール単剤） ・非がん性疼痛，抜歯後の疼痛（トラマドール・アセトアミノフェン配合剤）

疼痛の緩和に用いられる．一方，オピオイド鎮痛薬との併用ではオピオイド鎮痛薬に拮抗して，その鎮痛作用を減弱させることから麻薬拮抗性鎮痛薬ともいう．また，オピオイド鎮痛薬に比べて精神症状がみられにくいので非麻薬であるが，連用による依存性や大量投与の副作用には注意すべきである．

1）ペンタゾシン，ブプレノルフィン

ペンタゾシンはκ受容体を刺激して鎮痛作用を示すのでモルヒネよりも弱い鎮痛作用を示すとともに，μ受容体の遮断作用もあるのでモルヒネの鎮痛作用に拮抗する．また，ブプレノルフィンは，μ受容体に親和性が高いので低用量でモルヒネよりも強い鎮痛作用を示す．しかし，ブプレノルフィンの鎮痛効果には上限があり，最大の鎮痛作用はモルヒネのほうが強い．

▶ **副作用**　モルヒネと同様である．

2）トラマドール

μ受容体刺激作用に加えて，ノルアドレナリン作動性神経やセロトニン作動性神経の終末部のアミントランスポーターを阻害して，それぞれの神経終末へのノルアドレナリンとセロトニンの再取り込みを阻害する．この作用により痛覚伝導路における下行性抑制を増強する．トラマドール・アセトアミノフェン配合剤が広く非がん性疼痛の緩和に用いられる．

▶ **副作用**　セロトニン症候群（脳内セロトニン濃度の過剰な上昇）があり，神経終末へのセロトニン再取り込みを抑制する抗うつ薬との併用には注意が必要である．

3 ┃ 麻薬拮抗薬 （ナロキソン，レバロルファン）（☞p.109）

麻薬拮抗薬は，モルヒネの一部の構造を変えた（N-メチル基をN-アリル基に置換）ものであり，オピオイド受容体に結合するが，受容体刺激作用がないため，オピオイドによる刺激作用を遮断する．オピオイドの急性中毒（呼吸抑制）の解除に用いられる．ナロキソンは，オピオイド受容体に対して遮断作用のみをもつことから，**完全拮抗薬（完全遮断薬）**といわれ，投与により麻薬中毒患者では退薬症状がみられる．また，レバロルファンはオピオイド受容体に対して遮断作用をもつが，きわめて弱い鎮痛作用も有する．

C | 疼痛治療の考え方

　疼痛治療では，がんに代表されるような重篤な疾病に罹患することによって感じる「すべての痛み」を「苦痛」ととらえる．苦痛には，身体的苦痛（肉体の侵襲に伴う痛み，治療の副作用や不眠など）だけでなく，精神的苦痛（事実の受け入れを拒否する怒り，容姿の変化に伴う絶望，死への恐怖など），社会的苦痛（家族への思い，仕事上の信望や収入の喪失など），スピリチュアルペイン（「なにかの天罰なのか？」「生きる意味は？」など心情や，価値観，死生観にかかわる悩み）があり，それらの総合的な苦痛を「トータルペイン」ととらえて，患者の背景を十分理解したうえでケアを行うことが必要である．

1 | オピオイド鎮痛薬による疼痛緩和

　オピオイド鎮痛薬は，非がん性慢性疼痛とがん性疼痛に適用される．非がん性慢性疼痛へのオピオイドの適用は厳格に定められており，医師の厳重な管理・指導のもとで行う．また，非がん性慢性疼痛への適用では，①使用上限があり，②長期継続使用を避け（中止・減量を常に検討），③レスキュー薬（速効性オピオイドの頓用）が不可である．一方，がん性疼痛へのオピオイドの適用では，WHO 方式 3 段階除痛ラダー（図10-3）に従って積極的に用いる．また，①重篤な副作用がない限り上限はなく，②継続使用も可能であり，③急な疼痛の増強でレスキュー薬の頓用も可能である．

2 | がん性疼痛の治療

　がん性疼痛はトータルペインで考える必要があるが，がんによる侵襲的痛みと治療に伴う痛みを緩和する「WHO 方式がん性疼痛治療法」の基本原則に従った薬剤の選択が基本となる．

　＜WHO 方式がん性疼痛治療法の基本 5 原則＞

①可能な限り経口投与：患者の QOL を考慮し，できる限り簡便で管理しやすい投与経路を選択する．悪心・嘔吐などにより経口投与が困難な場合は，貼付剤や坐剤などを考える．

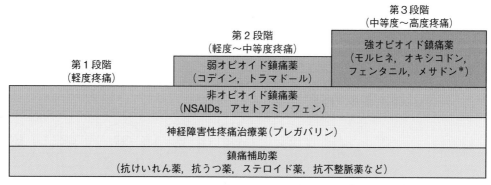

図10-3　がん性疼痛へのオピオイドの適用（WHO 方式 3 段階除痛ラダーより改訂）
＊メサドンはほかの強オピオイドで治療困難な場合に用いられる．

②痛みの強さに応じた効力の鎮痛薬の選択：最初から鎮痛効果の強いオピオイド鎮痛薬を使うのではなく，WHO3段階除痛ラダーに従って患者の訴える痛みの強さにより鎮痛薬を選択する（**図10-3**）．軽度の痛みでは，非オピオイド鎮痛薬（NSAIDs，アセトアミノフェン）や神経障害性疼痛治療薬（プレガバリン）に加えて，必要であれば鎮痛補助薬（抗うつ薬，ステロイド薬など）を用いる．第2段階で用いるオピオイドを**弱オピオイド**，第3段階で用いるオピオイドを**強オピオイド**ともいう．弱オピオイドとして使用されるのは，強オピオイドと競合するペンタゾシン，ブプレノルフィンではなく，コデインが適用される．

③患者ごとの個別の投与量：痛みの感じ方には大きな個人差がある．投与量は先入観をもたずに患者個別の痛みの程度を最優先に決定する．そのための痛みの評価が重要であり，汎用性の高い痛みの評価スケールとして Numerical Rating Scale（NRS）や Faces Pain Scale（FPS）がある（**図10-4**）．NRS は，「患者が感じている痛み」を数字（0〜10）で評価する．「いままでの最高の痛みを10すると，いまの痛みはどのくらいか？」などと問いかけて痛みの程度を評価する．子どもや言語の理解を得難い患者の場合は，苦悶の表情で痛みの程度が表現される FPS が使用しやすい．これらのほかに，Verbal Rating Scale や Visual Analog Scale がある．

④時間を決めた規則正しい投与計画：がんの痛みは持続的であり，薬物の血中濃度が下がると痛みが出るため，鎮痛薬は一定の間隔で規則正しく投与される．痛みを感じてからの頓用はできるだけ避けるように投与量や投与時期を調節する．しかしながら，痛みに対する考え方や心の動きなどの精神的因子などいろいろな要因から，突然の痛み（突出痛）が現れることがある．突出痛には，速効性のオピオイド鎮痛薬などが頓用されるレスキュー薬で対応する．レスキュー薬はその時点の1日服用量により決められる．モルヒネであれば1日量の1/6量，オキシコドンでは1日量の1/4〜1/8量が頓用される．また，フェンタニル経皮吸収製剤を使用している場合にはそのバッカル錠が頓用される．

⑤その他の配慮：オピオイド鎮痛薬は，基本的に少量の投与から開始して，その効果を確認しながら徐々に必要な量まで増量して状態を安定させる．また，オピオイド鎮痛薬の副作用（便秘，悪心・嘔吐，呼吸抑制）への対応を検討する．オピオイド鎮痛薬の副作

●**Numerical Rating Scale（NRS）**

0　1　2　3　4　5　6　7　8　9　10

●**Faces Pain Scale（FPS）**

[Whaley L, et al：Nursing care of infants and children. 3rd ed. St.Louis, Mosby, 1987 より引用]

図10-4　痛みの強さの評価法

用が強く現れ，鎮痛効果を得るのに十分な量を投与できない場合や，同じオピオイド性鎮痛薬を投与しても効果が不十分な場合には，投与中のオピオイドからほかのオピオイドに変更する**オピオイドローテーション**を考慮する．モルヒネ，オキシコドン，フェンタニルの3剤でローテーションを行う．

3 神経障害性疼痛の治療

がん性疼痛は，オピオイド鎮痛薬の適正使用により80%以上の痛みから解放されるといわれている．しかし，一部の患者ではオピオイド鎮痛薬では除痛効果が不十分である．その理由に**神経障害性疼痛**がある．また，帯状疱疹後疼痛，糖尿病末梢神経障害などの非がん性慢性疼痛も神経障害性疼痛である．神経障害性疼痛は，体性感覚神経系の病変や疾患によって引き起こされ，病変がない部分における痛みや「ピリピリ，ビリビリ」と刺すような異常感覚を示すことが多い．その原因として，感覚神経の障害や中枢神経の痛み刺激に対する過剰興奮などが考えられる．治療には抗てんかん薬，抗うつ薬などの鎮痛補助薬が必要となる（**表10-5**）．

表10-5 神経障害性疼痛治療薬と鎮痛補助薬

分 類	一般名（商品名）	特 徴	適 応
神経障害性疼痛治療薬	プレガバリン（リリカ）	「ピリピリ，ビリビリ」痛みの改善	帯状疱疹後疼痛，糖尿病末梢神経障害性疼痛，脊髄損傷後疼痛などの神経障害性疼痛全般
抗けいれん薬（抗てんかん薬）	カルバマゼピン（テグレトール）クロナゼパム（リボトリール）ガバペンチン（ガバペン）	「ピリピリ，ビリビリ」痛みや鈍い痛みなどの改善	・カルバマゼピン：三叉神経痛 ・クロナゼパム：しびれを伴う神経因性疼痛（適応外） ・ガバペンチン：線維筋痛症，神経因性疼痛（適応外）
抗うつ薬	アミトリプチリン（トリプタノール）デュロキセチン（サインバルタ）	重く，だるい痛みの改善	・アミトリプチリン：末梢神経障害性疼痛 ・デュロキセチン：糖尿病末梢神経障害性疼痛，線維筋痛症，慢性腰痛症

11 免疫・アレルギー系疾患治療薬

1 自然免疫と獲得免疫

　生体を異物からまもるはたらきが免疫反応であり，自然免疫と獲得免疫がある．

　自然免疫とは生まれつき備わっている免疫反応であり，マクロファージや好中球が異物を取り込んで処理（貪食）することや，ナチュラルキラー細胞（NK 細胞）がウイルス感染細胞をみつけて攻撃することなどがある．

　獲得免疫とは，体内に取り込んだ異物のデータをもとに起こる免疫反応であり，リンパ球の B 細胞や T 細胞が関与する．獲得免疫には細胞性免疫と液性免疫があり，次のようなしくみで起こる（図 11-1）．

①マクロファージ，樹状細胞，B 細胞などの抗原提示細胞が細菌やウイルス感染細胞などの異物（抗原）を貪食すると，その抗原の消化された断片と主要組織適合抗原クラス II 分子（MHC クラス II 分子）（☞ p.170，もう少しくわしく）の複合体が細胞表面に発現する．これを抗原提示といい，旗印として「ここに異物がある」とほかの細胞に知らせるしくみである．

②抗原提示細胞の表面に発現した複合体がヘルパー T 細胞（Th 細胞）の T 細胞抗原受容体に結合して，Th 細胞を活性化する．Th 細胞は，抗原の違いにより Th1 細胞（細胞

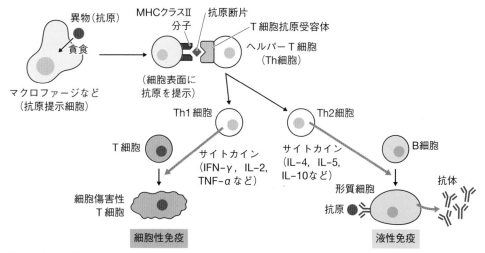

図 11-1　免疫のしくみ
IL：インターロイキン，IFN：インターフェロン，TNF：腫瘍壊死因子．

性免疫担当）と Th2 細胞（液性免疫担当）に分化する．

③活性化した Th 細胞は，多様なサイトカインを放出し，T 細胞を細胞傷害性 T 細胞（キラー T 細胞）に，B 細胞を形質細胞（抗体産生細胞）に分化・増殖する．

④細胞傷害性 T 細胞は低分子物質により抗原を直接的に攻撃するので細胞性免疫といい，形質細胞が産生した抗体[*1]が抗原を攻撃するのを液性免疫という．

⑤残った細胞傷害性 T 細胞と形質細胞は，それぞれメモリー T 細胞とメモリー B 細胞となり，抗原に対する細胞傷害活性や抗体の産生能をもったまま体内に記憶される．

> **もう少し くわしく　主要組織適合抗原（MHC）クラスⅡ分子と移植での拒絶反応**
>
> 　他人からの臓器・組織移植で起こる拒絶反応は，免疫系による「自己」と「非自己」の厳格な識別によるものであり，細胞表面に個体によって少しずつ異なった構造をもつ一群のタンパク質分子をもつことで起こる．このように，「自己」と「非自己」を決める「旗印」となるタンパク質を MHC 分子という．なかでも，Th 細胞への抗原提示に関与するのが MHC クラスⅡ分子である．MHC 分子（＝旗印）の異なる細胞が侵入すると，T 細胞はそれを攻撃して排除する．これが移植の拒絶反応である．

2 サイトカイン

　サイトカインは，リンパ球やマクロファージ（血液中では単球）をはじめとする種々の細胞から産生・分泌されるペプチド性生理活性物質で，細胞間の情報伝達を行うことにより細胞の増殖・分化や機能を制御する．アレルギー性炎症反応にかかわるサイトカインには，インターロイキン（IL），インターフェロン（IFN），腫瘍壊死因子（TNF），コロニー刺激因子（CSF）がある．

3 アレルギー反応

　生体の防御機能としての免疫反応が過剰，あるいは自己細胞に反応して生体組織を傷害する反応をアレルギー反応という．また，アレルギー反応のうち，急激で強く致死的な反応をアナフィラキシーショックという．症状としては，気管支平滑筋の収縮や末梢血管の拡張に伴う呼吸困難や血圧低下などが起こる．アレルギー反応を起こす抗原をアレルゲンという．たとえば，花粉症のアレルゲンは花粉であり，花粉に対する免疫反応（アレルギー反応）により花粉症が発症する．アレルギー反応はⅠ型～Ⅳ型に分類される（**表 11-1**）．

4 アレルギー症状を引き起こすケミカルメディエーター

　アレルギー反応で起こる症状には，一般的な炎症と同じく，発赤，熱感，腫脹（浮腫），疼痛，機能障害がある．これらの即時性のアレルギー反応は，活性化した細胞から放出されるケミカルメディエーターによって引き起こされる（**表 11-2**）．

[*1]　**抗体**：物質としては免疫グロブリン（immunoglobulin：Ig）であり，タンパク質構造の違いにより IgG，IgA，IgM，IgD，IgE に分類される．

表11-1 アレルギーの分類

分類	反応までの時間	作用因子	発生機序	主な関連疾患
Ⅰ型アレルギー	即時型（数分）	液性免疫抗体（IgE）	肥満細胞や好塩基球にIgEとアレルゲンが結合すると，ヒスタミンなどが放出される	・花粉症 ・気管支喘息 ・じん麻疹 ・食物アレルギー ・アナフィラキシーショック ・薬物アレルギーの一部
Ⅱ型アレルギー	即時型（数時間）	液性免疫抗体（IgM，IgG）	抗体の自己細胞への結合による補体活性化やマクロファージの貪食作用による自己細胞の傷害	・血液型不適合輸血 ・自己免疫性溶血性貧血 ・特発性血小板減少性紫斑病 ・バセドウ病
Ⅲ型アレルギー	即時型（数時間～日）	液性免疫抗体（IgM，IgG）	抗原-抗体複合体による補体の活性化などによる組織の傷害	・全身性エリテマトーデス ・急性糸球体腎炎 ・関節リウマチ
Ⅳ型アレルギー	遅延型（2～3日）	細胞傷害性免疫T細胞	抗原を記憶したヘルパーT細胞の抗原再刺激による細胞性免疫	・アレルギー性接触皮膚炎 ・移植片対宿主病

Fab領域 / Fc領域　抗体（免疫グロブリン）には，タンパク質化学構造上，Fab領域とFc領域があり，Fc受容体は細胞の表面に存在するFc領域が結合する受容体のこと．細胞内にシグナルを伝える役割を有する．

　主に好塩基球や肥満細胞に貯蔵されて，アレルギー刺激により放出される物質としてヒスタミンがある．ヒスタミンはH_1受容体を刺激して，血管透過性亢進，血管拡張，かゆみなどを引き起こしてアレルギー反応による主症状を起こす．

　アレルギー反応により新たに合成されて放出される物質に，トロンボキサンA_2，ロイコトリエン類，プロスタグランジン類，血小板活性化因子，ブラジキニンがある．

表11-2　アレルギー症状を引き起こすケミカルメディエーター

分　類		物質名	主な作用
アミン		ヒスタミン	血管透過性亢進，血管拡張，かゆみ，気管支平滑筋の収縮，覚醒（中枢神経作用）
エイコサノイド	プロスタグランジン（PG）	PGE₂，PGI₂	血管透過性亢進，ブラジキニン感受性亢進，発熱作用
	トロンボキサン（TX）	TXA₂	血小板凝集促進，気管支平滑筋収縮，気道過敏性亢進
	ロイコトリエン（LT）	LTB₄	白血球遊走
		LTC₄，LTD₄	血管透過性亢進，気管支平滑筋収縮
ポリペプチド		ブラジキニン	血管透過性亢進，自由神経終末刺激（発痛），血管拡張
リン脂質		血小板活性化因子（PAF）	血小板，白血球の活性化，血管透過性亢進

B　免疫異常による疾患の治療薬

1　抗アレルギー薬

　　　　抗アレルギー薬とは，副腎皮質ステロイド薬のような遺伝子発現を調節するような総合的な免疫抑制作用を期待するのではなく，アレルギー反応によって肥満細胞や好塩基球などから放出されるヒスタミン，ロイコトリエン，トロンボキサンなどのケミカルメディエーターの遊離阻害作用，合成阻害作用，受容体遮断作用をもつ薬物である．

a　ケミカルメディエーター遊離抑制薬（アンレキサノクス，クロモグリク酸，トラニラスト）（表11-3）

　　　　肥満細胞の細胞膜を安定化して，ヒスタミンやロイコトリエンなどの遊離を抑制する．アンレキサノクスはロイコトリエン生成抑制作用も併せもつ．アレルギー反応の発現の予防に用いる．効果が得られるまでに3週間ほど時間を要するため，4〜8週間は毎日規則正しく服用する必要がある．

　　　▶ **副作用**　クロモグリク酸は吸入で使用することが多く，気管支けいれんや咽喉頭痛がある．トラニラストは腎障害や膀胱炎様症状がある．

表11-3　ケミカルメディエーター遊離抑制薬

一般名（商品名）	適　応
クロモグリク酸（インタール）	気管支喘息（吸）アレルギー性鼻炎（鼻），アトピー性皮膚炎（内），アレルギー性結膜炎（眼），春季カタル（眼）
トラニラスト（リザベン）	気管支喘息（内），アレルギー性鼻炎（内），アレルギー性結膜炎（眼），アトピー性皮膚炎（内）
ペミロラスト（アレギサール）	気管支喘息（内），アレルギー性鼻炎（内），アレルギー性結膜炎（眼），春季カタル（眼）
アンレキサノクス（エリックス）	アレルギー性結膜炎（眼），春季カタル（眼），花粉症（眼）

（吸）：吸入剤，（鼻）：点鼻剤，（内）：内服剤，（眼）：点眼剤．

b 抗ヒスタミン薬（H₁ 受容体遮断薬）（ジフェンヒドラミン，プロメタジン，アゼラスチン，オキサトミド，ケトチフェン，メキタジン，エピナスチンなど）（表 11-4）

アレルギー反応により肥満細胞や好塩基球から放出されたヒスタミンは，各組織に存在するヒスタミン受容体に結合してさまざまな症状を引き起こす．ヒスタミン受容体は，H₁ ～ H₄ までの４つのサブタイプがあるが，医薬品の作用点として重要なのは H₁ 受容体と H₂ 受容体である．H₂ 受容体は胃酸分泌に関与し（☞ p.85），アレルギー反応に関与するのは H₁ 受容体である．アレルギー反応により遊離したヒスタミンが気管支や血管などの H₁ 受容体を刺激すると，気管支平滑筋の収縮，血管拡張，血管透過性亢進，腺分泌促進などを起こし，充血，くしゃみ，鼻水，呼吸困難などのアレルギー症状を引き起こす．抗ヒスタミン薬は，H₁ 受容体を遮断することによりヒスタミンの作用を抑制することでアレルギー症状を抑える．

第 1 世代：H₁ 受容体遮断作用に加えて，抗コリン作用，中枢神経抑制作用がある．これらの作用は副作用の発現や禁忌の原因となる．ジフェンヒドラミンやプロメタジンは，その中枢神経移行性の高さを利用して，動揺病やパーキンソニズムの改善にも用いられている．

第 2 世代：H₁ 受容体遮断作用に加えて，ケミカルメディエーター遊離抑制作用を併せもつ強力な抗アレルギー作用を示し，抗コリン作用および中枢神経抑制作用を減弱させた薬物である．そのなかで，アゼラスチン，オキサトミド，ケトチフェンは中枢神経抑制作用をある程度もつが，抗コリン作用が減弱されている．その他のメキタジン，エピナスチンなどの第 2 世代薬物はいずれも中枢神経抑制作用がきわめて弱いのが特徴である．

▶ **副作用・禁忌** 脳内においてヒスタミン作動性神経は覚醒に関与しているため，中枢神経への移行性が高い薬物では眠気がある．また，抗コリン作用に由来した副作用（口渇，便秘，排尿困難，眼圧上昇など）がみられる．また，第 1 世代では，緑内障，前立腺肥大に伴う下部尿路閉塞疾患に禁忌である．

表 11-4 抗ヒスタミン薬

	一般名（商品名）	作用	抗コリン作用	中枢移行性	適応
第1世代	ジフェンヒドラミン（レスタミン）シプロヘプタジン（ペリアクチン）プロメタジン（ピレチア）	・H₁ 受容体の遮断作用・シクロヘプタジン：抗セロトニン作用	＋＋	＋＋	・じん麻疹，湿疹・皮膚炎に伴うそう痒，虫刺され，アレルギー性鼻炎，風邪などの上気道炎に伴うくしゃみ・鼻水・咳・メニエール症候群，動揺病の嘔吐の抑制・プロメタジン：パーキンソニズムの改善（中枢神経への移行性および抗コリン作用が強い）
第2世代	アゼラスチン（アゼプチン）オキサトミド（オキサトミド）ケトチフェン（ザジテン）	・H₁ 受容体の遮断作用・ケミカルメディエーター遊離抑制作用	±	＋	・気管支喘息（発作の予防）・アレルギー性鼻炎，じん麻疹，湿疹・皮膚炎，アトピー性皮膚炎，皮膚そう痒症，痒疹
	メキタジン（ニポラジン）エピナスチン（アレジオン）フェキソフェナジン（アレグラ）オロパタジン（アレロック）	・H₁ 受容体の遮断作用・ケミカルメディエーター遊離抑制作用	±	±	・アレルギー性鼻炎，じん麻疹，湿疹・皮膚炎など・メキタジン，エピナスチン：気管支喘息（発作の予防）・エピナスチン，オロパタジン：アレルギー性結膜炎

＋＋：強い（抗コリン作用）/高い（中枢移行性），＋：第1世代よりも低い，±：弱い（抗コリン作用）/低い（中枢移行性）．

c　トロンボキサン関連薬（オザグレル塩酸塩，セラトロダスト，ラマトロバン）（表11-5）

トロンボキサン（TX）A_2 は，アラキドン酸からプロスタグランジン（PG）G_2/H_2 を経て TX 合成酵素により産生され，血管平滑筋，気管支平滑筋の受容体に結合して，血管収縮および気道収縮を起こす（☞ p.157）.

TX 合成酵素阻害薬（オザグレル塩酸塩）は，TXA_2 の産生を抑制して気管支喘息の気道収縮を抑制する．TXA_2 は血小板の活性化を起こすので，オザグレルナトリウムが抗血小板薬として用いられる（☞ p.76）．また TXA_2 の作用に拮抗する TXA_2 受容体遮断薬（セラトロダスト，ラマトロバン）がある．ラマトロバンは TXA_2 受容体および PGD_2 受容体の遮断作用をもち，抗アレルギー作用を示す.

d　ロイコトリエン関連薬（プランルカスト，モンテルカスト，イブジラスト）（表11-5）

ロイコトリエン（LT）群には，LTA_4，LTB_4，LTC_4，LTD_4，LTE_4，LTF_4 があり，気道収縮，気道の血管透過性亢進，気道過敏性の亢進など作用によりアレルギー反応や炎症反応を起こす．プランルカスト，モンテルカストは，ロイコトリエン受容体を遮断して気管支喘息やアレルギー性鼻炎の症状を改善する．また，イブジラストはロイコトリエン遊離抑制作用とロイコトリエン受容体の遮断作用をもち，気管支喘息やアレルギー性結膜炎に用いられる.

e　Th2 サイトカイン阻害薬（スプラタスト）（表11-5）

Th 細胞には，Th1 細胞（細胞性免疫担当）と Th2 細胞（液性免役担当）があり，Ⅰ型アレルギー反応には Th2 細胞が関与している．スプラタストは，Th2 細胞での IL-4，IL-5 の産生を阻害し，IgE 抗体の産生抑制や好酸球の組織浸潤を抑制することで，気管支喘息，アレルギー性鼻炎，アトピー性皮膚炎の症状を改善する.

2　免疫抑制薬（表11-6）

免疫抑制薬の作用機序は，抗原提示細胞による Th 細胞の活性化の過程を抑制することであり，①免疫系細胞の増殖・活性化の抑制，②T 細胞のサイトカイン産生の阻害，③Th

表11-5　トロンボキサン関連薬，ロイコトリエン関連薬，Th2 サイトカイン阻害薬

分　類	一般名（商品名）	作　用	適　応
トロンボキサン関連薬	オザグレル塩酸塩（ドメナン）	トロンボキサン合成酵素の阻害➡TXA_2 産生抑制による気道過敏性の抑制，気管支収縮の抑制	気管支喘息
	セラトロダスト（ブロニカ）	TXA_2 受容体の遮断➡気道過敏性の抑制，気管支収縮の抑制	
	ラマトロバン（バイナス）	TXA_2 受容体の遮断，PGD_2 受容体の遮断➡血管透過性亢進の抑制，血管透過性亢進や炎症性細胞遊離の抑制➡抗アレルギー作用，鼻閉の改善	アレルギー性鼻炎
ロイコトリエン関連薬	プランルカスト（オノン）	LT 受容体の遮断➡LT による気道収縮，気道血管透過性亢進，気道過敏性亢進などを抑制，鼻粘膜に対する鼻閉改善	気管支喘息，アレルギー性鼻炎
	モンテルカスト（キプレス）		
	イブジラスト（ケタス）	LT 遊離抑制および LT 受容体の遮断➡気管支平滑筋収縮，血管透過性亢進	気管支喘息，アレルギー性結膜炎
Th2 サイトカイン阻害薬	スプラタスト（アイピーディ）	Th2 細胞の IL-4，IL-5 産生抑制➡IgE 抗体産生と好酸球の浸潤の抑制➡即時型アレルギー反応の抑制	気管支喘息，アレルギー性鼻炎，アトピー性皮膚炎

細胞の細胞表面の機能タンパク質の阻害などがある。免疫抑制薬は、**自己免疫疾患の治療**や**臓器移植の拒絶反応を抑える目的**で用いられる。とくに、抗リウマチ薬として、ミゾリビン、メトトレキサート、インフリキシマブ、アダリムマブ、ゴリムマブ、トシリズマブ、エタネルセプト、アバタセプトが関節リウマチの治療に用いられる（☞ p.181）。

看護のポイント 免疫抑制薬は副作用も多く、決められた時間に決まった量を服用しなければならないため、患者への十分な説明と確認が重要である。同じ量の薬を等間隔で繰り返し服用していくと、一定の血中濃度を保つことができ、安定した薬の効果を得ることができる。一方、薬の種類で異なるが、空腹時や食後など服用のタイミングにより、薬物の吸収が変化し、効果の減弱や副作用が発現しやすくなる可能性がある。副作用である腎障害、易感染状態、高血糖などに関するバイタルサインを注視しつつ、一定のタイミングで服用を続けるよう説明する。

a 細胞増殖抑制薬（アザチオプリン, ミゾリビン, ミコフェノール酸モフェチル, メトトレキサート）

DNA合成過程における核酸塩基の合成を阻害し、DNAの合成を阻害して、T細胞の増殖を抑制する。DNA合成阻害機構には、代謝拮抗薬のプリン代謝阻害（アザチオプリン）、プリン塩基合成阻害（ミゾリビン、ミコフェノール酸モフェチル）、葉酸代謝拮抗（メトトレキサート）およびDNAアルキル化薬（シクロホスファミド）、がある。これらは抗がん薬としても用いられる（☞ p.204）。

b リンパ球機能阻害薬 （シクロスポリン, タクロリムス）

Th細胞の活性化は、Th細胞表面のT細胞抗原受容体と抗原提示細胞表面の抗原断片-MHCクラスⅡ分子複合体が結合して起こる。活性化されたTh細胞からサイトカインが分泌されて免疫反応が続く。サイトカインのうち、IL-2の合成・分泌に関与するのが脱リン酸化酵素のカルシニューリンである。シクロスポリンやタクロリムスは、Th細胞内に存在するカルシニューリンを阻害してIL-2の産生・分泌を阻害し、免疫反応を抑制する。

c 生物学的製剤 （遺伝子組み換え製剤）（バシリキシマブ, トシリズマブ, インフリキシマブ, アダリムマブ, ゴリムマブ, エタネルセプト, アバタセプト）

生物学的製剤とは、生体内で産生される抗体などのタンパク質を薬物として用いるものである。免疫反応の各段階で主要なはたらきをするサイトカイン（TNF-α, IL-2, IL-6）やケミカルメディエーター（LT-α）の作用を抑制することを目的につくられたものとして、次のような薬物がある。

①IL-2受容体, IL-6受容体に特異的に結合して失活させるモノクローナル抗体製剤（☞ p.208）：バシリキシマブ（IL-2受容体）, トシリズマブ（IL-6受容体）

②TNF-αの特異的抗体：インフリキシマブ, アダリムマブ, ゴリムマブ

③TNF-αおよびLT-αに結合する受容体：エタネルセプト

また、Th細胞を刺激する抗原提示細胞表面のタンパク質（CD80/86）に結合して、Th細胞の活性化を抑制するT細胞選択的共刺激調節薬（アバタセプト）がある。これらの多くは抗リウマチ薬として関節リウマチの治療に用いられる（☞ p.181）。

本製剤はタンパク質製剤であるため、胃での消化を避けるために内服ではなく、注射して体内に取り込まねばならない。

看護のポイント 自己免疫疾患の治療薬を使用している患者は感染しやすい状態となる

表11-6　免疫抑制薬

分類	一般名（商品名）	作用	適応
細胞増殖抑制薬	アザチオプリン（イムラン, アザニン）	・生体内で6-メルカプトプリンへ変換⇒核酸塩基のプリンの代謝阻害⇒DNA合成阻害⇒細胞増殖抑制	臓器移植後の拒絶反応の抑制, クローン病, 難治抵抗性リウマチ性疾患
	ミゾリビン*（ブレディニン）	・核酸塩基のプリン体の合成阻害⇒DNA合成阻害⇒細胞増殖抑制	臓器移植後の拒絶反応の抑制, ループス腎炎, 関節リウマチ, ネフローゼ症候群
	ミコフェノール酸モフェチル（セルセプト）		臓器移植後の拒絶反応の抑制, ループス腎炎
	レフルノミド*（アラバ）		関節リウマチ（メトトレキサート不応性の症例に適応）
	シクロホスファミド（エンドキサン）	・生体内で活性化⇒DNAのアルキル化によるDNA複製阻害⇒細胞増殖抑制	全身性エリテマトーデス, 全身血管炎, 白血病（抗がん薬として）
	メトトレキサート*（リウマトレックス）	・核酸塩基の合成にはたらく葉酸の代謝拮抗⇒核酸塩基の合成阻害⇒DNA合成阻害⇒細胞増殖抑制	関節リウマチ（第1選択薬）, 乾癬, 若年性特発性関節炎
リンパ球機能阻害薬	シクロスポリン（サンディミュン, ネオーラル）	・カルシニューリンの阻害⇒IL-2遺伝子転写阻害⇒IL-2の合成阻害 ・タクロリムス：シクロスポリンより作用は強い	臓器移植後の拒絶反応の抑制, 再生不良性貧血, ネフローゼ症候群, アトピー性皮膚炎, ベーチェット病, ネフローゼ症候群
	タクロリムス*（プログラフ）		臓器移植後の拒絶反応の抑制, アトピー性皮膚炎, 関節リウマチ, ループス腎炎, 難治性潰瘍性大腸炎
生物学的製剤	バシリキシマブ（シムレクト）	・遺伝子組み換えヒト/マウスキメラ型IL-2受容体α鎖（CD25）モノクローナル抗体 ・IL-2受容体への結合⇒IL-2の作用阻害	腎移植後の急性拒絶反応の抑制
	インフリキシマブ*（レミケード） アダリムマブ*（ヒュミラ） ゴリムマブ*（シンポニー）	・遺伝子組み換え抗ヒトTNF-αモノクローナル抗体 ・血中TNF-αへの結合⇒TNF-α阻害	クローン病, 関節リウマチ, ベーチェット病, 尋常性乾癬
	トシリズマブ*（アクテムラ）	・遺伝子組み換えヒト化抗ヒトIL-6受容体モノクローナル抗体 ・IL-6受容体への結合⇒IL-6の作用阻害	関節リウマチ
	エタネルセプト*（エンブレル）	・遺伝子組み換え完全ヒト型可溶性TNF-α/LT-α受容体 ・過剰に産生されたTNF-αやLT-αを受容体として補足⇒TNF-αやLT-αの阻害	
	アバタセプト*（オレンシア）	・T細胞選択的共刺激調節薬 ・T細胞の活性化の阻害⇒サイトカインの産生・放出の抑制	

*抗リウマチ薬として関節リウマチの治療に用いられる.

ため，対象者が感染予防行動や感染症の症状を理解し自己管理できるように説明する必要がある．また妊婦や授乳中は使用できない薬剤もあるので主治医と相談するよう説明する．

12 骨・関節系疾患治療薬

A 骨・カルシウム代謝

1 骨のリモデリング

　骨は，コラーゲンやコンドロイチン硫酸などの骨基質に，ヒドロキシアパタイト（結晶性カルシウム：水酸化リン酸カルシウム）が沈着して形成される．骨組織では，**骨吸収**（骨基質の融解）と**骨形成**がバランスをとって骨密度が一定に保たれる．これを**骨のリモデリング**といい，身体の支持器官としての骨の機能に加えて，生体内の Ca^{2+} およびリンの濃度の恒常性を維持する役割がある（**図12-1**）．

　骨吸収は，骨基質を分解する破骨細胞が担っており，**上皮小体ホルモン**（パラトルモン）により活性化され，**カルシトニン**により抑制される．一方，骨形成は骨芽細胞が担っている．骨芽細胞はコラーゲンなどを産生・分泌して骨基質を形成し，それを石灰化しながら骨細胞に分化して骨のリモデリングが完了する．

2 カルシウム代謝

　成人の体内には約 1.1 kg のカルシウムが存在し，その99％は骨組織のヒドロキシアパタイト（結晶性カルシウム），1％が体液中に Ca^{2+} として存在している．血液中 Ca^{2+} 濃度は，カルシトニン，パラトルモン，活性型ビタミン D_3 などのはたらきによって約 10 mg/dL に保たれている（☞ p.138）．

　血漿 Ca^{2+} 濃度が低下すると，副甲状腺から**パラトルモン**が分泌され，破骨細胞の活性化や腎臓などへの直接作用および活性型ビタミン D_3 を介した作用により，血漿 Ca^{2+} 濃度を上昇させる．一方，血漿 Ca^{2+} 濃度が上昇すると，甲状腺の傍濾胞細胞から**カルシトニン**が分泌され，破骨細胞のはたらきを抑制するなどの作用により血漿 Ca^{2+} 濃度を低下させる（☞ p.138）．

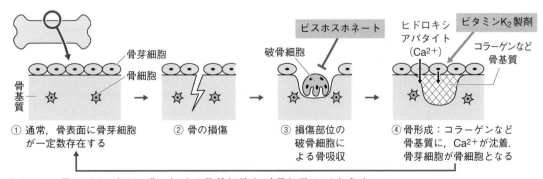

図12-1　骨のリモデリングにおける骨芽細胞と破骨細胞のはたらき

B　骨粗鬆症と治療薬

1　骨粗鬆症

　　骨粗鬆症は，骨吸収と骨形成のバランスが崩れ，骨吸収が骨形成を上回ることにより骨密度が低下する疾患である．骨粗鬆症には原発性と続発性があり，約90％が原発性骨粗鬆症である．原発性骨粗鬆症は骨の退行性変化によるもので，**閉経後骨粗鬆症**と**老年性骨粗鬆症**がある．続発性骨粗鬆症には，副腎皮質ホルモン過剰症（クッシング症候群）や薬剤によるものがある（**表 12-1**）．骨粗鬆症の予防には，運動と食事が不可欠である．適切な運動は骨形成を促進し，骨量の維持・増加につながる．食事やサプリメントなどによるカルシウム摂取とともにビタミンDやビタミンKの摂取も必要である．

2　骨粗鬆症治療薬

　　骨粗鬆症の薬物療法は脆弱性骨折の防止を目的として行われる．また，骨粗鬆症の疼痛の緩和効果をもつ薬物もある（**表 12-2**）．

a　骨質改善薬

1）活性型ビタミン D₃ 製剤（カルシトリオール，アルファカルシドール，エルデカルシトール）

　　主な作用は，腸管でのカルシウムとリンの吸収促進，副甲状腺でのパラトルモン産生・分泌の抑制である．また，アルファカルシドールはプロドラッグで，肝代謝を受けてカルシトリオールとなり作用を示す．

2）ビタミン K₂ 製剤（メナテトレノン）

　　骨芽細胞において，活性型ビタミン D₃ 存在下でカルシウムを沈着させ，**骨の石灰化**を促進する．また，骨基質タンパク質として重要なオステオカルシンの生成も促進する．

3）カルシウム製剤（L-アスパラギン酸カルシウム，リン酸水素カルシウム）

　　カルシウムの補給を行う．

b　骨吸収抑制薬（ホルモン関連製剤）

1）カルシトニン製剤（エルカトニン）（☞ p.139）

　　カルシトニンの**骨吸収抑制作用**を利用した薬剤であり，ビスホスホネート製剤に比べて骨密度増加作用は弱いが，骨粗鬆症に伴う**疼痛緩和作用**をもつ．

表 12-1　**骨粗鬆症の分類**

原発性	閉経後骨粗鬆症	女性ホルモンのエストロゲンには破骨細胞のはたらきを抑制して骨吸収を抑制する作用がある（☞ p.135）．閉経後骨粗鬆症では，エストロゲンの分泌の低下により破骨細胞が活性化して骨吸収が促進される
	老年性骨粗鬆症	腎機能低下，活性型ビタミン D₃ 産生低下などによる血中 Ca^{2+} 濃度の低下，骨芽細胞や骨細胞の機能低下など
続発性	疾患性	クッシング症候群（糖質コルチコイドの過剰分泌），慢性腎不全など
	薬剤性	副腎皮質ステロイド薬の長期投与など

表12-2 骨粗鬆症治療薬

	分類	一般名（商品名）	作用	特徴
骨質改善薬	活性型ビタミンD₃製剤	カルシトリオール（ロカルトロール） アルファカルシドール（ワンアルファ） エルデカルシトール（エディロール）	腸管におけるCa²⁺の吸収促進➡骨形成の促進	・過剰投与を避けるため，カルシウムを含むサプリメントの利用状況を定期的に確認する
	ビタミンK₂製剤	メナテトレノン（グラケー）	骨芽細胞での骨基質タンパク質オステオカルシンの生成➡骨基質の形成・石灰化➡骨形成の促進	・ワルファリンとの併用禁忌（ワルファリンの作用減弱） ・脂溶性ビタミンであるため食後服用 ・骨粗鬆症における疼痛の緩和効果
	カルシウム製剤	L-アスパラギン酸カルシウム（アスパラ-CA） リン酸水素カルシウム	カルシウムの補給	・カルシウム摂取量の少ない患者への投与
骨吸収抑制薬	カルシトニン製剤	エルカトニン（エルシトニン）	破骨細胞の抑制➡骨吸収の抑制	・骨粗鬆症における疼痛の緩和効果
	エストロゲン製剤	エストラジオール（ジュリナ）	破骨細胞の抑制，骨芽細胞や骨細胞の生存維持➡骨形成の促進	・単独投与によりエストロゲン感受性疾患（乳がんなど）の増悪，静脈血栓塞栓症に注意
	選択的エストロゲン受容体モジュレーター（SERM）製剤	ラロキシフェン（エビスタ） バゼドキシフェン（ビビアント）	エストロゲン作用➡骨形成の促進	・ほかのエストロゲン感受性疾患への影響が少ない（骨に対してのみエストロゲン様作用を示す）
	ビスホスホネート製剤	アレンドロン酸ナトリウム（フォサマック） リセドロン酸ナトリウム（ベネット） ゾレドロン酸水和物（ゾメタ）	破骨細胞の抑制（破骨細胞特異的）➡骨吸収の抑制	・起床時（空腹時）投与（食後では金属イオンとキレート形成するため吸収低下） ・服用後少なくとも30分は横にならないこと（食道潰瘍を避けるため）
骨形成促進薬	副甲状腺ホルモン製剤	テリパラチド（フォルテオ，テリボン）	間欠的投与により前駆細胞から骨芽細胞への分化の促進，骨芽細胞の死滅の抑制➡骨形成の促進	・骨折の危険性の高い骨粗鬆症に適応 ・フォルテオ：1日1回投与，テリボン：週1回投与

2）エストロゲン製剤（エストラジオール）（☞ p.135）

　閉経後に低下したエストロゲンを補充して破骨細胞のはたらきを抑制して骨吸収を抑制する．

3）選択的エストロゲン受容体モジュレーター（SERM）製剤（ラロキシフェン，バゼドキシフェン）（☞ p.136）

　組織選択的にエストロゲン作用あるいは抗エストロゲン作用を示す．骨粗鬆症治療薬のラロキシフェン，バゼドキシフェンは，骨および脂肪組織に対してエストロゲン受容体刺激作用を示して骨吸収を抑制する．一方，子宮内膜や乳房組織に対してはエストロゲン受容体遮断作用を示すので，エストロゲン製剤のようなエストロゲン依存性悪性腫瘍（乳がんや子宮内膜がん）のリスクの増大はみられない．

4）ビスホスホネート製剤（アレンドロン酸，リセドロン酸，ゾレドロン酸）

　破骨細胞に取り込まれ，破骨細胞を特異的に不活性化することにより骨吸収を抑制する．

看護のポイント　ビスホスホネート製剤は食道や胃を刺激して通過障害を起こすことがあるので，早朝空腹時に大量の水で服用し，服薬後30分は立位または坐位を保つ必要があ

る（横にならない）．さらに，1 日に 1 回服用する製剤に加え，1 週間に 1 回，4 週間に 1 回服用する製剤もあるため，前回の服用日を忘れないよう説明が必要である．特徴的な副作用として顎骨壊死があるため，歯科受診の際には注意する必要がある．

c 骨形成促進薬（テリパラチド）

テリパラチドは，ヒトパラトルモンの一部分を製剤化したものである．持続投与では骨吸収を促進して骨量を減少させる．しかし，間欠的に皮下投与すると，前骨芽細胞から骨芽細胞への分化の促進，骨芽細胞のアポトーシス（細胞死）の抑制が起こり，骨形成が促進される．1 日 1 回，あるいは週 1 回の頻度で間欠的に投与する製剤がある．

看護のポイント　テリパラチドは 1 日 1 回自己注射できる製剤もあるため，患者自ら確実に投与できることを確認することや，器具の安全な廃棄方法についての説明を徹底することが必要である．

C 関節リウマチと治療薬

1 関節リウマチ

関節リウマチは，何らかの原因で自己抗体（IgG の Fc 部分に対する自己抗体のリウマトイド因子など）に対して反応する Th 細胞が生成し，マクロファージなどの炎症性細胞が活性化して発症する．炎症性細胞から放出される TNF-α，IL-6，IL-1 などの炎症性サイトカインは，関節の滑膜細胞に慢性炎症を起こし，滑膜細胞が異常増殖して関節に浸潤する．さらに，滑膜細胞から炎症性サイトカインを分泌することで炎症反応が加速して軟骨や骨の破壊・変形が起こる．初期症状は関節の朝のこわばりであり，進行すると，激しい痛みや関節の変形が起こる．手指などの小関節から左右対称・多発性に進行し，次第に肘，肩，股，膝など大関節に広がる．

2 薬物療法の方針

関節リウマチの治療に用いられる薬剤は，①非ステロイド性抗炎症薬（NSAIDs，☞ p.157），②副腎皮質ステロイド薬（☞ p.131），③疾患修飾性抗リウマチ薬（DMARDs），④生物学的製剤（☞ p.175）がある．これらのうち，①と②は炎症過程の抑制，③と④は免疫系の抑制を薬理作用とした薬物である．

関節リウマチは，予防・完治が困難な疾患であるため，治療目標は早期診断，早期の炎症反応の抑制，進行の抑制である．NSAIDs の使用は初期段階の一時的な使用にとどめて，早期から副腎皮質ステロイド薬や DMARDs を適用することが推奨されている．つまり，早期から NSAIDs を補助的に用い，副腎皮質ステロイド薬およびメトトレキサートなどの強力な DMARDs を適用する．症状にあわせて減薬や副作用の少ないほかの薬剤へ変更するというステップダウンブリッジ方式を行う．

3 抗リウマチ薬

a 疾患修飾性抗リウマチ薬（DMARDs）

　　　DMARDs は，関節リウマチの免疫異常をコントロールする薬物であり，抗炎症作用は弱いために副腎皮質ステロイド薬などの抗炎症薬が併用される．DMARDs は，その作用から免疫機能を正常化する**免疫調節薬**および免疫機能を抑制する**免疫抑制薬**（メトトレキサート，レフルノミド，ミゾリビン，☞ p.174）がある．

　　免疫調整薬には金製剤やSH 製剤があり，これらの薬剤はメトトレキサートの登場以前は主に用いられたが，関節破壊の進行を止めることができないことから現在の使用頻度は少ない．金製剤はマクロファージの活性化を抑制する作用をもち，金チオリンゴ酸ナトリウム，オーラノフィンがある．SH 基製剤は Th 細胞の活性化を抑制する作用があり，D-ペニシラミン，ブシラミンなどがある．ほかに，サラゾスルファピリジン，ロベンザリットがあり，いずれも免疫系細胞の抑制によって抗リウマチ作用を示す．

　　看護のポイント　DMARDs のなかでもメトトレキサートは，1 週間のうち 1 〜 3 回服薬し，その後は服薬を休むという休薬期間があることに注意する．

　　DMARDs の共通の副作用として，湿疹，胃腸障害，腎障害，骨髄抑制があり，副作用の早期発見のために尿・血液検査などを積極的に実施する．脱水で副作用が出やすくなるため，摂水量を多くするよう説明する．急性期など関節症状が強い時期は，薬物療法に加え，保温，マッサージなどによって苦痛の緩和を心がけ，全身症状が強いときは，発熱，皮膚異常，浮腫，全身倦怠感などの有無・程度を観察することも大切である．

13 抗感染症薬

A 感染症と病原微生物

1 感染症

感染症とは，病原微生物（病原体）がさまざまな経路を通して宿主に侵入・定着・増殖したときに，その病原体を宿主の生体防御機構（免疫反応など）により排除できず，感染が成立して何らかの症状や徴候が現れた状態をいう．感染症法では，感染症の感染力や罹患した場合の重篤性などに基づいて，一類〜五類に分類される（**表13-1**）．

2 病原微生物

病原微生物は，**表13-2**のように分類される．病原微生物による感染症に用いる治療薬は，ヒトと病原微生物との細胞構造の違いを標的とすることで，病原微生物に対して選択的に毒性を発揮し，ヒトへの影響（副作用）を軽減している．

表13-1 感染症法の分類

分類	定義	感染症名
一類感染症 （7疾患）	感染力や罹患した場合の重篤性などに基づく総合的な観点からみた危険性がきわめて高い感染症	エボラ出血熱，クリミア・コンゴ出血熱，痘そう（天然痘），南米出血熱，ペスト，マールブルグ病，ラッサ熱
二類感染症 （7疾患）	感染力や罹患した場合の重篤性などに基づく総合的な観点からみた危険性が高い感染症	急性灰白髄炎，結核，ジフテリア，重症急性呼吸器症候群（SARS），中東呼吸症候群（MERS），鳥インフルエンザ（H5N1），鳥インフルエンザ（H7N9）
三類感染症 （5疾患）	感染力や罹患した場合の重篤性などに基づく総合的な観点からみた危険性は高くないものの，特定の職業に就業することにより感染症の集団発生を起こしうる感染症	コレラ，細菌性赤痢，腸管出血性大腸菌感染症，腸チフス，パラチフス
四類感染症 （44疾患）	人から人への感染はほとんどないが，動物，飲食物などの物件を介して人に感染し，国民の健康に影響を与えるおそれのある感染症	E型肝炎，A型肝炎，狂犬病，ダニ媒介脳炎，炭疽，デング熱，鳥インフルエンザ（H5N1，H7N9を除く）など
五類感染症 （47疾患）	国が感染症発生動向調査を行い，その結果に基づき必要な情報を国民や医療関係者などに提供・公開していくことによって，発生・拡大を防止すべき感染症	後天性免疫不全症候群（AIDS），梅毒，破傷風，風疹，麻疹，インフルエンザ（鳥インフルエンザおよび新型インフルエンザ等感染症を除く），RSウイルス感染症，咽頭結膜熱，A群溶血性レンサ球菌咽頭炎，水痘，手足口病，伝染性紅斑（リンゴ病），流行性耳下腺炎（おたふくかぜ），マイコプラズマ肺炎，メチシリン耐性黄色ブドウ球菌（MRSA）感染症など

一〜四類感染症は直ちに，五類感染症は7日以内に届出する必要がある．
最新の情報は，国立感染症研究所（https://www.niid.go.jp/niid/ja/）の「対象疾患一覧」を確認のこと．

表13-2　病原微生物の分類

分　類	真核生物 （核膜をもつ生物）			原核生物 （核膜をもたない生物）	ウイルス	プリオン
	寄生虫		真菌	細　菌		
	蠕虫	原虫				
核酸の種類	DNA および RNA				DNA または RNA	×
細胞壁の有無	×	×	○	○	×	×
大きさ	大　◄──────────────────────►　小					

B　感染症と抗菌薬治療

1　薬物療法の方針

　　感染症の診療では，①感染部位（全身感染，上気道や尿路などの局所感染），②病原微生物（原因となる微生物），③抗菌薬（原因微生物への効果）の3要素を考慮して治療を行う．そのため，病原微生物を特定したのちに，抗菌薬の感染部位への移行性（**組織移行性**），抗菌薬の微生物に対する抗菌効果の強度（**抗菌活性**），抗菌薬が抗菌活性を有する微生物の範囲（**抗菌スペクトル**）などを考慮して，抗菌薬を選択する．これに加えて，患者の状態（肝機能や腎機能，アレルギーの有無など）を考慮した，薬剤の選択，投与量や投与間隔の検討が必要である．

　　抗菌薬の適正使用には，①最大の殺菌効果，②副作用リスクの最小化，③耐性菌の出現の抑制が重要であり，それらが患者の QOL 向上や医療費の削減につながる．しかしながら，患者の症状の重症度によっては，原因菌が判明するまで抗菌薬の投与を待っていられない場合がしばしばある．このような場合には，初期治療として，感染部位や患者背景から推測される広範囲の原因菌に効果を示す抗菌薬（広域スペクトル抗菌薬）を投与する**経験的治療（エンピリック治療）**が行われる．その後，検体培養および抗菌薬の効果を判定する薬剤感受性試験の結果をもって，最適治療として原因菌に有効な範囲の狭い抗菌薬（狭域スペクトル抗菌薬）に切り換えられ（**デ・エスカレーション**），適切な期間の投与が実施される．

a　抗菌薬の投与方法

　　抗菌薬の投与方法は，血中濃度あるいは組織内濃度が**最小発育阻止濃度**（minimum inhibitory concentration：MIC）[*1] 以上の濃度を持続している時間が長いほど効果が得られる**時間依存性抗菌薬**（β-ラクタム系，マクロライド系）と，抗菌薬の効果が薬物血中濃度の高さに相関する**濃度依存性抗菌薬**（ニューキノロン系，アミノグリコシド系）によって異なる．時間依存性抗菌薬は1回の投与量を増やすより，1日の投与回数を増やし，分割して投与したほうが有効である．一方，濃度依存性抗菌薬は血中濃度のピークを高くす

---

*1　**最小発育阻止濃度（MIC）**：微生物の発育を阻止するのに必要な抗菌薬の最小濃度を示し，その値が小さいほど抗菌力が強いことを表す．

ることが重要であるため，1日の投与回数を増やすのではなく，1回の投与量を増やしたほうが治療効果をあげられる.

b 抗菌薬の副作用

抗菌薬の副作用として，**薬物アレルギー（ショックなど）**が起こる可能性があるため，投与に際しては各薬物に対する過敏症の有無を十分に確認する必要がある（とくに，β-ラクタム系薬は要注意）. また，抗菌薬の投与によって，腸内環境を保っている腸内細菌叢が乱れ（**菌交代現象**），**下痢**（とくに偽膜性大腸炎には注意）が起こることがあるため，抗菌薬とともに耐性乳酸菌製剤が投与される場合が多い. その他，抗菌薬は腎排泄の薬剤が多いため，腎機能低下時の投与量や投与間隔には注意が必要である.

2 抗菌薬

抗菌薬とは，細菌を殺滅（殺菌）もしくは増殖を抑制（静菌）する薬物である. その作用機序の違いによって，細胞壁合成阻害薬，タンパク質合成阻害薬，細胞膜機能阻害薬，葉酸合成阻害薬，核酸合成阻害薬に分けられる（**図13-1**，**表13-3**，**13-4**）.

a 細胞壁合成阻害薬【殺菌的作用】

動物細胞には存在しない細胞壁の主な構成成分であるペプチドグリカンの合成を阻害して，細菌が生存維持できないようにする.

1）β-ラクタム系（アンピシリン，セファゾリン，セフジニル，メロペネムなど）

基本構造にβ-ラクタム環をもち，細胞膜上に存在する細胞壁合成酵素の**トランスペプチダーゼ**（ペニシリン結合タンパク質［penicillin binding protein：PBP］）と結合して，ペプチドグリカンの合成を阻害する. 化学構造の特徴により**ペニシリン系，セフェム系，カルバペネム系，ペネム系，モノバクタム系**に分類され，抗菌スペクトルや投与経路などが異なる（**表13-3**）.

ペニシリン系薬は，グラム陽性菌[*2]に強い抗菌活性を示すため，肺炎球菌に対しては第1選択薬である. セフェム系薬は，第1〜第4世代に分類され，第1世代はグラム陽性菌

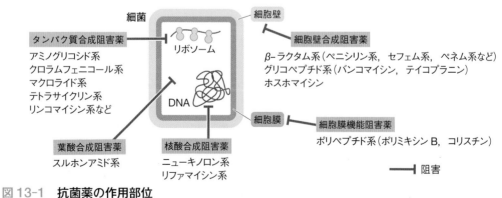

図13-1 **抗菌薬の作用部位**

---

*2 **グラム陽性菌とグラム陰性菌**：グラム陽性菌とグラム陰性菌は，細菌をグラム染色することで分類される. グラム染色により，紫色のまま（脱色されない）なのがグラム陽性菌，ピンク色〜赤色（脱色される）なのがグラム陰性菌である. グラム染色は，原因菌の推定や抗菌薬の選択に有用な細菌の染色法である.

表13-3　β-ラクタム系薬の分類と抗菌スペクトル

分類		一般名（商品名）	グラム陽性菌				グラム陰性菌				マイコプラズマ	クラミジア
			黄色ブドウ球菌	MRSA	A群レンサ球菌	肺炎球菌	大腸菌	肺炎桿菌	インフルエンザ菌	緑膿菌		
ペニシリン系	天然ペニシリン	ベンジルペニシリンカリウム（ペニシリンG）	○		◎	◎						
	合成ペニシリン	アンピシリン（ビクシリン）	○		○	○	○		○			
		アモキシシリン（サワシリン）	○		◎	○	○		○			
		ピペラシリンナトリウム（ペントシリン）	○		○	○	○		○	◎		
	合剤	スルバクタムナトリウム・アンピシリンナトリウム（ユナシンS）	○			○	○		○			
		タゾバクタム・ピペラシリン（ゾシン）	○		○	○	○		○	◎		
セフェム系	第1世代	セファクロル（ケフラール）	○		○	○	○	○	○			
		セファゾリンナトリウム（セファメジンα）	◎		○	○	○	○				
	第2世代	セフォチアム（パンスポリン）	○		○	○	◎		◎			
		セフメタゾールナトリウム（セフメタゾン）	○				○	○				
	第3世代	セフジニル（セフゾン）	○		○	○	○		○			
		セフカペンピボキシル（フロモックス）	○		○	○	○		○			
		スルバクタムナトリウム・セフォペラゾンナトリウム（スルペラゾン）					○			○		
		セフトリアキソンナトリウム（ロセフィン）	○		○	◎	◎		◎			
		セフタジジム（モダシン）	○		○	○	○		○	○		
	第4世代	セフォゾプラン（ファーストシン）	○		○	○	○		○	○		
		セフェピム（マキシピーム）	○		○	○	○		○	◎		
カルバペネム系		メロペネム（メロペン）	○		○	○	○		○	○		
		イミペネム・シラスタチンナトリウム（チエナム）	○		○	○	○		○	○		
ペネム系		ファロペネムナトリウム（ファロム）	○		○	○	○		○			
モノバクタム系		アズトレオナム（アザクタム）					○		○	○		

◎：第1選択薬，○：適応菌種．

に対する抗菌活性が強く，世代があがるごとにグラム陰性菌に対する抗菌活性が強くなる．また，第3世代の一部と第4世代は緑膿菌にも有効である．

　カルバペネム系薬はさらに広範囲の抗菌スペクトルをもち，グラム陽性菌からグラム陰性菌までをカバーし，緑膿菌や嫌気性菌にも有効である．広範囲の抗菌スペクトルをもつため，エンピリック治療に用いられるが，耐性菌の発現を防ぐために安易な使用は避けるべき薬剤である．

　β-ラクタム系薬の耐性菌は，β-ラクタム環を開裂する酵素であるβ-ラクタマーゼ（ペニシリナーゼ，セファロスポリナーゼ）を産生することにより，β-ラクタム系薬を分解し，その抗菌活性を失活させる．

2）グリコペプチド系（バンコマイシン，テイコプラニン）

　ペプチドグリカンの前駆体と結合し，ペプチドグリカンの合成を阻害する．グラム陽性

表13-4　β-ラクタム系薬以外の抗菌薬の分類と抗菌スペクトル

分類		一般名（商品名）	グラム陽性菌				グラム陰性菌				マイコプラズマ	クラミジア
			黄色ブドウ球菌	MRSA	A群レンサ球菌	肺炎球菌	大腸菌	肺炎桿菌	インフルエンザ菌	緑膿菌		
細胞壁合成阻害薬	グリコペプチド系	バンコマイシン（塩酸バンコマイシン）		◎		○*						
		テイコプラニン（タゴシッド）		○								
	ホスホマイシン系	ホスホマイシン（ホスミシン）	○				○			○		
タンパク質合成阻害薬	マクロライド系	クラリスロマイシン（クラリス）	○		○	○			○		◎	◎
		アジスロマイシン（ジスロマック）	○		○	○			○		◎	◎
		ジョサマイシン（ジョサマイシン）	○		○	○					○	
	テトラサイクリン系	ミノサイクリン（ミノマイシン）	○		○	○	○		○		○	○
		テトラサイクリン（アクロマイシン）	○		○	○	○		○		○	○
	アミノグリコシド系	アミカシン（アミカマイシン）					○			○		
		ジベカシン（パニマイシン）	○				○			○		
	リンコマイシン系	クリンダマイシン（ダラシンS）	○		○	○					○	
	オキサゾリジノン系	リネゾリド（ザイボックス）		○								
	クロラムフェニコール系	クロラムフェニコール（クロロマイセチン）	○		○	○					○	
細胞膜機能阻害薬	ポリペプチド系	ポリミキシンB（硫酸ポリミキシンB）					○			○		
	リポリペプチド系	ダプトマイシン（キュビシン）		○								
葉酸合成阻害薬	スルホンアミド系	スルファメトキサゾール・トリメトプリム（ST）合剤（バクトラミン）							○			
核酸合成阻害薬	ニューキノロン系	レボフロキサシン（クラビット）	○		○	○	○		○	○	○	○
		シプロフロキサシン（シプロキサン）	○		○	○	○		○	○	○	
		ガレノキサシン（ジェニナック）	○		○	○*	○				○	○

◎：第1選択薬，○：適応菌種.
*ペニシリン耐性肺炎球菌への適応

菌に強い抗菌活性をもち，メチシリン耐性黄色ブドウ球菌（methicillin-resistant *Staphylococcus aureus*：MRSA，☞ p.190）に有効である．バンコマイシンは消化管からの吸収がわるいため，消化管内の偽膜性大腸炎の原因菌（クロストリジウム・ディフィシル）の殺菌に内服剤で用いられる．

▶ **副作用**　急性腎不全，第8脳神経障害（難聴，めまい）［腎臓や内耳の細胞に抗菌薬が蓄積することによる］．

看護のポイント　グリコペプチド系薬は，急速静注または短時間で点滴静注することによりヒスタミンが遊離されて，顔面，頸部，体幹に紅斑やかゆみが現れる（レッドマン［レッドネック］症候群）．このため，投与する際は，点滴速度を厳守することが重要である（バンコマイシン：60分以上，テイコプラニン：30分以上）．

3）ホスホマイシン系（ホスホマイシン）

　ペプチドグリカンの合成の初期段階を阻害することにより細胞壁合成を阻害する．グラム陽性菌，緑膿菌を含むグラム陰性菌に有効であり，嫌気性条件下では感受性が良好とな

るため，とくに，腸管感染症に有効である．腸管出血性大腸菌（O-157）感染症にも用いられる．また，β-ラクタム系薬に対するアレルギーをもつ患者に使用される．

b タンパク質合成阻害薬【静菌的作用】

　メッセンジャー RNA（mRNA）の情報をもとにリボソームなどによりタンパク質がつくられる過程を阻害して，タンパク質合成を阻害する．

1）マクロライド系（エリスロマイシン，クラリスロマイシン，アジスロマイシンなど）

　細胞のリボソーム 50S サブユニットと結合して，タンパク質合成を阻害する．構造上 14 員環系，15 員環系，16 員環系の 3 つがある．グラム陽性菌からグラム陰性球菌まで幅広い抗菌スペクトルを有する．β-ラクタム系薬が無効なマイコプラズマ属，レジオネラ属，クラミジア属，非結核性抗酸菌に有効である．肺組織への移行性がよいため，呼吸器感染症に用いられる．

　▶ **副作用** QT 延長，心室性頻脈，肝障害．

2）テトラサイクリン系（ミノサイクリン，テトラサイクリン）

　細胞のリボソーム 30S サブユニットと結合して，タンパク質合成を阻害する．マクロライド系薬と同様にグラム陽性菌からグラム陰性菌まで幅広い抗菌スペクトルをもち，リケッチア，クラミジア属，マイコプラズマ属に有効である．脂溶性が高く，抗炎症作用があるため，皮膚科領域ではざ瘡（ニキビ）などに用いられる．

　▶ **副作用** 骨の発育不全や歯牙の着色（Ca^{2+} とキレート［複合体］をつくり沈着するため，とくに 8 歳未満の小児，妊婦・授乳婦への投与は要注意）．

　看護のポイント ミノマイシンを点滴静注する際は，血管痛や血栓性静脈炎を起こすことがあるため，注射剤の調製や投与部位などに注意し，注射速度をできるだけ遅くする．また，投与により，尿が黄褐色〜茶褐色，緑，青に変色したとの報告もある．

　看護のポイント テトラサイクリン系薬は，Ca，Mg，Al を含む製剤（制酸薬など）や食品（牛乳など），鉄剤と同時に服用すると難溶性のキレートを形成し，腸管からの吸収が低下する．このため，これらの製剤や食品を摂取した際は，テトラサイクリン系薬の服用時間との間隔を 2 時間以上あける必要がある．

3）アミノグリコシド系（アルベカシン，ゲンタマイシン，ストレプトマイシンなど）

　細胞のリボソーム 30S サブユニットと結合して，タンパク質の合成を阻害する．殺菌的に作用する．緑膿菌をはじめ大腸菌，クレブシエラ属，セラチア属などグラム陰性桿菌に対して有効であるが，嫌気性菌には無効である．グラム陰性桿菌による重症感染症（敗血症，呼吸器感染，骨髄炎など）において，相乗効果を期待して β-ラクタム系薬（ペニシリン系やセフェム系）と併用される．

　▶ **副作用** 腎障害，第 8 脳神経障害（難聴，耳鳴り，めまいなど）．

　看護のポイント アミノグリコシド系薬は治療域が狭いため，薬物の血中濃度を測定する治療薬物モニタリング（therapeutic drug monitoring：TDM）を実施する必要がある．アミノグリコシド系薬では，薬の有効性の指標として最高血中濃度（ピーク値：投与開始 1 時間後［30 分で投与した場合，終了 30 分後］に採血）と，副作用の発現防止の目的に最低血中濃度（トラフ値：投与前 30 分以内に採血）の 2 点を測定する．

4）リンコマイシン系（クリンダマイシン, リンコマイシン）

　細胞のリボソーム50Sサブユニットと結合して, タンパク質合成を阻害する. グラム陽性菌に対して抗菌活性を示すが, とくに嫌気性菌に有効である. クリンダマイシンは, 組織移行性に優れており, 誤嚥性肺炎や肺膿瘍に用いられる.

5）オキサゾリジノン系（リネゾリド）

　細胞のリボソーム50Sサブユニットに結合して, 30Sとの70S複合体形成の抑制により, タンパク質合成を阻害する. バンコマイシン耐性腸球菌やMRSAなどの多剤耐性のグラム陽性球菌感染症に用いられる.

6）クロラムフェニコール系（クロラムフェニコール）

　細胞のリボソーム50Sサブユニットと結合して, タンパク質合成を阻害する. グラム陽性菌, グラム陰性菌, リケッチア属などに有効である. 現在は使用の機会は限定的である.

　▶ **副作用** 再生不良性貧血, 視神経炎.

　▶ **禁忌** 低出生体重児・新生児（肝機能が未熟なため, 血中濃度が上昇し, グレイ症候群［嘔吐, チアノーゼ, 低体温, 皮膚の灰白化など］をきたすことがある）.

c 細胞膜機能阻害薬【殺菌的作用】

　細胞膜に結合し, 細胞膜機能を阻害して, 細胞内成分の漏出などにより細胞の生存維持を阻害する.

1）ポリペプチド系（ポリミキシンB）

　細胞膜リン脂質への結合により, 細胞膜の透過性を亢進して, 細胞膜機能障害により細胞を破壊する. 緑膿菌などのグラム陰性桿菌に強い抗菌活性を示す.

2）リポペプチド系（ダプトマイシン）

　細胞膜に結合し, 細胞内K$^+$の細胞外流出をもたらすことにより, 速やかに膜電位を脱分極させる. また, 核酸やタンパク質の合成を阻害して, 細胞を死滅させる. 好気性, 嫌気性いずれのグラム陽性菌にも有効であるが, 現時点では, 保険適用はMRSAに限定されている.

d 葉酸合成阻害薬（スルホンアミド系）【静菌的作用】

　ヌクレオシド（DNAの材料）やアミノ酸合成の際に補酵素としてはたらく, 葉酸の合成経路の阻害によって, 細菌のDNA合成（複製）やアミノ酸合成を阻害する. グラム陽性菌, グラム陰性球菌, 一部のグラム陰性桿菌に有効である. 現在は, 単剤での使用は少なく, スルファメトキサゾールとトリメトプリムの合剤であるST合剤が用いられており, 主にニューモシスチス肺炎などに有効である.

　▶ **副作用** 再生不良性貧血, 溶血性貧血, 薬剤性過敏症症候群（発疹, 発熱など）.

　▶ **禁忌** 低出生体重児・新生児（薬物と血漿アルブミンの結合率が高いため, 遊離ビリルビンが増え高ビリルビン血症の可能性あり）, 妊婦または妊娠している可能性のある婦人（催奇形性のため）. 本剤成分またはサルファ剤に過敏症の既往歴, グルコース-6-リン酸脱水素酵素欠乏患者（溶血を起こす）.

e **核酸合成阻害薬（ニューキノロン系）【殺菌的作用】**（レボフロキサシン，ガレノキサシン，シプロフロキサシン）

細胞分裂の際に行われる DNA の複製過程ではたらく酵素である**トポイソメラーゼⅡ**（**DNA ジャイレース**）および**トポイソメラーゼⅣ**を阻害して，細菌の DNA 合成を阻害する．レンサ球菌，肺炎球菌などのグラム陽性菌，緑膿菌を含むグラム陰性桿菌，嫌気性菌，マイコプラズマ属，クラミジア属，レジオネラ属，非結核性抗酸菌と非常に広い抗菌スペクトルを示す．

> ▶ **副作用** 低血糖（インスリン分泌を促進するため），QT 延長，光線過敏症，腱障害．
> ▶ **禁　忌** 妊婦または妊娠している可能性のある婦人，小児（軟骨の成長を妨げる可能性があるため）．

看護のポイント　ニューキノロン系薬は，酸性 NSAIDs（フルルビプロフェン，ロキソプロフェン，ジクロフェナクなど）との併用により，けいれんが誘発されることがあるため，併用時は注意が必要である（一部併用禁忌の組み合わせもある）．

3 耐性菌と耐性獲得のしくみ

薬剤耐性とは，薬物に対して感受性が低く，通常使用する薬用量では効果がない状態をいう（「耐性を示す」と表現する）．抗菌薬に対して耐性を獲得した細菌を**薬剤耐性菌**といい，2 種類以上の抗菌薬に対して耐性を示す細菌を**多剤耐性菌**という．

代表的な薬剤耐性菌として，メチシリンをはじめとする多くの β-ラクタム系薬に対して耐性を示す**メチシリン耐性黄色ブドウ球菌**（**MRSA**）があげられる．MRSA は院内感染を引き起こす代表的な菌であり，近年やや減少傾向がみられるものの，院内だけでなく市中でも広がっている．

細菌が抗菌薬に対する耐性を獲得する機序には，細菌が①抗菌薬を分解・修飾する酵素を産生する（抗菌薬の不活化），②抗菌薬が作用する部分（作用点）を変化させる（DNA や RNA の変異）（作用点の変化），③細菌内に入ってきた抗菌薬を外に排出したり，抗菌薬の細菌内への透過性を低下させたりする（細菌内の抗菌薬濃度低下）などがある．

上述したように，薬剤耐性菌の出現には抗菌薬の使用が大きくかかわっている．薬剤耐性菌の拡大を防ぐためには，広域スペクトル抗菌薬の安易な使用を避け，標的とする菌に対して適切な抗菌スペクトルをもつ抗菌薬を十分量かつ十分な期間で使用するなど，抗菌薬の適正使用が重要となる．

C 抗結核薬

1 薬物療法の方針

結核の治療は，耐性菌の出現を防ぎ，体内の結核菌を撲滅させることが目標となる．そのため，多剤併用療法にて必要十分な期間，確実に服用することが重要であり，**直接監視下短期化学療法**（direct observed treatment short-course：DOTS）が推奨されている．

結核に対する薬物療法では，初回標準治療としてはじめの 2 ヵ月間はリファンピシン＋

イソニアジド＋ピラジナミド＋エタンブトールまたはストレプトマイシンの4剤併用療法を行い，その後リファンピシン＋イソニアジドの2剤併用療法を治療開始から最低でも6ヵ月間投与するのが基本である．エタンブトールまたはストレプトマイシンは，リファンピシンおよびイソニアジドに感受性があることが確認できれば2ヵ月間で投与を終了できる．

結核治療に用いられる薬物は，副作用として肝障害を引き起こすものが多いため，肝機能に関する検査値のチェックは重要である．

2　抗結核薬（表13-5）

1）リファンピシン

DNA依存性RNAポリメラーゼを阻害し，RNA合成を阻害することにより，結核菌に殺菌的に作用する．

▶ **副作用**　重篤な肝障害，腎不全，無顆粒球症，胃腸障害．

看護のポイント　リファンピシンの服用により涙や汗，尿がオレンジ色に着色する．薬による着色であるため問題はなく，尿の色を確認することで服用状況を知ることができる．ただし，ソフトコンタクトレンズが着色するおそれがあるため，服用中はコンタクトレンズの使用を控えるように患者に伝える．

2）イソニアジド

結核菌の細胞壁構成成分のミコール酸の生合成を阻害し，結核菌に殺菌的に作用する．

▶ **副作用**　末梢神経障害（体内のビタミン B_6 が欠乏するため）．

看護のポイント　ヒスチジンを多く含む魚（マグロ，ハマチなど）やチラミンを多く含む食物（チーズ，ワインなど）を摂取すると，顔のほてりや頭痛，発疹，動悸や血圧上昇などが現れることがあるため，INH服用中はこれらの食品の摂取を控えるように患者に説明する．

3）ピラジナミド

イソニアジドとの併用により，イソニアジドの抗結核作用を増強する．また，結核菌のイソニアジドに対する耐性獲得を遅らせる効果がある．

▶ **副作用**　尿酸値上昇（尿細管における尿酸の再吸収を促進するため）．

表13-5　**抗結核薬**

一般名（商品名）	剤形	作用	副作用
リファンピシン（リファジン）	内服	DNA依存性RNAポリメラーゼを阻害➡RNA合成を阻害	肝障害，胃腸障害
イソニアジド（イスコチン）	内服 注射	結核菌の細胞壁構成成分のミコール酸の生合成を阻害	末梢神経障害：予防するため，ビタミン B_6 を投与する
ピラジナミド（ピラマイド）	内服	イソニアジドの抗結核作用を増強	尿酸値上昇
エタンブトール（エサンブトール）	内服	結核菌の核酸および細胞壁合成を阻害	視力障害
ストレプトマイシン（硫酸ストレプトマイシン）	注射	異常なタンパク質の合成を引き起こす➡タンパク質合成を阻害	腎障害 聴力障害（第8脳神経障害）
カナマイシン（硫酸カナマイシン）			

4）エタンブトール

　結核菌の核酸および細胞壁の合成を阻害し，結核菌に静菌的に作用する．

　▶ **副作用** 視力障害（視神経内でミエリンタンパク質のリン酸化を阻害するため）．

　看護のポイント 視力障害を早期発見するために，新聞を片眼ずつ一定の距離で毎朝読むことを患者に説明する．

5）ストレプトマイシン，カナマイシン

　アミノグリコシド系薬であり，タンパク質合成を阻害する．耐性菌の出現率が高いため，単独では使用しない．消化管吸収がわるいため，注射薬として投与される．

　▶ **副作用** アミノグリコシド系薬の項（☞ p.188）参照．

　看護のポイント 筋肉内注射による注射部位の硬結を防ぐために，毎回少しずつ注射部位をずらして投与する．また，結核治療に用いる場合は長期投与となるため，聴力障害の副作用を早期発見するために，定期的な聴力検査を行う必要がある．

コラム　直接監視下短期化学療法（DOTS）

　DOTSとは，治療薬を医療従事者の目の前で服用してもらうなどの患者の服薬を直接確認する直接服薬確認法（DOT）を主とするもので，日本では医療機関や保健所での服薬支援として行っている．

D　抗真菌薬

　真菌がヒトなどの組織内に侵入増殖して，症状の発現にいたった場合を真菌症という．真菌症は，真菌が内臓や中枢神経などに寄生する深在性真菌症と，皮膚などに寄生する表在性真菌症に分けられる．抗真菌薬とは，真菌を殺滅または増殖抑制する薬物である（**表13-6**）．

　真菌はヒトと同じ真核生物（核膜をもつ生物）であるため，真菌細胞を攻撃する薬物はヒトの細胞を攻撃することが多い．したがって，真菌細胞とヒトの細胞との相違であるβ-D-グルカンを構成成分とする細胞壁を有していることや，細胞膜の構成成分がコレステロールではなくエルゴステロールであることなどに着目して，抗真菌薬の真菌細胞への選択毒性を高めている（**図13-2**）．深在性真菌症には内服剤や注射剤として，表在性真菌症には主に外用剤として用いられる．

a　アゾール系（ミコナゾール，イトラコナゾール，フルコナゾール，ボリコナゾール）

　真菌細胞膜の構成成分であるエルゴステロールの合成酵素（ラノステロールのC-14脱メチル酵素）を阻害する．皮膚糸状菌，カンジダ属，クリプトコックス属，アスペルギルス属などによる表在性・深在性真菌症に用いられる．静菌的な作用であり，アムホテリシンBに比べて副作用が少ないが，薬物代謝酵素であるCYP3A4を阻害するため，併用禁忌薬（トリアゾラム，シンバスタチン，シルデナフィル，ダビガトランなど）が多いことに注意

表 13-6　抗真菌薬

分　類		一般名（商品名）	適　応	皮膚糸状菌（白癬）	カンジダ	クリプトコックス	アスペルギルス	作　用
アゾール系	イミダゾール系	ミコナゾール（フロリードF）	表・深		○	○	○	エルゴステロール合成酵素の阻害
		クロトリマゾール（エンペシド）	表	○	○			
	トリアゾール系	イトラコナゾール（イトリゾール）	表・深	○	○	○	○	
		フルコナゾール（ジフルカン）ホスフルコナゾール（プロジフ）	深		○	○		
		ボリコナゾール（ブイフェンド）	深		○		○	
アミン系		テルビナフィン（ラミシール）	表・深	○	○			
		ブテナフィン（メンタックス）	表	○				
ポリエン系		アムホテリシンB（ファンギゾン）アムホテリシンBリポソーム製剤（アムビゾーム）	深		○	○	○	エルゴステロールと結合➡膜機能の障害
キャンディン系		ミカファンギン（ファンガード）カスポファンギン（カンサイダス）	深		○		○	1,3-β-D-グルカンの生合成を非競合的に阻害
フッ化ピリミジン系		フルシトシン（アンコチル）	深		○	○	○	真菌細胞に取り込まれフルオロウラシルとなる➡核酸合成の阻害

表：表在性，深：深在性.

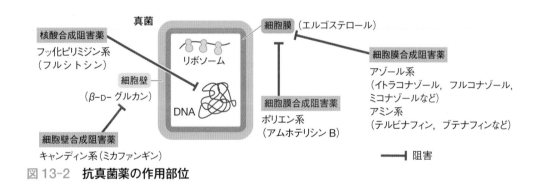

図 13-2　抗真菌薬の作用部位

が必要である.

▶ **副作用**　血液障害, 発疹.

b アミン系（テルビナフィン, ブテナフィン）

　　真菌細胞膜の構成成分であるエルゴステロールの合成酵素（スクアレン-2,3-エポキシダーゼ）を阻害する. 主に皮膚糸状菌（白癬菌）による表在性真菌症に用いられる.

▶ **副作用**　頭痛, 悪心・嘔吐, 下痢.

c ポリエン系（アムホテリシンB）

　　真菌細胞膜成分のエルゴステロールとの結合により細胞膜を破壊して細胞機能を障害する. 殺菌的に作用し, 抗真菌範囲が広くカンジダ属, クリプトコックス属, アスペルギルス属などの深在性真菌症に対して静注で用いられる. 近年は, アムホテリシンBの腎障

害などの副作用を軽減したリポソーム製剤*3が製造されている．シロップ剤は口腔内や消化管におけるカンジダ感染症に用いられる．

▶ **副作用** 腎障害，悪心，発熱．

看護のポイント アムホテリシンB注射薬の希釈には，必ず5%ブドウ糖液を用いる（生理食塩液などの電解質に溶解すると沈殿を生じるため）．また，投与時の副反応などを避けるため，患者の様子を観察しながらゆっくりと投与する．

d キャンディン系 （ミカファンギン，カスポファンギン）

真菌細胞壁の主要構成成分である1,3-β-D-グルカンの生合成を非競合的に阻害する．ヒトの細胞に存在しない細胞壁の合成を阻害するため，選択毒性が高いが，適応される菌種はアスペルギルス属とカンジダ属のみである．

▶ **副作用** 血液障害，ショック，アナフィラキシー．

e フッ化ピリミジン系 （フルシトシン）

真菌細胞に取り込まれたのちに，脱アミノ化されてフルオロウラシルとなり，核酸合成阻害作用を示す．フルシトシンの単剤投与は耐性が生じやすい．クリプトコックス髄膜炎などに対してはアムホテリシンBとの併用で用いられる．

▶ **副作用** 汎血球減少，無顆粒球症，食欲不振，嘔吐．

▶ **禁　忌** 抗がん薬のテガフール・ギメラシル・オテラシルK配合剤投与中および投与中止後7日以内．

E　抗ウイルス薬

ウイルスは，タンパク質の殻と核酸（RNAもしくはDNAのどちらか一方）からなる，最も小さな病原体である．ウイルス単体では増殖できず，宿主細胞（寄生した細胞）の代謝系を利用して増殖する．そのため，宿主細胞への障害が少ない抗ウイルス薬の開発が必須である．抗ウイルス薬は，①ウイルスの宿主細胞への吸着や侵入，②ウイルスの核酸やタンパク質の合成，③ウイルスの宿主細胞外への放出など，ウイルス増殖のさまざまな過程を阻害することで，ウイルスの増殖を抑制する（**図13-3**）．

1 抗HIV薬

a ヒト免疫不全ウイルス（HIV）感染症

ヒト免疫不全ウイルス（human immunodeficiency virus：HIV）はRNAウイルスに属し，主にCD4陽性T細胞（ヘルパーT細胞）に感染する．CD4陽性T細胞は免疫系で指令を出す役割を果たしているため，HIV感染者は免疫不全に陥り，進行すると**後天性免疫不全症候群**（acquired immunodeficiency syndrome：AIDS）を発症する．

b 薬物療法の方針

HIV治療では，3剤以上の抗HIV薬を併用する**抗レトロウイルス療法**（anti-retroviral

---

*3　**リポソーム製剤**：リポソームとは，リン脂質二重膜でできた皮膜をもつ中空の粒子のことである．リポソームに主薬を組み込むことで，投与後に高い血中濃度を維持したり，感染組織への移行性を高めたり，正常組織への影響を減らしたりするなどの利点がある．

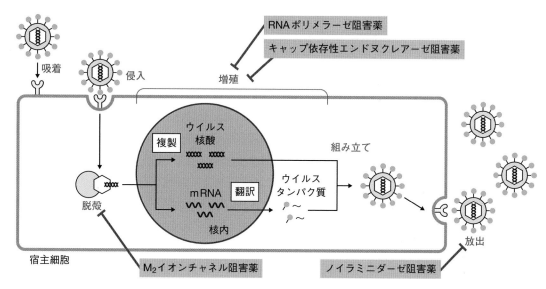

図13-3 ウイルスの増殖機構と抗ウイルス薬の作用部位（抗インフルエンザ薬を例に）

表13-7 抗ヒト免疫不全ウイルス（HIV）薬

分類	一般名：略号（商品名）	作用	副作用
核酸系逆転写酵素阻害薬	テノホビル ジソプロキシル（ビリアード） エムトリシタビン：FTC（エムトリバ） ラミブジン：3TC（エピビル） アバカビル：ABC（ザイアジェン）	ウイルス逆転写酵素の競合的阻害➡RNA から DNA への合成阻害	・乳酸アシドーシス ・脂肪肝
非核酸系逆転写酵素阻害薬	リルピビリン：RPV（エジュラント） エファビレンツ：EFV（ストックリン） エトラビリン：ETR（インテレンス）	ウイルス逆転写酵素疎水ポケット部分への結合➡逆転写酵素の活性の阻害	・精神神経症状
プロテアーゼ阻害薬	ダルナビルエタノール付加物：DRV（プリジスタ） リトナビル：rtvRTV（ノービア） アタザナビル：ATV（レイアタッツ）	プロテアーゼの阻害➡ウイルスタンパク質の産生抑制	・高血糖 ・脂質異常症
インテグラーゼ阻害薬	ラルテグラビルカリウム：RAL（アイセントレス） ドルテグラビルナトリウム：DTG（テビケイ）	インテグラーゼの阻害➡HIV の DNA の宿主の DNA への挿入または組み込みの阻害	・胃腸障害
侵入阻害薬	マラビロク：MVC（シーエルセントリ）	HIV が宿主細胞に侵入する際に必要なケモカイン受容体（CCR5）との結合阻害➡ウイルスの侵入阻害	・胃腸障害 ・頭痛

therapy：ART）で初回治療を開始するのが原則である．具体的には，HIV の増殖を抑制する効果がより強力なキードラック（非核酸系逆転写酵素阻害薬，プロテアーゼ阻害薬，インテグラーゼ阻害薬，侵入阻害薬）1〜2剤と，キードラックの抑制効果を高めるバックボーン（核酸系逆転写酵素阻害薬）2剤を組み合わせるのが一般的である．抗 HIV 薬は，食事の影響や薬物間相互作用がある薬物が多いため，使用時は注意が必要である．抗 HIV 薬の種類を**表13-7**にまとめる．

看護のポイント HIV 感染症に対する治療では，抗 HIV 薬の血中濃度を維持し，ウイルス増殖を抑制するため，患者の服薬アドヒアランス（患者が積極的に治療方針の決定に参

加し，その決定に従って治療を受けること）を良好に保つことが最も重要となる．

2 抗インフルエンザウイルス薬

インフルエンザウイルスは A 型，B 型，C 型に分けられるが，臨床上問題となるのは A 型と B 型である．抗インフルエンザ薬には，ノイラミニダーゼ阻害薬，キャップ依存性エンドヌクレアーゼ活性阻害薬，M_2 イオンチャネル阻害薬，RNA ポリメラーゼ阻害薬がある（**表 13-8**）．現在のインフルエンザ治療は，ノイラミニダーゼ阻害薬が主流である．

a ノイラミニダーゼ阻害薬（オセルタミビル，ザナミビル，ラニナビル，ペラミビル）

ウイルスのノイラミニダーゼを阻害し，新しく形成されたインフルエンザウイルスの感染細胞からの放出を阻害することにより，ウイルスの増殖を抑制する．A 型・B 型のどちらにも有効であるが，発症後 48 時間以内に投与を開始する必要がある．この薬剤にはさまざまな剤形があるため，患者の状態やアドヒアランスに合わせて適切な薬剤を選択する．

▶ **副作用** 悪心・嘔吐，下痢，精神・神経症状（意識障害，異常行動など）．

b キャップ依存性エンドヌクレアーゼ阻害薬（バロキサビル マルボキシル）

ウイルス特有のキャップ依存性エンドヌクレアーゼを選択的に阻害して，ウイルスの mRNA の合成を阻害し，ウイルス増殖を抑制する．A 型・B 型のどちらにも有効であり，服用が 1 回で済むためにアドヒアランス上のメリットはあるが，耐性菌が出現しやすいというデメリットもある．

c M_2 イオンチャネル阻害薬（アマンタジン）

M_2 イオンチャネルを阻害して，感染初期にウイルスの脱殻段階を阻害する．A 型インフルエンザにのみ有効であるが，耐性ウイルスが多いため現在はほとんど使用されない．

▶ **副作用** 悪性症候群（高熱，意識障害，高度の筋硬直など）．

表 13-8　抗インフルエンザウイルス薬

分 類	一般名（商品名）	投与経路	作 用	特 徴
ノイラミニダーゼ阻害薬	オセルタミビル（タミフル）	内服	ウイルスのノイラミニダーゼの阻害➡インフルエンザウイルスの感染細胞からの放出阻害	・高齢者および呼吸器疾患のある患者など，確実な吸入が困難な患者に使用
	ザナミビル（リレンザ）	吸入		・腎機能低下時に減量の必要がない
	ラニナミビルオクタン酸エステル（イナビル）	吸入		・1 回投与であるため，確実なコンプライアンスが得られる ・腎機能低下時に減量の必要がない
	ペラミビル（ラピアクタ）	注射		・経口投与や吸入が困難な症例に使用
キャップ依存性エンドヌクレアーゼ阻害薬	バロキサビル マルボキシル（ゾフルーザ）	内服	キャップ依存性エンドヌクレアーゼの選択的阻害➡ウイルス mRNA 合成阻害➡ウイルス増殖抑制	・1 回投与であるため，確実なコンプライアンスが得られる
M_2 イオンチャネル阻害薬	アマンタジン（シンメトレル）	内服	M_2 イオンチャネルの阻害➡感染初期のウイルスの脱殻段階の阻害	・A 型インフルエンザのみに有効 ・現在はあまり使用されない
RNA ポリメラーゼ阻害薬	ファビピラビル（アビガン）	内服	RNA ポリメラーゼの選択的阻害➡ウイルスの複製阻害	・国が使用を判断・許可した場合のみ使用可能

d RNA ポリメラーゼ阻害薬（ファビピラビル）

RNA ウイルスの RNA 依存性 RNA ポリメラーゼ（RNA 複製酵素）を選択的に阻害して，ウイルスの増殖を抑制する．新型または再興型インフルエンザ感染症に対して，国が使用を判断・許可した場合のみ使用可能である．2020 年に流行した新型コロナウイルス感染症（COVID-19）の原因ウイルスが RNA ウイルスであることから，この薬物の治療効果が検討された．

> **副作用** 催奇形性，異常行動.

コラム　抗インフルエンザウイルス薬と異常行動について

以前，オセルタミビルリン酸塩（タミフル）は，服用後の異常行動による転落事故などの報告を理由に，「原則 10 歳以上の未成年の患者への使用は控えること」という制限が設けられていた．しかし，薬物との因果関係が認められないことから，2018 年にこの制限は解除された．ただし，抗インフルエンザウイルス薬で，「小児または未成年者に投与し自宅療養を行う場合は，少なくとも 2 日間，患児が 1 人にならないよう配慮すること」などの保護者への注意喚起は必要である．

---

3 抗ヘルペスウイルス薬

ヘルペスウイルス（human herpes virus：HHV）は，線状 2 本鎖 DNA をもち，ヒトに感染するものとしては 8 種類（HHV-1 〜 8）が知られている．本書では，単純ヘルペスウイルス（herpes simplex virus：HSV），水痘・帯状疱疹ウイルス（varicella-zoster virus：VZV）およびサイトメガロウイルス（cytomegalovirus：CMV）の治療薬について述べる（表 13-9）．

a 抗単純ヘルペスウイルス（HSV）・水痘・帯状疱疹ウイルス（VZV）薬（アシクロビル，バラシクロビル，ファムシクロビル）

宿主細胞内でリン酸化され，DNA の複製に必要な DNA ポリメラーゼを阻害する．HSV

表 13-9　抗ヘルペスウイルス薬

分　類	一般名（商品名）	作　用	知っておきたい注意事項
抗 HSV・VZV 薬	アシクロビル（ゾビラックス） バラシクロビル（バルトレックス） ファムシクロビル（ファムビル）	宿主細胞内でリン酸化⇒DNA の複製に必要な DNA ポリメラーゼを阻害	・腎障害，皮疹：腎機能低下時には減量や投与間隔の延長を行う
	ビダラビン（アラセナ-A）		・外用剤として頻用される
抗 CMV 薬	ガンシクロビル（デノシン） バルガンシクロビル（バリキサ）	宿主細胞内でリン酸化⇒DNA の複製に必要な DNA ポリメラーゼを阻害	・骨髄抑制 ・催奇形性，精子形成機能障害の報告があるため男性・女性とも避妊が必要
	ホスカルネットナトリウム（ホスカビル）	DNA ポリメラーゼの阻害	・腎障害 ・ガンシクロビルなどが使用できない症例に使用

HSV：単純ヘルペスウイルス，VZV：水痘・帯状疱疹ウイルス，CMV：サイトメガロウイルス.

表13-10　駆虫薬

	原因虫	一般名（商品名）
原虫	マラリア原虫	メフロキン（メファキン），キニーネ（塩酸キニーネ）
	トリコモナス原虫	メトロニダゾール（フラジール），チニダゾール（チニダゾール「F」）
	赤痢アメーバ，ランブル鞭毛虫	メトロニダゾール（フラジール）
線虫	回虫，蟯虫，鉤虫・東洋毛様線虫	ピランテル（コンバントリン）
	鞭虫	メベンダゾール（メベンダゾール）
	腸管糞線虫	イベルメクチン（ストロメクトール）
	糸状虫（フィラリア）	ジエチルカルバマジン（スパトニン）
吸虫	肝吸虫，肺吸虫，横川吸虫	プラジカンテル（ビルトリシド）
条虫	包虫	アルベンダゾール（エスカゾール）
ヒゼンダニ（疥癬虫）		イベルメクチン（ストロメクトール），フェノトリン（スミスリン）

とVZVのどちらに対して用いるかによって，用法・用量が異なる．

▶ **副作用**　無顆粒球症，過敏症（発疹，紅斑，かゆみなど），精神症状（頭痛，傾眠など）．

看護のポイント　アシクロビル，バラシクロビル，ファムシクロビルは腎排泄型の薬物であるため，腎障害や腎機能低下のある患者，高齢者においては，意識障害などの精神症状が現れやすく，患者状態の観察が必要である．

b　抗サイトメガロウイルス薬（ガンシクロビル，バルガンシクロビル）

宿主細胞内でリン酸化され，DNAの複製に必要なDNAポリメラーゼを阻害する．

▶ **副作用**　骨髄抑制，腎不全，けいれん．

F　駆虫薬

　駆虫薬とは，寄生虫を死滅させたり，体外に排出させたりする薬であり，一般的に「虫下し」といわれる．寄生虫は，単細胞生物の原虫と多細胞生物の蠕虫に分類され，治療には**表13-10**のような薬物が用いられる．

G　消毒薬

　消毒薬とは，生存する微生物の数を減少させる目的で，対象とする微生物（病原体）を殺滅または減少させ，その感染力を弱めたり，消失させたりする（消毒）ために用いられる化学薬品をいう．すべての微生物を殺滅または除去する滅菌とは区別して考える必要がある．

　消毒薬は，抗微生物スペクトル（消毒薬が有効な微生物の範囲）の違いによって，「高水準」「中水準」「低水準」の3つに分類されており（CDCガイドライン）[4]，対象となる微生物，適用対象（生体，器具，環境など）に対する影響を考慮して選択する必要がある（**図**

---

*4　**CDC**（Centers for Disease Control and Prevention）：米国疾病予防管理センター

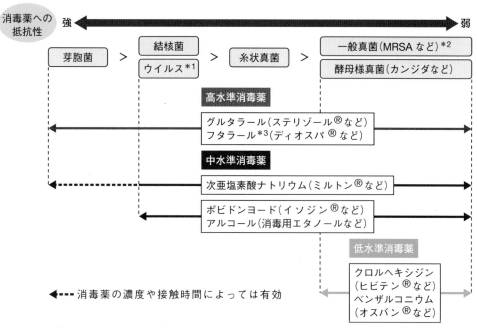

図13-4 微生物の消毒薬抵抗性の強さおよび消毒薬の抗菌スペクトル
*[*1] 一部のウイルス（エンベロープをもつウイルス：HIV，インフルエンザなど）の消毒薬抵抗性は，一般細菌と同等に弱い．
*[*2] 一部の一般細菌は，低水準消毒薬に抵抗性を示す．
*[*3] バチルス属の芽胞に対するフタラールの効果は弱い．

> **コラム　手指衛生について**
>
> 　患者のケアを行う医療従事者にとって，手指衛生の遵守は院内感染を防止するうえで最も重要であり，世界保健機関（WHO）は，医療関連感染症の拡大を防ぐため，アルコール製剤による手指衛生を強く推進している．
>
> 　手指衛生に用いられる速乾性手消毒薬には，イソプロパノール（50～70％），エタノール（70％）などのアルコールのみの製剤とアルコールにベンザルコニウム塩化物などのほかの消毒剤が配合された製剤がある．手指衛生の5つのタイミングは，①患者に触れる前，②清潔・無菌操作の前，③体液に曝露された可能性がある場合，④患者に触れた後，⑤患者周囲の物品に触れた後，である．

13-4，表13-11）．

　看護のポイント　感染予防の対応として手指衛生を含めたスタンダード・プリコーションを徹底して実行することが重要である（☞コラム）．

a 消毒薬の取り扱いについて

　消毒薬使用時には，以下のような点に注意して用いる．

①消毒する微生物や対象物を考慮して，消毒薬を適切に選択する．

②有機物（血液，体液，タンパク質など）が付着している場合は，消毒薬の効果が減弱するため，消毒前に十分に洗浄する（前洗浄）．

表13-11　消毒薬

分類	一般名（商品名）	細菌					真菌		ウイルス		皮膚（手指）	創傷部位		排泄物	金属器具	非金属器具	環境	知っておきたい注意事項
		一般細菌	MRSA	緑膿菌	結核菌	芽胞菌*	糸状菌	酵母	HBV・HCV	HIV		皮膚	粘膜					
高水準	グルタラール（ステリハイド）フタラール（ディスオーパ）	●	●	●	●	●	●	●	●	●	×	×	×	×	○	○	×	・人体に使用しない ・揮発性であるため吸入毒性に注意し，使用時はマスク・手袋などを装着し，換気を行う
中水準	次亜塩素酸ナトリウム（ミルトン，ピューラックス）	●	●	▲	△	●	●	●	●	●	☆	×	×	○	×	○	○	・低残留性であり，食器や哺乳瓶の消毒に用いられる
	ポビドンヨード（イソジン）	●	●	●	●	×	●	●	▲	●	○	○	○	×	×	×	×	・ヨード過敏症の患者には禁忌 ・腐食性や着色のため，器具などには使用しない
	消毒用エタノール［70%］イソプロパノール［50〜70%］	●	●	●	●	×	●	●	▲	●	○	×	×	×	○	○	○	・創傷皮膚および粘膜には使用禁止 ・ゴム，樹脂製品などは変質・変色のおそれがある
	オキシドール	△	△	△	△	△	△	△	△	△	×	○	○	×	×	×	×	
	クレゾール（クレゾール石けん）	●	●	●	●	×	●	●	×	×	☆	×	☆	○	☆	☆	☆	・主に排泄物の消毒に使用
低水準	クロルヘキシジン（ヒビテン，マスキン）	●	●	●	×	×	×	●	×	×	○	○	☆注	×	○	○	○	注：結膜嚢以外の粘膜への使用禁止
	ベンザルコニウム（オスバン，ヂアミトール）	●	●	●	×	×	×	●	×	×	○	○	○	☆	○	○	○	

［病原微生物］ ●：有効，▲：有効/効果不十分の両論あり，△：十分な効果が得られない場合あり，×：無効.
［消毒対象物］ ○：使用可能，☆：注意して使用，×：使用不可.
*芽胞菌とは：細菌のなかには，熱や乾燥，栄養不足など細菌の生存環境が悪化した場合に，これらの環境に抵抗できるように，菌体内に芽胞という硬い殻の構造物をつくるもの（芽胞菌）がある．芽胞を形成する代表的な細菌として，クロストリジウム属（ウエルシュ菌，ボツリヌス菌）やバチルス属（セレウス菌）があり，これらの菌は，高温（100℃）滅菌やアルコール消毒などに抵抗性を示す.

③消毒薬の毒性に注意し，使用目的に合わせて消毒薬を適切な濃度に調製し使用する（原則，用時調製）．

④消毒薬の保管，廃棄に留意する．

b 消毒薬の効果に影響する因子

消毒薬の効果は，使用濃度，作用時間，作用温度に影響される．

- ・使用濃度：一般に，濃度が高いほど効果が高い．
- ・作用時間：微生物と一定時間以上の接触が必要．
- ・作用温度：一般に，温度が高い（20℃以上）ほど効果が高い．

H　予防接種

予防接種とは，病原体に対しての免疫を獲得する目的で，対象となる病原体の毒性を弱めたり，無毒化させたりしたワクチンを人体に接種することである．ワクチンには，弱毒生ワクチン，不活化ワクチン，トキソイドがある（表13-12）．それぞれ，投与間隔が決

表 13-12　ワクチンの分類と主な対象疾患

分　類	説　明	特　徴	対象疾患
弱毒生ワクチン	免疫原性を残したまま病原性を弱めた病原体	自然感染に近い状態で免疫がつけられるため，免疫力が強く，効果が長い	麻疹（はしか），風疹，水痘（みずぼうそう），流行性耳下腺炎（おたふくかぜ），ロタウイルス感染症，結核（BCG）
不活化ワクチン	病原体を物理的・化学的処理により不活化した病原体もしくはその有効成分を抽出したもの	生ワクチンに比べると，免疫のできかたが弱く，免疫を獲得するために数回の接種が必要	ポリオ（急性灰白髄炎），日本脳炎，インフルエンザ，B型肝炎，狂犬病，ヒブ（Hib）感染症，肺炎球菌感染症，百日咳
トキソイド	病原体が産生する毒素の免疫原性を残したまま無毒化したもの	不活化ワクチンと同様に複数回の接種が必要	破傷風，ジフテリア

まっており，弱毒生ワクチンでは，次のワクチン接種まで4週間以上，不活化ワクチンやトキソイドでは，1週間以上の間隔をあける必要がある．

　ワクチン接種は，重症化することがある感染症を予防するための有効な手段であるが，接種により副反応（発熱，接種部位の腫脹，急性脳炎など）が起こる可能性がある．副反応はほとんどの場合2〜3日で自然に症状がなくなるが，接種後は激しい運動を避けるなど注意が必要である．

コラム　弱毒生ワクチンと妊娠

　弱毒生ワクチンは，病原性を低くしているものの元々は病原体であるため，妊婦が接種した場合，胎児に何らかの悪影響を与える可能性が否定できない．そのため，原則として，妊婦は弱毒生ワクチンの接種が禁忌とされている．また，弱毒生ワクチンを接種してから2ヵ月間は避妊することが望ましい．

14 ｜ 抗がん薬

A がんの基礎知識と治療

1 がん

通常，正常組織が損傷を受けると，修復のために細胞増殖が起きるが，組織が元の状態に回復した時点で生理的制御を受けて細胞増殖は止まる．しかし，この生理的制御に反して，細胞が自律性に異常増殖した組織塊を腫瘍という．

腫瘍には，生体への悪影響が少ない良性腫瘍と，生体への悪影響が大きく重篤な状態になりうる悪性腫瘍（がん）がある．さらに，悪性腫瘍は，がん細胞が発生した元の組織（発生母地）などにより，扁平上皮や腺上皮などにできる上皮性がんと筋組織，骨組織，血液などにできる非上皮性がんに分類される．

2 がんの治療

がんの治療は，外科療法，放射線療法，化学療法（薬物療法）が基本となる．外科療法と放射線療法は局所療法であり，抗がん薬を用いる薬物療法は全身療法である．がんの治療はその目的によって，完全な治癒を目指す根治療法とがんの根治が困難な場合にがんの増殖を抑制することで，患者の生存期間の延長や QOL の改善を目的に行われる緩和療法（緩和ケア）に分けられる（☞ p.165）．

薬物療法における根治療法には，抗がん薬単独で行う（主に血液がん）場合のほか，手術前にがんを縮小し切除を可能にしたり，目に見えない小さながんの転移（微小転移）を根絶したりする目的で行う術前補助化学療法（neoadjuvant chemotherapy）および手術後に微小転移によるがんの再発を予防する目的で行う術後補助化学療法（adjuvant chemotherapy）がある．

B 抗がん薬

1 抗がん薬の作用と分類

がん細胞は正常細胞と異なり，増殖因子がなくても細胞分裂を起こし，無制限の増殖，ほかの組織への転移・増殖により生体に重篤な影響を及ぼす．抗がん薬は，細胞増殖にかかわる刺激やシグナル伝達の阻害，細胞周期中の DNA 合成や分裂過程の阻害などで，がん細胞の増殖の抑制や細胞死を引き起こす（細胞毒性）．

抗がん薬には，細胞周期（**図 14-1**）の G_1 期（DNA 合成準備期），S 期（DNA 合成期），G_2 期（分裂準備期），M 期（分裂期）のすべての期に効果を示す細胞周期非特異性薬，あ

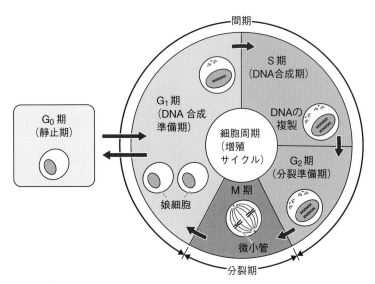

図14-1　細胞周期

　増殖能を維持したまま細胞増殖を休止した状態をG_0期（静止期）という．細胞は細胞周期に入ると，
G_1期→S期→G_2期→M期とよばれる細胞分裂の過程を繰り返すことで増殖する．

るいは細胞周期の主に特定の周期に作用する**細胞周期特異性薬**がある．また，抗がん薬の効果は，濃度に依存するもの（**濃度依存性薬**）と時間に依存するもの（**時間依存性薬**）があるため，これらの特徴をふまえた投与方法が抗がん効果をあげるためには重要となる．

　抗がん薬は，一般的に増殖速度が速い悪性腫瘍ほど効果的に作用する．また，がん細胞と正常な細胞が同様の細胞周期を経て増殖するため，抗がん薬の**細胞毒性**は正常な細胞にも影響を及ぼし，さまざまな副作用を引き起こす（**図14-2**）．そこで，副作用の軽減，薬物への耐性（☞p.30）の防止および効果を高めるために，作用機序の異なる抗がん薬を組み合わせる**多剤併用療法**が行われる．また，抗がん薬治療では，さまざまな副作用症状を予防・軽減するための薬（**支持療法薬**）を用いることで，患者のQOL低下を避け，治療の継続による効果の向上を目指す必要がある．

　抗がん薬はその作用によって，殺細胞性抗がん薬，分子標的薬，抗腫瘍ホルモン薬，免疫チェックポイント阻害薬，その他（インターフェロン製剤，酵素製剤など）に分類される．

看護のポイント　抗がん薬の副作用のうち，脱毛や爪の変形などの外見の変化は，患者にとってつらい症状のひとつとして挙げられる．そのため，患者に対処法などを事前に伝えることで，患者の精神的な負担を減らす可能性がある．たとえば，脱毛に対しては，一時的なものであり，治療後に多くの場合で回復することを伝え，対処法として，治療前に髪を短くすることや，低刺激性の洗髪剤を使用すること，また，ウイッグや帽子，バンダナなどの使用について紹介する．

2　殺細胞性抗がん薬（表14-1）

　細胞増殖の過程に必要なDNAや微小管（☞もう少しくわしく，p.207）に作用すること

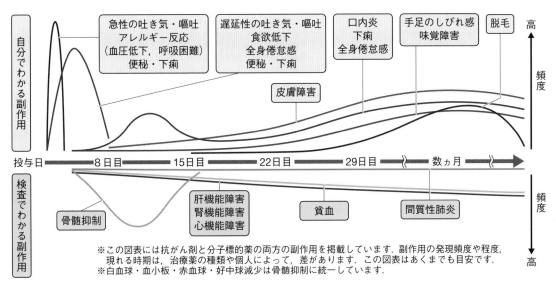

図14-2　抗がん薬の副作用とその発現時期

　吐き気は急性（投与後24時間）と遅延性（投与後24時間以降）がある．1～2週間は骨髄抑制や口内炎，下痢が起こりやすく，10～14日目に白血球（好中球）が最低になりやすい．その後，肝・腎機能への影響，3～4週間後には脱毛，手足のしびれ，味覚異常などが現れることが多い．

[NPO法人キャンサーネットジャパン：もっと知ってほしいがん薬物療法の副作用のこと．勝俣範之（監），p.4，2018年版〔https://www.cancernet.jp/wp-content/uploads/2018/07/w_fukusayou20180710.pdf〕（最終確認日2020.5.21 検索）より許諾を得て転載]

で細胞死を引き起こす．がん細胞だけでなく分裂中の正常細胞にも作用し，とくに，骨髄，消化管，皮膚など細胞分裂（増殖）が盛んな細胞が影響を受けやすい．この抗がん薬に共通の代表的な副作用症状に**骨髄抑制，悪心・嘔吐，口内炎，下痢，脱毛，爪の異常，神経障害**などがみられる．

　以下，各種殺細胞性抗がん薬について述べるが，副作用については上記の代表的な副作用以外で各薬物に特徴的なものを記載する．

a　アルキル化薬（シクロホスファミド，ブスルファン，テモゾロミドなど）

　化学構造内にアルキル基を有し，DNAにアルキル基を導入することにより2本鎖の塩基同士を結合させる．それにより2本鎖が解かれずにDNAの複製[*1]が障害され，がん細胞の増殖が抑制される．アルキル化薬の作用は細胞周期非特異性薬であり，濃度依存的に現れる．化学構造により，ナイトロジェンマスタード類（シクロホスファミド，イホスファミド），スルホン酸アルキル類（ブスルファン），ニトロソウレア類（ニムスチン，ラニムスチン），トリアゼン類（ダカルバジン，テモゾロミド）に分けられる．

　▶**副作用**　共通の副作用以外に，シクロホスファミドやイホスファミドでは有毒代謝物による**出血性膀胱炎**が生じる．このため，投与量が多い場合は出血性膀胱炎の予防のため，メスナ（アクロレインと結合して無毒化する）が併用される．

---

*1　**DNAの複製**：DNAは2本鎖のらせん構造をもち，細胞分裂（増殖）のときにはDNAの2本鎖が解かれ，それぞれの鎖を鋳型として新しいDNA鎖が合成される．この過程をDNAの複製という．

表14-1　殺細胞性抗がん薬

分　類		一般名（商品名）	適　応	作　用	副作用
アルキル化薬		シクロホスファミド（エンドキサン）	悪性リンパ腫，急性白血病，肺がん，乳がん	DNAに作用し，塩基同士の結合➡DNA複製障害	出血性膀胱炎：予防のためメスナを投与
		ブスルファン（マブリン）	慢性骨髄性白血病		間質性肺炎
		テモゾロミド（テモダール）	悪性神経膠腫		
代謝拮抗薬		メトトレキサート（メソトレキセート）	急性白血病，慢性骨髄性白血病	生理活性物質と間違えて細胞内に取り込まれる➡DNAやRNAの合成阻害	骨髄抑制，腎障害（メトトレキサート）：予防のためロイコボリン（拮抗薬）や炭酸水素ナトリウム（尿のアルカリ化で排泄促進）の投与
		フルオロウラシル（5-FU）テガフール・ギメラシル・オテラシルカリウム配合剤（ティーエスワン）カペシタビン（ゼローダ）	消化器がん，乳がん		
		メルカプトプリン[6-MP]（ロイケリン）	急性白血病，慢性骨髄性白血病		重篤な下痢，口内炎
プラチナ（白金）製剤		シスプラチン（ランダ）	胃がん，肺がん，膀胱がん，子宮頸がん，卵巣がん	DNA鎖に結合➡DNA複製や有糸分裂の阻害	腎障害（シスプラチン）：投与前後に大量の補液投与
		カルボプラチン（パラプラチン）	肺がん，子宮頸がん，卵巣がん，乳がん		末梢神経障害：オキサリプラチンは冷感刺激で症状の増強
		オキサリプラチン（エルプラット）	結腸・直腸がん，胃がん		
植物アルカロイド	微小管阻害薬	ビンクリスチン（オンコビン）	悪性リンパ腫，白血病	チュブリンに結合➡微小管機能の障害➡有糸分裂阻害	血管外漏出に注意（壊死起因性抗がん薬）末梢神経障害
		パクリタキセル（タキソール）ドセタキセル（タキソテール）	乳がん，肺がん，胃がん，卵巣がん		
	トポイソメラーゼ阻害薬	イリノテカン（カンプト）	肺がん，結腸・直腸がん，卵巣がん	トポイソメラーゼⅠまたはⅡの阻害➡DNA合成抑制	高度な下痢（イリノテカン）：UGT1A1（代謝酵素）の遺伝子型を投与前に要確認
		エトポシド（ラステット，ベプシド）	肺がん，悪性リンパ腫		
抗腫瘍抗生物質		ドキソルビシン（アドリアシン）エピルビシン（ファルモルビシン）	乳がん，悪性リンパ腫，膀胱がん	DNA塩基対の間に入る➡DNAポリメラーゼなどの阻害➡DNAやRNAの合成抑制	心毒性
		ブレオマイシン（ブレオ）	悪性リンパ腫，皮膚がん，肺がん		肺毒性

b 代謝拮抗薬（メトトレキサート，フルオロウラシル，メルカプトプリン）

　　核酸合成やタンパク質合成の過程で生成される生理活性物質（葉酸，ピリミジン塩基，プリン塩基）と類似した化学構造をもち，生理活性物質に拮抗して細胞内に取り込まれ，DNAやRNAの合成を阻害する．DNA合成期（細胞周期S期）に作用するものが多い．

　　▶ **副作用**　共通の副作用以外に，腸粘膜や口腔粘膜が傷害されて激しい下痢による脱水，重篤な口内炎を生じる．また，**手足症候群**（手掌や足底の発赤，疼痛，腫脹など）や神経障害が生じる．

　　▶ **禁忌**　テガフール・ギメラシル・オテラシルカリウム配合剤（S-1）は，ほかのフッ化ピリミジン系抗悪性腫瘍薬と併用すると，フルオロウラシル（5-FU）の血中濃度が上昇し，重篤な骨髄抑制などを起こす可能性があるため併用禁忌である．

c プラチナ（白金）製剤（シスプラチン，カルボプラチン，オキサリプラチン）

　　この薬物は細胞周期非特異性薬であり，濃度依存的に抗がん作用を示す．DNAの1本鎖内や2本鎖間のグアニン残基とアデニン残基に結合してDNA複製（細胞周期S期）を阻害するとともに，有糸分裂（細胞周期M期）を阻害して細胞分裂を抑制する．

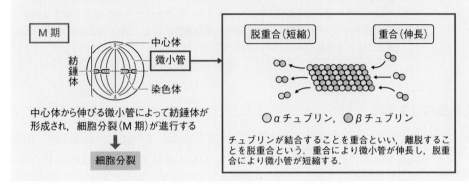

もう少しくわしく

微小管

微小管タンパク質（チュブリン）が数珠状に連なった管状の線維で，細胞骨格線維の1つである．細胞分裂の際の紡錘体を形成するほか，細胞内の物質輸送など細胞機能にも関与している．

M期
中心体
微小管
紡錘体
染色体

中心体から伸びる微小管によって紡錘体が形成され，細胞分裂（M期）が進行する

細胞分裂

脱重合（短縮）　　重合（伸長）

○αチュブリン，○βチュブリン

チュブリンが結合することを重合といい，離脱することを脱重合という．重合により微小管が伸長し，脱重合により微小管が短縮する．

シスプラチンは腎毒性が強いため，その予防として，投与前後に輸液の大量投与（水分負荷）などを行い，尿量を十分に確保する必要がある．一方，カルボプラチンは，シスプラチンに比べて腎障害などの副作用が弱いために水分負荷は必要としない．

d 植物アルカロイド

1）微小管阻害薬（ビンクリスチン，ドセタキセル，パクリタキセル）

微小管阻害薬は，ビンカアルカロイド類とタキサン類に分けられる．ビンカアルカロイド類（ビンクリスチン）は，チュブリンと結合し，微小管重合の阻止（☞もう少しくわしく）により，細胞分裂時の紡錘糸の形成を阻止して有糸分裂（細胞周期M期）を阻害する．一方，タキサン類（ドセタキセル，パクリタキセル）は，チュブリンの重合を促進（脱重合を阻害）することにより，微小管の安定化，過剰形成を引き起こし，紡錘体の機能を障害し，細胞分裂（細胞周期 G_2 期からM期）を阻害する．

▶ **副作用** 微小管阻害作用により，神経細胞が傷害を受けるため，末梢神経障害や自律神経障害（イレウスや便秘など）を生じる．

2）トポイソメラーゼ阻害薬（イリノテカン，エトポシド）

DNAの複製過程でトポイソメラーゼⅠまたはトポイソメラーゼⅡ（☞もう少しくわしく，p.208）を阻害し，DNA合成を抑制する．

▶ **副作用** 高度の下痢．

看護のポイント 植物アルカロイドは，投与時の血管外漏出による組織傷害作用が強い壊死起因性抗がん薬[*2]の1つである．そのため，投与の際は可能な限り太い血管から投与し，投与中も薬液の滴下状況や患者の状態（刺入部の腫れや痛みの訴えの有無など）を確認することで，血管外漏出を防ぐことが重要となる．

---

*2 **壊死起因性抗がん薬**：少量の漏出でも強い痛みが生じ，水疱や潰瘍，組織傷害や組織壊死を生じる可能性がある抗がん薬のことであり，代表的な薬物として植物アルカロイドや抗腫瘍抗生物質（アントラサイクリン系）がある．

トポイソメラーゼとポリメラーゼ

トポイソメラーゼとは，DNA複製の際に生じるDNA鎖のゆがみを解消するために，DNA鎖を切断して，再結合する酵素である．トポイソメラーゼIはDNA鎖の1本のみを切断し再結合する．トポイソメラーゼIIはDNA鎖を2本とも切断し再結合する．

ポリメラーゼとは，DNAやRNAのような核酸ポリマーや長鎖を合成する酵素の総称である．DNAポリメラーゼとは，1本鎖の核酸を鋳型として，それに相対的な塩基配列をもつDNA鎖を合成する酵素であり，DNA複製を行う．また，DNA依存性RNAポリメラーゼとは，DNAの1本鎖の塩基配列を読み取って，相対的なRNAを合成する酵素であり，RNAの転写を行う．

e **抗腫瘍抗生物質**（ドキソルビシン，エピルビシン，ブレオマイシン，マイトマイシンC）

培養された放線菌によって産生される化合物，またはその誘導体で，DNA塩基対の間に入り込み（インターカレーション），DNAポリメラーゼやDNA依存性RNAポリメラーゼを阻害し，DNAやRNAの合成を抑制する．また，トポイソメラーゼIIに対する阻害作用を示し，DNA合成を抑制する．抗腫瘍抗生物質は，アントラサイクリン系薬（ドキソルビシン，エピルビシン）とそれ以外（ブレオマイシン，マイトマイシンC）に分類される．

▶ **副作用** アントラサイクリン系薬は，累積投与量依存性に心筋障害（心毒性）または肺毒性の発現頻度が高くなるため，総投与量に制限がある．

看護のポイント アントラサイクリン系薬の投与により尿が赤色になることがあるが，薬剤の色によるものであることを患者に説明する．また，植物アルカロイドと同様に壊死起因性抗がん薬であるため，血管外漏出に注意が必要である．

抗がん薬の取り扱い

抗がん薬は，がん細胞に対して抗腫瘍効果を示すとともに，正常細胞にも影響をもつものが多いため，取り扱う医療従事者への健康被害（発がん性，催奇形性など）を最小限にすることが重要である．そのため，注射用抗がん薬の調製の際は，曝露対策としてマスク，ゴーグル，キャップ，ガウン，手袋（二重）を着用し，安全キャビネット（クラスII以上）を用いて調製することが望ましい．

3 分子標的薬

分子標的薬は，細胞のがん化あるいは悪性化に関連する標的分子に特異的に作用し，がん細胞の増殖抑制や細胞死の促進を起こして抗がん作用を示す．分子標的薬には，**低分子化合物**と**抗体製剤**（モノクローナル抗体製剤）がある（**表14-2**）．低分子化合物は経口投与され，増殖因子受容体に内蔵されたチロシンキナーゼ（受容体型チロシンキナーゼ）を阻害して抗がん作用を示す．抗体製剤は注射剤として投与される．細胞の増殖因子やその

表14-2 分子標的薬

分類	製剤	一般名（商品名）	適応	作用
EGFR 阻害薬	抗体	セツキシマブ（アービタックス） パニツムマブ（ベクティビックス）	EGFR 遺伝子陽性の治癒切除不能な進行・再発の結腸・直腸がん	EGFR に結合➡EGF の EGFR への結合を阻害➡がん細胞の増殖抑制
	低分子	ゲフィチニブ（イレッサ） アファチニブ（ジオトリフ） エルロチニブ（タルセバ）	EGFR 遺伝子陽性の手術不能または再発の非小細胞肺がん	EGFR の受容体型チロシンキナーゼ阻害➡がん細胞の増殖抑制
血管新生阻害薬	抗体	ベバシズマブ（アバスチン）	治療切除不能な進行・再発の結腸・直腸がん，非小細胞肺がん，乳がん	VEGF に結合➡VEGF の VEGFR との結合を阻害➡血管新生の抑制➡がん細胞の増殖抑制
		ラムシルマブ（サイラムザ）	治療切除不能な進行・再発の胃がん，結腸・直腸がん，非小細胞肺がん	VEGFR2 に結合➡血管新生の抑制➡がん細胞の増殖抑制
	低分子	スニチニブ（スーテント） ソラフェニブ（ネクサバール）	根治切除不能または転移性の腎細胞がん	VEGFR，PDGFR および c-Kit などの受容体型チロシンキナーゼの阻害➡血管新生の抑制➡がん細胞の増殖抑制
		レゴラフェニブ（スチバーガ）	治療切除不能な進行・再発の結腸・直腸がん	
HER2 阻害薬	抗体	トラスツズマブ（ハーセプチン） ペルツズマブ（パージェタ）	HER2 過剰発現が確認された乳がん	HER2 に結合➡がん細胞の増殖抑制
	低分子	ラパチニブ（タイケルブ）	HER2 過剰発現が確認された手術不能または再発乳がん	HER2，EGFR の受容体型チロシンキナーゼ阻害➡がん細胞の増殖抑制
Bcr/Abl 阻害薬	低分子	イマチニブ（グリベック） ダサチニブ（スプリセル） ニロチニブ（タシグナ）	慢性骨髄性白血病 イマチニブ抵抗性の患者（ダサチニブ，ニロチニブを投与）	Bcr/Abl，PDGFR および c-Kit の受容体型チロシンキナーゼの阻害➡がん細胞の増殖抑制
抗 CD20 抗体薬	抗体	リツキシマブ（リツキサン）	CD20 陽性の B 細胞性非ホジキンリンパ腫	B 細胞が発現している CD20 に結合➡免疫系の賦活化➡抗がん効果を示す
		オファツムマブ（アーゼラ）	再発または難治性の CD20 陽性の慢性白血病	
免疫チェックポイント阻害薬	抗体	【抗 PD-1 抗体薬】 ニボルマブ（オプジーボ） ペムブロリズマブ（キイトルーダ）	悪性黒色腫 切除不能な進行・再発の非小細胞肺がん	T 細胞表面に発現した PD-1 に結合➡T 細胞の増殖・活性化の増強➡がん細胞へ攻撃
		【抗 PD-L1 抗体薬】 アベルマブ（バベンチオ） アテゾリズマブ（テセントリク） デュルバルマブ（イミフィンジ）	メルケル細胞がん，腎細胞がん（アベルマブ） 非小細胞がん，進展型小細胞肺がん（アテゾリズマブ）	がん細胞表面の PD-L1 に結合➡T 細胞の増殖・活性化の増強➡がん細胞へ攻撃
		【抗 CTLA-4 抗体薬】 イピリムマブ（ヤーボイ）	根治切除不能な悪性黒色腫 根治切除不能または転移性の腎細胞がん	T 細胞表面に発現した CTLA-4 に結合➡T 細胞の増殖・活性化の増強➡がん細胞へ攻撃

低分子：低分子化合物，抗体：抗体製剤（モノクローナル抗体）
EGFR：epidermal growth factor receptor, EGF：epidermal growth factor, VEGFR：vascular endothelial growth factor receptor, VEGFR2：vascular endothelial growth factor receptor 2, PDGFR：platelet-derived growth factor receptor, HER2：human epidermal growth factor receptor type2, Bcr：breakpoint cluster region protein, Abl：Abelson murine leukemia viral oncogene homolog, CD20：cluster of differentiation 20, PD-1：programmed cell death 1, CTLA-4：cytotoxic T-lymphocyte-associated protein 4

受容体に対する抗体であり，それらに結合して抗がん作用を示す（**図14-3**）.

　分子標的薬は，特定の分子に作用するため，殺細胞性抗がん薬に比べて選択性が高く，骨髄抑制や脱毛といった副作用は少ないが，各薬物に特徴的な副作用があるため注意が必要である.

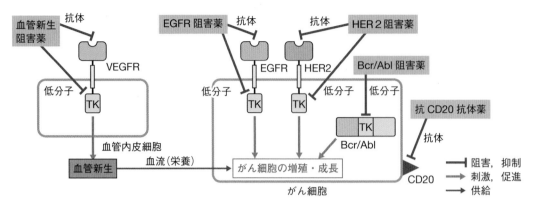

図14-3   分子標的薬の作用部位と作用様式

TK：チロシンキナーゼ tyrosine kinase.

［鍋島俊隆，井上和秀（編）：みてわかる薬学　図解 薬理学，p.833，南山堂，2015 より改変し許諾を得て転載］

> **コラム**　**分子標的薬の特徴と注意点**
>
> 　低分子化合物は経口投与されるため，患者の利便性は高いが，作用時間が短いため連日の服用が必要となる．一方，抗体製剤は作用時間が長く，投与回数は減らせるが，注射薬であるため通院する必要がある．また，抗体製剤は低分子化合物よりがん細胞に対する特異性が高いが，特徴的な副作用であるインフュージョンリアクションに注意しなければならない．インフュージョンリアクションとは，急性輸注反応とも呼ばれ，抗体製剤の投与開始から投与後24時間以内に発生し，主な症状として発熱，悪寒，悪心・嘔吐，発疹などがある．重症の場合は呼吸困難や血圧低下などが現れる．初回投与時に起こりやすく，重症度も高い．

a EGFR 阻害薬（セツキシマブ，パニツムマブ，ゲフィチニブ，アファチニブなど）

　上皮増殖因子受容体（EGFR）はチロシンキナーゼ内蔵型受容体であり，上皮増殖因子（EGF）より受容体内チロシンキナーゼが活性化して細胞増殖を促進する．

　セツキシマブおよびパニツムマブは，EGFR のヒト型抗体製剤であり，EGFR に結合して EGF の EGFR への結合を阻害する．ゲフィチニブなどは EGFR の受容体型チロシンキナーゼを阻害してがん細胞の増殖を抑制する．

> ▶ **副作用**　EGFR が皮膚や爪などの上皮組織にも発現しているため，皮膚障害（ざ瘡様皮疹，皮膚乾燥，爪周囲炎）が頻発する．

b 血管新生阻害薬（ベバシズマブ，ラムシルマブ，スニチニブなど）

　血管内皮細胞増殖因子受容体（VEGFR）は，チロシンキナーゼ内蔵型受容体であり，血管内皮細胞増殖因子（VEGF）によりその受容体型チロシンキナーゼが活性化して血管新生および脈管形成を促進する．がん細胞は VEGF を産生して血管を引き込み，酸素や栄養を確保する．血管新生阻害薬は VEGF や VEGFR を阻害して，酸素や栄養の供給を断ち，がん細胞を死滅させる．

　ベバシズマブは VEGF のヒト型抗体製剤で，VEGF に結合して作用を抑制する．また，ラムシルマブは VEGFR2 の抗体製剤で，VEGF が VEGFR2 に結合するのを阻害して血管

新生シグナルの伝達を抑制する．一方，スニチニブは VEGFR の受容体型チロシンキナーゼを阻害して血管新生シグナルの伝達を抑制する．また，スニチニブは VEGFR 以外にも血管新生に関与する血小板由来増殖因子受容体（PDGFR）や細胞の分化・増殖に関与する c-Kit などの受容体型チロシンキナーゼを阻害する．

▶ **副作用** 血管内皮細胞に傷害を起こすため，高血圧，出血，創傷治癒遅延などがみられる．

c HER2 阻害薬（トラスツズマブ，ペルツズマブ，ラパチニブ）

ヒト上皮増殖因子受容体 2 型（HER2）は EGFR ファミリーであり，がん細胞の増殖・成長を促進する．

トラスツズマブやペルツズマブは HER2 に対するヒト型抗体製剤であり，HER2 に特異的に結合し，免疫系を賦活して HER2 が発現した細胞を死滅させる．HER2 は乳がん細胞に過剰発現していることから乳がんの治療に用いられる．また，ラパチニブは HER2 および EGFR の受容体型チロシンキナーゼを阻害してがん細胞の増殖を抑制する．

▶ **副作用** HER2 は心筋細胞にも発現しているため心毒性がある．また，トラスツズマブなどの抗体製剤はアナフィラキシー様症状，間質性肺炎などがある．

d Bcr/Abl 阻害薬（イマチニブ，ダサチニブなど）

イマチニブやダサチニブは，それぞれ慢性骨髄性白血病の原因とされる Bcr/Abl，PDGF 受容体，c-Kit の受容体型チロシンキナーゼを阻害し，がん細胞の増殖を抑制する．

e 抗 CD20 抗体薬（リツキシマブ，オファツムマブ）

リツキシマブおよびオファツムマブは，B 細胞の特異的表面抗原タンパク質である CD20 に対する抗体製剤で，CD20 と結合することにより免疫系を賦活して CD20 を発現した B 細胞のみを死滅させる．CD20 陽性の B 細胞性非ホジキンリンパ腫に有効である．

f 免疫チェックポイント阻害薬

ヒトの正常な免疫機能には，非自己を排除するために免疫反応を活性化するはたらきと，過剰な免疫反応を抑制して自己の細胞を傷害しないための免疫抑制機構が備わっている．免疫抑制機構には，各種細胞に発現する抑制シグナルの伝達を担う免疫チェックポイント分子の PD-1 や CTLA-4 などが重要な役割を果たしている．がん細胞は，この免疫抑制機構を利用して，免疫からの攻撃を回避している．

たとえば，免疫担当細胞の T 細胞上の PD-1 はがん細胞上の PD-L1 や PD-L2 と結合すると，T 細胞の免疫機能が抑制されてがん細胞を攻撃できなくなる．このような，T 細胞の免疫機能を抑制する機構を**免疫チェックポイント**という．

現在，免疫チェックポイント阻害薬としては，T 細胞に発現する免疫チェックポイント分子である PD-1 と CTLA-4 を標的とする抗体製剤がある．

▶ **副作用** 免疫反応の活性化を持続するため，自己組織に対する過剰な免疫反応に関連した**免疫関連有害事象**（immune-related adverse event：irAE）として，甲状腺機能障害や副腎機能障害などの内分泌障害，自己免疫性の腸炎や肝炎などといった特徴的な副作用がみられる．

1）抗 PD-1 抗体薬（ニボルマブ，ペムブロリズマブ）

T 細胞表面に発現した PD-1 に結合し，T 細胞ががん細胞の PD-L1 や PD-L2 に結合でき

表14-3 抗腫瘍ホルモン薬

| 分　類 | 一般名（商品名） | 前立腺がん | 乳がん | | 作　用 |
			閉経前	閉経後	
GnRH アナログ	GnRH 受容体刺激薬：ゴセレリン（ゾラデックス）リュープロレリン（リュープリン）	●	●		GnRH 受容体の継続的な刺激➡GnRH 受容体の減少➡性腺刺激ホルモン（LH, FSH）の分泌抑制➡性ホルモンの分泌抑制
	GnRH 受容体遮断薬：デガレリクス（ゴナックス）	●			GnRH 受容体の遮断➡LH, FSH の分泌抑制➡性ホルモンの分泌抑制
抗アンドロゲン薬	フルタミド（オダイン）ビカルタミド（カソデックス）	●			アンドロゲン受容体へのアンドロゲンの結合阻害➡抗腫瘍効果
CYP17 阻害薬	アビラテロン酢酸エステル（ザイティガ）	●			アンドロゲン合成酵素である CYP17 活性の阻害➡アンドロゲンの生合成阻害
抗エストロゲン薬	タモキシフェン（ノルバデックス）		●	●	エストロゲン受容体へのエストロゲンの結合阻害➡抗エストロゲン作用
	トレミフェン（フェアストン）			●	
	フルベストラント（フェソロデックス）			●	エストロゲン受容体の分解促進➡エストロゲン受容体の減少➡抗エストロゲン作用
アロマターゼ阻害薬	アナストロゾール（アリミデックス）レトロゾール（フェマーラ）			●	アロマターゼの可逆的阻害➡アンドロゲンからのエストロゲン合成の阻害
	エキセメスタン（アロマシン）			●	アロマターゼの基質結合部位に非可逆的に結合➡アロマターゼの不活化➡アンドロゲンからのエストロゲン合成の阻害

GnRH：gonadotropin-releasing hormone（性腺刺激［ゴナドトロピン］ホルモン放出ホルモン），LH：luteinizing hormone（黄体形成ホルモン），FSH：follicle-stimulating hormone（卵胞刺激ホルモン）．

なくなることにより，T 細胞の活性が抑制されずに，がん細胞を攻撃する．

2）抗 PD-L1 抗体薬（アベルマブ，アテゾリズマブ，デュルバルマブ）

　がん細胞表面の PD-L1 に結合し，PD-L1 と T 細胞の PD-1 の結合を阻害することにより，T 細胞の活性が抑制されずに，がん細胞を攻撃する．

3）抗 CTLA-4 抗体薬（イピリムマブ）

　T 細胞表面に発現した CTLA-4 に結合し，抗原提示細胞の CD80/86 が結合できなくなることにより，T 細胞の活性が抑制されずに，がん細胞を攻撃する．

4 抗腫瘍ホルモン薬（表14-3）

　抗腫瘍ホルモン薬は，がんの増殖にホルモンの作用を必要とするホルモン依存性腫瘍に有効である．ホルモン依存性腫瘍の代表的なものとして，前立腺がんと乳がんがある．

　前立腺がんはアンドロゲンによって増殖するため，下垂体の性腺刺激ホルモン放出ホルモン（GnRH）受容体を持続的に刺激する **GnRH 受容体刺激薬**および遮断する **GnRH 受容体遮断薬**がある．GnRH 受容体刺激薬は下垂体の GnRH 受容体を減少させ，性腺刺激ホルモンの分泌を抑制してアンドロゲン分泌を抑制する．一方，GnRH 受容体遮断薬は GnRH 受容体を遮断してアンドロゲン分泌を抑制する．また，アンドロゲン受容体を直接遮断する抗アンドロゲン薬が用いられる．

　エストロゲンによって増殖する乳がんの治療薬には，抗エストロゲン薬に加えて，閉経前乳がんに用いられる GnRH 受容体刺激薬および閉経後乳がんに用いられるアロマターゼ

阻害薬がある．アロマターゼは脂肪組織内にあり，副腎から分泌されるアンドロゲン（アンドロステンジオン）からエストロゲンを合成する．

5 | 免疫増強薬

　T細胞やマクロファージなどの免疫担当細胞を増殖や増強することで賦活し，間接的な抗ウイルス活性や抗腫瘍活性を期待する薬物である．インターフェロン製剤やインターロイキン-2製剤のテセロイキンは，抗原特異的キラーT細胞やNK細胞などを活性化したり，増殖を促進したりする作用により，血管肉腫や腎がんに対して抗腫瘍作用を示す．

　▶ **副作用**　毛細血管漏出症候群などを伴う体液貯留が特徴的な副作用である．

6 | その他の抗がん薬

　その他，インターフェロンガンマ-1aは腎がん，インターロイキン（テセロイキン）は血管肉腫，L-アスパラギナーゼは急性白血病に適応がある．

15 中枢神経系疾患治療薬

A　中枢神経系の構造とはたらき

1　中枢神経系の構造

中枢神経系は，脳と脊髄からなり，中枢神経系と各器官を結ぶのが末梢神経系（体性神経と自律神経）である．

脳は，大脳（終脳），間脳（視床，視床下部），小脳，脳幹（中脳，橋，延髄）からなる（**図15-1**）．大脳は大脳皮質と大脳髄質に分けられ，大脳皮質（灰白質：神経細胞体の集合）は外側面の大脳新皮質（前頭葉，頭頂葉，側頭葉，後頭葉）と内側面の**大脳辺縁系**（梨状葉，海馬回，帯状回など）に分けられる．また，大脳髄質は白質（神経線維の束）と深部にある灰白質塊の大脳基底核（尾状核，被殻，淡蒼球）に分けられる．尾状核と被殻を合わせて線条体という．

2　中枢神経系の機能と神経伝達物質

中枢神経系における神経伝達物質には，アミノ酸系，アミン系，ペプチド系，アセチルコリンがある．アミン系には，化学構造上カテコール骨格とアミンを含む側鎖をもつ化合物であるカテコールアミン（ドパミン，ノルアドレナリン，アドレナリン），ヒスタミン，セロトニン（5-hydroxytryptamine：5-HT）がある．

カテコールアミンとセロトニンは情動（喜び，悲しみ，怒り，恐れなどの感情群）に関

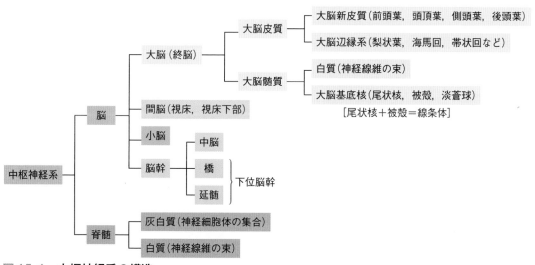

図15-1　中枢神経系の構造

連が深く，一般に，セロトニンは不安・緊張の緩和，性欲・食欲に，ノルアドレナリンは不安緩和，興味・意欲・活動性に，ドパミンは活動性，快楽・探求心・動機付け，性欲・食欲に関連する．精神疾患の関連の例として，抑うつや不安にはセロトニンやノルアドレナリンが関連し，覚醒剤やニコチンなどの薬物依存および統合失調症はドパミンの関連が知られる．また，ヒスタミンは覚醒にかかわっており，ヒスタミン H_1 受容体のはたらきの抑制は睡眠を誘発する．

　アミノ酸系神経伝達物質には，グルタミン酸，γ-アミノ酪酸（GABA），グリシンがある．グルタミン酸は興奮性神経伝達物質であり，生理的役割として神経細胞の興奮や記憶形成をつかさどっている．また，病態との関連ではグルタミン酸の過剰分泌によるてんかんや脳卒中などによる神経細胞死にも関与する．GABAとグリシンは抑制性神経伝達物質であり，神経細胞の興奮性を抑制するはたらきがある．GABA受容体への作用を増強する薬物は，麻酔薬，睡眠薬，抗てんかん薬，抗不安薬などとして適用される．

　ペプチド系神経伝達物質には，サブスタンスPがあり，脊髄での痛覚伝達をつかさどっている．また，アセチルコリンは記憶に関与しており，脳内のアセチルコリン量を増やすコリンエステラーゼ阻害薬はアルツハイマー型認知症などの治療薬として用いられる．

B 不眠症と治療薬

1 睡眠のしくみと不眠症

a 睡眠・覚醒リズム

　覚醒・睡眠リズムは，睡眠恒常性維持機構と体内時計により調節される．覚醒時には視床下部後部の覚醒中枢から出るヒスタミン作動性神経系により大脳皮質全体が興奮状態にある．また，視床下部外側野で産生されるオレキシンがヒスタミン作動性神経を刺激して覚醒状態を維持する．一方，長時間起きていると疲労がたまり眠くなるのは，以下のような睡眠恒常性維持機構のはたらきによる（図15-2）．

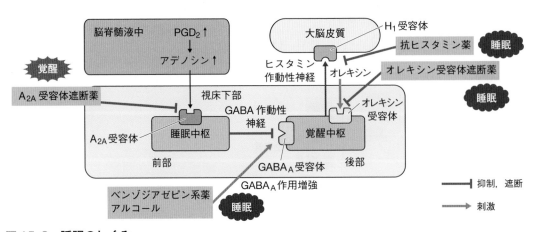

図15-2　睡眠のしくみ

　　　脳が活動すると，脳脊髄液中にプロスタグランジン D_2（PGD_2）が蓄積し，アデノシン産生が促進する．アデノシンは，視床下部前部の睡眠中枢のアデノシン A_{2A} 受容体を刺激する．A_{2A} 受容体を遮断するカフェインや A_{2A} 受容体遮断薬は睡眠中枢の興奮を抑制して覚醒を引き起こす．

　　　A_{2A} 受容体の刺激は，睡眠中枢から出る **GABA 作動性神経**を刺激して視床下部後部の覚醒中枢を抑制し，ヒスタミン作動性神経が抑制されて大脳皮質の活動性が低下する．$GABA_A$ 受容体への作用を増強するベンゾジアゼピン系薬やアルコールは覚醒中枢の抑制を増強し，H_1 受容体遮断薬（抗ヒスタミン薬）は大脳皮質の活動性を抑制して睡眠を誘発する．オレキシン受容体遮断薬はヒスタミン作動性神経を抑制して睡眠を誘発する．

　　　一方，体内時計には，松果体からホルモンとして分泌されるメラトニンが関与する．メラトニンは，朝に日を浴びて 14 〜 16 時間後に分泌され，睡眠を誘発する．これを概日リズム（サーカディアンリズム）という．

b 不眠症

　　　不眠症は，そのパターンから入眠障害（寝付きがわるいが，入眠すれば朝まで眠れる），熟眠障害（夢ばかりみて熟眠感がない），中途覚醒（夜中に何度も目が覚める），早期覚醒（早朝覚醒して，その後寝付けない）に分類される．治療の対象となるのは 3 週間以上の慢性不眠である．睡眠薬を用いる場合には不眠症のパターンや原因の鑑別が必要である．

2 ベンゾジアゼピン系薬

a ベンゾジアゼピン系薬の作用と分類

　　　ベンゾジアゼピン（BZD）系薬は，一般に用量を増すに従って，抗不安作用→抗けいれん作用→筋弛緩作用→鎮静作用→睡眠作用を示す．その薬物の特徴により，抗不安薬，抗けいれん薬，睡眠薬として用いられる．BZD 系薬には，化学構造に BZD 骨格もつ BZD 系薬と非 BZD 系薬（BZD 骨格はもたないが薬理作用が BZD 系薬と同様）がある．いずれも $GABA_A$ 受容体に作用して薬理作用を示す．

b $GABA_A$ 受容体とベンゾジアゼピン系薬

　　　$GABA_A$ 受容体には，Cl^- チャネル，GABA 結合部位，BZD 結合部位（BZD 受容体ともいう），バルビツール酸結合部位（抗てんかん薬，☞ p.228）がある（**図 15-3**）．GABA が GABA 結合部位に結合すると，Cl^- チャネルを開口して神経細胞内への Cl^- の流入し，過分極状態（膜電位をマイナス側に移行させ）となり，神経活動が抑制される．BZD 系薬は

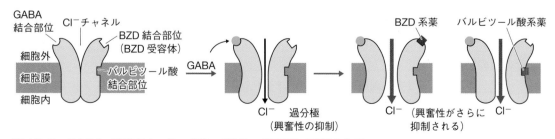

図 15-3　$GABA_A$ 受容体とベンゾジアゼピン（BZD）系薬の作用

BZD 結合部位に結合して，GABA の GABA 結合部位への親和力を増大させて Cl⁻ チャネルの開口頻度を増加させて，GABA の神経抑制機能を増強する．また，バルビツール酸系薬がその結合部位に結合した場合も GABA の GABA 結合部位への親和力を増大させて Cl⁻ チャネルの開口を促進する（**図 15-3**）．

c ベンゾジアゼピン系薬の副作用

GABA$_A$ 受容体は，大脳皮質（大脳辺縁系を含む），間脳，脳幹，脊髄などに広く分布するために，以下のようなさまざまな副作用がみられる．

①筋弛緩作用：高齢者ではふらつきや転倒を起こしやすいので注意する．非ベンゾジアゼピン系薬のゾルピデムは筋弛緩作用が弱い．

②持ち越し効果：長時間型薬物では精神運動抑制作用を翌日へ持ち越す．

③反跳性不眠：短時間型薬物では連用の中止により不眠が起こり，不安が強くなる．そのため，退薬は徐々に行う．

④前向性健忘：短時間型薬物では薬物投与後の中途覚醒時の記憶がない（服用後から入眠までの出来事，夜間に中途覚醒したときの出来事，翌朝に目覚めてからの出来事）．

⑤逆説反応：不安が高まり，興奮，幻覚，妄想，せん妄などを出現することがある．

⑥耐性・依存：長期投与で，薬物依存（身体的，精神的）および耐性（GABA$_A$ 受容体のダウンレギュレーションのため），突然の投薬中止で退薬症状（離脱症状：発熱，発汗，心悸亢進，けいれん，振戦など）を生じる．

⑦呼吸抑制：高用量で過度の鎮静，呼吸抑制が現れる．その解除のためにベンゾジアゼピン拮抗薬のフルマゼニルを投与する．

⑧禁忌：重症筋無力症（筋弛緩作用をもつため），急性狭隅角緑内障（抗コリン作用をもつため）．

3 睡 眠 薬

睡眠薬とは，睡眠に類似した中枢神経抑制状態を起こす薬物をいい，ベンゾジアゼピン系睡眠薬，メラトニン受容体刺激薬，オレキシン受容体遮断薬がある．

a ベンゾジアゼピン系睡眠薬

ベンゾジアゼピン系睡眠薬は半減期の違いにより，超短時間型，短時間型，中間型，長時間型に分類され，不眠症のタイプに応じて適用される（**表 15-1**）．臨床用量ではレム睡眠の抑制はみられず，自然睡眠に近い睡眠が得られる．臨床用量では耐性が起こりにくい．ただし，長期間の使用で耐性や依存がみられることがある．

看護のポイント　ベンゾジアゼピン系睡眠薬は，アルコール類との併用で作用が増強される．そのため，注意力・集中力・反射運動能力が低下するため非常に危険である．また，アルコール類は睡眠の質に悪影響を与えるので，寝酒は控えるよう指導する．

b その他の睡眠薬

メラトニン受容体刺激薬（ラメルテオン）は，概日リズムを調節するメラトニンの受容体を刺激して睡眠のリズムを正常に戻し，睡眠作用を示す．しかし，ベンゾジアゼピン系薬をすでに服用している患者にはほとんど効果がみられない．

オレキシン受容体遮断薬（スボレキサント）は，覚醒維持物質であるオレキシンがオレ

表 15-1　ベンゾジアゼピン系睡眠薬および非ベンゾジアゼピン系睡眠薬

分　類		薬　物	適　応
入眠	超短時間型	トリアゾラム（ハルシオン） ゾピクロン（アモバン）*1 ゾルピデム（マイスリー）*1	・入眠障害
	短時間型	ミダゾラム（ドルミカム） ブロチゾラム（レンドルミン）*2 エチゾラム（デパス）*2 ロルメタゼパム（エバミール） リルマザホン（リスミー）	・入眠障害
熟眠	中間型	エスタゾラム（ユーロジン） ニトラゼパム（ベンザリン） フルニトラゼパム（サイレース）	・熟眠障害 ・中途覚醒 ・早期覚醒
	長時間型	フルラゼパム（ダルメート） ハロキサゾラム（ソメリン） クアゼパム（ドラール）	・熟眠障害 ・中途覚醒 ・早期覚醒

*1 非ベンゾジアゼピン系薬，*2 チエノジアゼピン誘導体．

キシン受容体を遮断して，ヒスタミン作動性神経を抑制して睡眠を誘発する．

看護のポイント　高齢者では，夜間の途中覚醒時に，トイレに立つ際，転倒するなどのケースがある．そのようなリスクを避けるため，筋弛緩作用の弱い非ベンゾジアゼピン系薬やメラトニン受容体刺激薬が選択されることがある．また，高齢者が入院する際，せん妄をアセスメントすることで，せん妄や前述の転倒などのリスク管理が可能となるので，積極的に行いたいところである．

C　不安障害と治療薬

1　不安障害

不安とは近い将来に危険やわるい出来事が起こる可能性から心配で落ち着かない状況をいい，精神的緊張（イライラなど）や身体的緊張（筋運動性の緊張），自律神経症状（動悸，発汗など）がみられる．通常の不安は危機的状況に対する適応であるが，治療を必要とする病的不安（不安障害の主症状）では些細な原因に対して適応できずに長期間不安な状況が続いて，心理的苦痛，身体症状（運動性緊張，自律神経症状），行動変化により日常の QOL が低下した状態である．不安障害には，**全般性不安障害，社交不安障害・対人恐怖症，広場恐怖症，パニック障害，強迫性障害，ストレス障害**（急性ストレス障害，心的外傷後ストレス障害［PTSD］，適応障害）がある．

2　抗不安薬

不安障害の治療には抗不安作用をもつベンゾジアゼピン系薬および 5-HT_{1A} 受容体刺激薬（タンドスピロン）が適用される．また，抗うつ薬の選択的セロトニン再取り込み阻害薬（selective serotonin reuptake inhibitor：SSRI）やヒドロキシジンなどが用いられる．

a **ベンゾジアゼピン系薬**（エチゾラム，ロラゼパム，オキサゾラム，ロフラゼプ酸）

　　抗不安作用が強いベンゾジアゼピン系薬として，エチゾラム（短時間型，デパス®），ロラゼパム（中時間型，ワイパックス®），オキサゾラム（長時間型，セレナール®），ロフラゼプ酸エチル（超長時間型，メイラックス®）などがある．これらは，速効性で急性不安に有効であるが，依存性・耐性や転倒リスクなどの副作用が問題となりやすい（☞p.218）．

b **セロトニン 5-HT$_{1A}$ 受容体刺激薬**（タンドスピロン）

　　大脳辺縁系の 5-HT$_{1A}$ 受容体を刺激して抗不安作用を示す．ベンゾジアゼピン系薬のような筋弛緩作用，依存性，記憶障害が少なく，長期投与や高齢者にも適用しやすいのが特徴である．

c **選択的セロトニン再取り込み阻害薬（SSRI）**（セルトラリン，パロキセチン，フルボキサミン）

　　セロトニン作動性神経終末におけるアミントランスポーターを阻害してセロトニンの再取り込みを選択的に阻害し，シナプス間隙のセロトニン量を増加させ，抗不安作用および抗うつ作用（☞p.226）を示す．

d **ヒドロキシジン**

　　H$_1$ 受容体遮断薬であり，強い鎮静作用と抗アレルギー作用をもつ．不安障害における不安，緊張，焦燥（イライラ，焦りなど），抑うつを改善する．

> **コラム**　**セロトニン症候群**
>
> 　　精神科の薬（抗不安薬や抗うつ薬）などを服用中に，精神症状として「不安」，自律神経症状として「発熱」，錐体外路症状として「ふるえ」などを起こす場合がある．これらは，中枢神経系において，セロトニン作動性神経の活性が亢進することによって生じる．服薬開始後数時間以内で症状が現れることが多く，服薬を中止すれば，通常は 24 時間以内に症状は消失するが，まれに横紋筋融解症や腎不全などの重篤な副作用を招くこともある．

D　統合失調症と治療薬

1　統合失調症

　　統合失調症は，青年期に発症し，病状は進行性増悪の経過をたどり，末期には認知障害，人格崩壊を招く．遺伝的な素因と環境的な素因が組み合わされることで発症する精神疾患である．**陽性症状**と**陰性症状**がある．陽性症状は，患者自身の主観症状であり，幻聴を伴う幻覚，被害妄想・誇大妄想，思考滅裂（まとまりのない会話），まとまりのない奇異行動がある．陰性症状は，第三者による客観症状であり，うつ病性障害のような患者が自覚する苦悩が伴わない自閉，精神機能の減退，意欲減退，感情の平板化，感情鈍麻，ひきこもりがある．

　　ドパミン D$_2$ 受容体遮断作用をもつ薬物は陽性症状に有効であり，セロトニン 5-HT$_2$ 受容体遮断作用をもつ薬物は陰性症状も改善する．このことから，統合失調症の発症メカニ

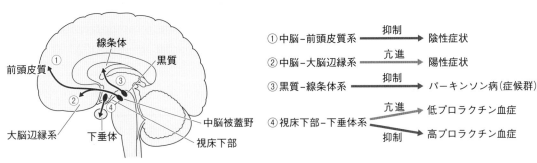

図15-4 脳内のドパミン神経路

ズム（仮説）として，①ドパミン作動性神経亢進説：中脳-大脳辺縁系のドパミン作動性神経の亢進，中脳-前頭皮質のドパミン作動性神経の抑制，②セロトニン作動性神経機能亢進説が提唱される．

2 脳内ドパミン作動性神経経路（図15-4）

脳内ドパミン作動性神経経路には，①中脳-前頭皮質系，②中脳-大脳辺縁系，③黒質-線条体系，④視床下部-下垂体系があり，①と②は統合失調症の発症に関連する．③が抑制されると，錐体外路症状（☞もう少しくわしく）が起こり，パーキンソン症候群などのパーキンソニズムが発症する．④は視床下部ホルモンとしてドパミンを遊離することから，下垂体ホルモンのプロラクチン分泌を抑制する．③と④は，D_2受容体遮断作用による抗精神病薬の副作用に関連する．

> **もう少しくわしく**　錐体外路症状
>
> 　中枢神経系の運動神経には錐体路と錐体外路がある．錐体路は主に随意運動をつかさどり，錐体外路は姿勢・運動に対する基本的かつ無意識的な運動をコントロールして運動が円滑に行えるように筋緊張を調節している．
> 　錐体外路症状（EPS）とは錐体外路系障害であり，自分の意思とは関係なく異常な筋緊張が起こり，振戦，異常運動，運動麻痺などが起こる．錐体外路症状には，パーキンソニズム（パーキンソン症候群），遅発性ジスキネジア（意思に反して手足が勝手に動く），アカシジア（静座不能：じっと座っていられない）などがある．

3 薬物療法の方針

統合失調症の薬物療法には，主に抗精神病薬が用いられ，補助的に気分安定薬や抗不安薬が併用されることがある．抗精神病薬には，定型抗精神病薬と非定型抗精神病薬がある．定型抗精神病薬には，フェノチアジン系薬，ブチロフェノン系薬，ベンザミド系薬などが

あり，非定型抗精神病薬には，セロトニン・ドパミン遮断薬（serotonin-dopamine antago-nist：SDA），多元受容体標的化抗精神病薬（multi-acting receptor-targeted antipsy-chotic：MARTA），ドパミン部分刺激薬（dopamine partial agonist：DPA）などがある（**表15-2**）．

4 抗精神病薬

a 定型抗精神病薬

定型抗精神病薬は，**D₂受容体遮断作用**による統合失調症の**陽性症状**を改善するが，陰性症状は改善しない．

1）フェノチアジン系薬（クロルプロマジン，フルフェナジン）

陽性症状を改善するD_2受容体の遮断作用のほかに，アドレナリンα_1受容体遮断作用，ヒスタミンH_1受容体遮断作用，抗コリン作用（ムスカリン性アセチルコリン受容体遮断作用），体温低下作用（体温調節中枢の直接抑制）がある．

▶**副作用**　上記の作用に起因する多くの副作用がある（**表15-2**）ほか，重篤なものに**抗利尿ホルモン不適合分泌症候群（SIADH）**がある．

2）ブチロフェノン系薬（ハロペリドール，ブロムペリドール，クレンブテロール）

強力なD_2受容体遮断作用をもつが，その他の受容体遮断作用はフェノチアジン系薬よりも弱い．したがって，錐体外路症状や高プロラクチン血症を起こしやすいが，ほかの受容体に関連する副作用は弱い．

3）ベンザミド系薬（スルピリド）

スルピリドはD_2受容体遮断作用に加えて，**抗うつ作用**，**胃の運動促進作用**があり，統合失調症のほかに，低用量で抗うつ薬や胃潰瘍の治療薬としても適応がある（☞p.88）．

b 非定型抗精神病薬

非定型抗精神病薬は，陽性症状に加えて，**陰性症状や認知機能障害にも効果**を示す．

1）セロトニン-ドパミン遮断薬（SDA）（リスペリドン，ペロスピロン，パリペリドン）

$5\text{-}HT_{2A}$受容体遮断作用とD_2受容体遮断作用をもつ．

▶**副作用**　錐体外路症状は弱いが，$5\text{-}HT_{2A}$受容体遮断作用に起因する**体重増加や高血糖**が特徴的である．

2）多元受容体標的化抗精神病薬（MARTA）（オランザピン，クエチアピン，クロザピン）

$5\text{-}HT_2$受容体遮断作用とD_2受容体遮断作用に加えて，多くの受容体に作用する（α_1受容体遮断，H_1受容体遮断など）．主に，治療抵抗性統合失調症に用いられる．オランザピンやクエチアピンは，双極性障害，治療抵抗性うつ病性障害にも用いられる．

3）ドパミン部分刺激薬（DPA）（アリピプラゾール）

アリピプラゾールは，統合失調症における中脳-前頭皮質系ドパミン作動性神経の低下および中脳-大脳辺縁系ドパミン作動性神経の亢進を正常化して陽性症状と陰性症状を改善する．また，統合失調症のほか，双極性障害，うつ病性障害にも適応がある．

看護のポイント　非定型抗精神病薬は，定型抗精神病薬に比べてパーキンソン病様症状などの錐体外路障害の副作用の発現は少ない．しかし，錐体外路障害が起こることもあるので，手が震える・体が硬くなるなどの症状の観察は必要である．

表15-2 抗精神病薬

分類	一般名（商品名）	作用・特徴	副作用
定型抗精神病薬 フェノチアジン系薬	クロルプロマジン（コントミン）フルフェナジン（フルメジン）フルフェナジンデカン酸エステル（フルデカシン）	**作用**：D₂受容体遮断作用（陽性症状の改善）**特徴**：フルフェナジンデカン酸エステルは4週間に1回注射投与（4週間持効型薬剤）	・D₂受容体遮断：錐体外路障害，高プロラクチン血症，悪性症候群など（抗コリン作用をもつため，錐体外路系障害はブチロフェノン誘導体よりも弱い）・α₁受容体遮断：起立性低血圧・H₁受容体遮断：過鎮静，眠気・抗コリン作用：口渇，便秘，排尿困難，眼圧上昇，認知障害など・体温中枢抑制作用：体温低下
ブチロフェノン系薬	ハロペリドール（セレネース）ブロムペリドール（ブロムペリドール）クレンブテロール（スピロペント）ハロペリドールデカン酸エステル（ハロマンス）	**作用**：強力なD₂受容体遮断作用（陽性症状の改善）**特徴**：ハロペリドールデカン酸エステルは4週間に1回注射投与（4週間持効型薬剤）	・D₂受容体遮断：錐体外路障害，高プロラクチン血症，悪性症候群など
ベンザミド系薬	スルピリド（ドグマチール）	**作用**：D₂受容体遮断作用（陽性症状の改善），抗うつ作用（低用量），抗胃潰瘍作用（低用量）	・D₂受容体遮断：錐体外路障害，高プロラクチン血症，悪性症候群など
非定型抗精神病薬 セロトニン・ドパミン遮断薬（SDA）	リスペリドン（リスパダール）ペロスピロン（ルーラン）パリペリドン（ゼプリオン，インヴェガ）	**作用**：5-HT₂・D₂受容体遮断（陽性症状と陰性症状の改善）**特徴**：リスペリドンは2週間に1回注射投与（2週間持効型薬剤），パリペリドンは4週間に1回注射投与（4週間持効型薬剤）	・D₂受容体遮断：錐体外路障害，高プロラクチン血症，悪性症候群など・5-HT₂受容体遮断：体重増加，高血糖など
多元受容体標的化抗精神病薬（MARTA）	オランザピン（ジプレキサ）クエチアピン（セロクエル）クロザピン（クロザリル）	**作用**：5-HT₂・D₂受容体のほか，多くの受容体を遮断（陽性症状と陰性症状の改善）**特徴**：オランザピン，クエチアピンは，黒質−線条体系より中脳−辺縁系ドパミン作動性神経に選択的に作用するため，錐体外路症状を起こしにくい	・D₂受容体遮断：錐体外路障害，高プロラクチン血症，悪性症候群など・5-HT₂受容体遮断：体重増加，高血糖など・H₁受容体遮断：過鎮静，眠気・抗コリン作用：口渇，便秘，排尿困難，眼圧上昇，認知障害など・クロザピンは心筋症，無顆粒球症
ドパミン部分刺激薬（DPA）	アリピプラゾール（エビリファイ）	**作用**：ドパミン作動性神経伝達が過剰に活動しているときはD₂受容体遮断，神経伝達が低下しているときはD₂受容体刺激（陽性症状と陰性症状の改善，抗うつ作用）	・D₂受容体遮断：錐体外路障害，高プロラクチン血症，悪性症候群など（ほかの抗精神病薬よりも弱い）

> **もう少しくわしく**
>
> ## 悪性症候群
>
> 　抗精神病薬や抗うつ薬の投与，およびパーキンソン病治療薬レボドパの急な中断などにより引き起こされる重篤な副作用．初期には無動，緘黙（かんもく），発汗，頻脈，筋硬直，体温上昇などが起こり，治療せず放置していると，体温が上昇して高熱・意識障害や呼吸障害をきたし，最悪の場合は死にいたることもある．抗精神病薬による悪性症候群の発症はD₂受容体遮断が原因と考えられる．対処法としては，原因薬剤の中止と輸液，ダントロレン（筋弛緩薬）の投与がある．

E　気分障害と治療薬

1　気分障害

　　気分とは，憂うつな気分や楽しい気分などのように，直接的な対象をもたずに，比較的長く続く感情変化である．欲動とは，食欲・性欲などの生理的な欲求と名誉欲などの精神的欲求を示す．気分障害とは，正常範囲を超える異常な気分と欲動の変動が一定期間以上続く疾患である．気分障害には，うつ病性障害と双極性障害がある（**図15-5**）．

a　うつ病性障害

　　うつ病性障害は，感情・気分の障害を中心とした症状を呈し，回復するまで時間がかかるのが一般的であるが，人格の崩壊はきたさない．主な症状としては，抑うつ気分，楽しいはずの活動に対する興味や快感の喪失，拒食・過食，睡眠障害，易疲労感，気力減退，集中力・思考力の減退，自信・自尊心の喪失，自殺念慮・自殺企図などがある．これらの症状がほとんど毎日2週間以上続く状態をいう．また，病相と病相の間の間欠期は，一般に無症状であり，その間欠期の長さはさまざまである．

　　原因は明確ではないが，脳内のセロトニンやノルアドレナリンなどのモノアミン含量の低下やこれらの受容体変化により発症すると考えられている．

b　双極性障害

　　双極性障害は，うつ病相との躁病相の両方が交互に現れ，間欠期が短いことが多い．躁病相では，動機をもたない気分や感情の高揚，爽快感，活動欲の亢進，多弁・多動・自信過剰，誇大妄想，睡眠時間短縮，体重減少（食欲が亢進するがエネルギー消費大）などがある．

　　双極性障害には双極Ⅰ型障害と双極Ⅱ型障害がある（**図15-5**）．双極Ⅰ型障害は，うつ病相と顕著な躁病相が一定の間欠期をはさみながら繰り返していくことが多い．双極Ⅱ型障害は，うつ病相と軽度な躁状態を交互に繰り返す．軽躁病相では患者や家族には病気とは認識されにくいため，反復性のうつ病性障害であると認識している場合がある．

2　薬物療法の方針

　　気分障害の薬物療法では，その病相に合わせて，うつ病性障害には**抗うつ薬**が用いられ，双極性障害には**気分安定薬**や**抗精神病薬**が用いられる．

　　抗うつ薬のうち，三環系抗うつ薬や四環系抗うつ薬は，抗コリン作用による有害作用が

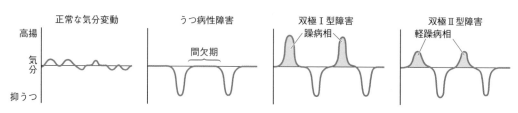

図15-5　気分障害

あるため，選択的セロトニン再取り込み阻害薬（SSRI）あるいはセロトニン・ノルアドレナリン再取り込み阻害薬（serotonin-noradrenaline reuptake inhibitor：SNRI）が第1選択薬として使用される場合が多い．

気分安定薬のうち，最も基本的な薬として，炭酸リチウムが用いられるが，抗てんかん薬であるカルバマゼピン，バルプロ酸やラモトリギンも用いられる．また，これらの気分安定薬に加えて，クエチアピン，オランザピン，アリピプラゾールなどの非定型抗精神病薬が併用されることがある．なお，双極性障害のうつ病相に対して，抗うつ薬（とくに三環系抗うつ薬）を単剤投与すると，躁転をきたすおそれもあるため，双極性障害への抗うつ薬の適用はできるだけ避けるべきである．

3 気分障害の治療薬

a 抗うつ薬

抗うつ薬は，化学構造や作用機序により三環系抗うつ薬，四環系抗うつ薬，SSRI，SNRI，ノルアドレナリン作動性・特異的セロトニン作動性抗うつ薬（noradrenergic and specific serotonergic antidepressant：NaSSA）に分類される（**表15-3**）．

1）三環系抗うつ薬（イミプラミン，アミトリプチリン，クロミプラミン）

アドレナリン作動性神経およびセロトニン作動性神経のそれぞれの神経終末において，アミントランスポーターを阻害して，ノルアドレナリンおよびセロトニンの再取り込みを抑制する（**図15-6**）．その結果，シナプス間隙でのノルアドレナリンおよびセロトニンの濃度を高めることにより抗うつ作用を発現する．作用発現は遅く，作用発現まで2〜4週間を要する．また，遺尿症（イミプラミン，クロミプラミン）および夜尿症（アミトリプチリン）にも適応がある．

表15-3 **抗うつ薬**

分類	一般名（商品名）	作用
三環系抗うつ薬	イミプラミン（トフラニール） アミトリプチリン（トリプタノール） クロミプラミン（アナフラニール） ノルトリプチリン（ノリトレン） アモキサピン（アモキサン）	神経終末のアミントランスポーター阻害➡セロトニン・ノルアドレナリンの再取り込み阻害➡シナプス間隙でのセロトニン・ノルアドレナリン濃度上昇
四環系抗うつ薬	マプロチリン（ルジオミール）	神経終末のノルアドレナリン再取り込みの選択的阻害➡シナプス間隙でのノルアドレナリン濃度上昇
	ミアンセリン（テトラミド） セチプチリン（テシプール）	シナプス前 α_2 自己受容体遮断➡シナプス間隙へのノルアドレナリン遊離促進
選択的セロトニン再取り込み阻害薬（SSRI）	フルボキサミン（ルボックス，デプロメール） パロキセチン（パキシル） セルトラリン（ジェイゾロフト）	セロトニン再取り込みの選択的阻害➡シナプス間隙でのセロトニン濃度上昇
セロトニン・ノルアドレナリン再取り込み阻害薬（SNRI）	ミルナシプラン（トレドミン） デュロキセチン（サインバルタ）	セロトニン・ノルアドレナリン再取り込みの選択的阻害➡シナプス間隙でのセロトニン・ノルアドレナリン濃度上昇
ノルアドレナリン作動性・特異的セロトニン作動性抗うつ薬（NaSSA）	ミルタザピン（レメロン，リフレックス）	アドレナリン作動性神経シナプス前 α_2 自己受容体およびセロトニン作動性神経前 α_2 ヘテロ受容体遮断➡ノルアドレナリン・セロトニン遊離促進
その他	スルピリド（ドグマチール）	D_2 受容体遮断作用

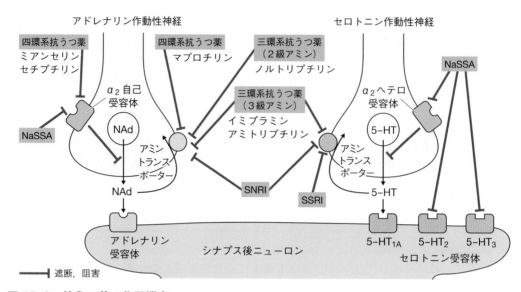

図15-6　抗うつ薬の作用機序
NAd：ノルアドレナリン，5-HT：セロトニン

　　三環系抗うつ薬は，その他に抗コリン作用，H_1受容体遮断作用，a_1受容体遮断作用をもち，副作用の原因となる．

▶ **副作用**　口渇，便秘，排尿障害，眼圧上昇（抗コリン作用），眠気・鎮静（H_1受容体遮断作用），**起立性低血圧**，めまい（a_1受容体遮断作用），セロトニン症候群（イミプラミン，アミトリプチリン，クロミプラミン），悪性症候群，遅発性ジスキネジア（アモキサピン，D_2受容体遮断作用）．

▶ **禁　忌**　緑内障，前立腺肥大の患者（抗コリン作用のため）．

2）四環系抗うつ薬（マプロチリン，ミアンセリン，セチプチリン）

　　マプロチリンは，アドレナリン作動性神経終末のノルアドレナリンの再取り込みを阻害して抗うつ作用を示す．ミアンセリンおよびセチプチリンはアドレナリン作動性神経終末部のシナプス前a_2自己受容体の遮断により抗うつ作用を示す．シナプス前a_2自己受容体を刺激すると，神経終末からのノルアドレナリンの放出を抑制する．したがって，シナプス前a_2自己受容体の遮断はノルアドレナリンの遊離を促進する（**図15-6**）．一般的に，これらの薬物は三環系抗うつ薬よりも抗コリン作用が弱く，消化器や心臓などへの副作用が軽減されている．

3）選択的セロトニン再取り込み阻害薬（SSRI）（フルボキサミン，パロキセチン，セルトラリン）

　　セロトニン作動性神経の終末においてセロトニンの再取り込みを選択的に阻害して抗うつ作用および抗不安作用を示す（**図15-6**）．セロトニンに関連する緊張，焦燥（あせり），それに伴う不安や落ち込みなどには優れた効果を示すが，ノルアドレナリンの再取り込みは阻害しないため，意欲や気力の改善はみられにくい．通常，服用の初期には副作用が目立つ傾向があり，抗うつ作用が出るまでには2〜4週間を要する．SSRIはうつ病性障害

表15-4　SSRI の適応

	強迫性障害	社交不安障害	パニック障害	PTSD*
パロキセチン	●	●	●	●
フルボキサミン	●	●		
セルトラリン			●	●

*PTSD：post-traumatic stress disorders（心的外傷後ストレス障害）

のほか，**表15-4** のような適応がある．

▶**副作用**　食欲低下・悪心，性機能障害，眠気などがある．また，重篤なものとしてセロトニン症候群，抗利尿ホルモン不適合分泌症候群（SIADH）がある．

▶**禁　忌**　MAO 阻害薬（セレギリン）投与中の患者でセロトニン症候群が現れることがあるため，投与中あるいは投与中止後2週間以内の患者には投与しない．

4）セロトニン・ノルアドレナリン再取り込み阻害薬（SNRI）（ミルナシプラン，デュロキセチン）

アドレナリン作動性神経およびセロトニン作動性神経の神経終末へのノルアドレナリンおよびセロトニン再取り込みを阻害して抗うつ作用を示す．SSRI のセロトニン関連作用に加えて，ノルアドレナリン関連作用である意欲や気力低下の改善も期待できる．また，三環系・四環系抗うつ薬や SSRI に比べて効果発現が早い．

▶**副作用**　頭痛，ノルアドレナリンによる交感神経作用（血圧上昇，頻脈，排尿困難，便秘など）がある．重篤なものとしてセロトニン症候群，SIADH がある．

▶**禁　忌**　SSRI と同様．

5）ノルアドレナリン作動性・特異的セロトニン作動性抗うつ薬（NaSSA）（ミルタザピン）

アドレナリン作動性神経終末部の α_2 自己受容体およびセロトニン作動性神経終末部の α_2 ヘテロ受容体を遮断し，それぞれノルアドレナリンおよびセロトニンの遊離を促進する．加えて，NaSSA は 5-HT$_2$ 受容体および 5-HT$_3$ 受容体を遮断する．これらの作用により遊離促進されたセロトニンが 5-HT$_2$ 受容体および 5-HT$_3$ 受容体に結合せず，抗うつ作用，抗不安作用に関連する 5-HT$_{1A}$ 受容体のみに結合して，抗うつ作用と抗不安作用を示す．また，H$_1$ 受容体遮断作用により不眠の改善にも適用される．SSRI などに比べて，効果発現までの時間が短く（1週間で効果発現），持続的な効果が得られる．難治性うつ病性障害に SNRI と NaSSA の組み合わせが用いられる．

▶**副作用**　セロトニン症候群，眠気（H$_1$ 受容体遮断），便秘，口渇，頭痛などがある．

▶**禁　忌**　SSRI と同様．

6）その他

D$_2$ 受容体遮断薬の**スルピリド**は，低用量（150 ～ 300 mg/日）でうつ病性障害に適応があり，高用量（300 ～ 600 mg/日）で統合失調症に適応がある．

看護のポイント　抗うつ薬の効果発現には，2 ～ 4 週間を要し，効果の発現に先立って副作用が起こることが多いため，あらかじめ対処法を説明しておく．副作用は，抗コリン作用によって起こることが多い．また，自殺企図についても注意が必要である．さらに，急激な

中断は，離脱症状（不安・焦燥，耳鳴り，めまい，頭痛・悪心など）が現れるので，投与量を徐々に減らす必要がある．うつ病性障害と思っていたら双極性障害だったということを発見できるように，うつ病性障害患者が軽躁を呈していたら早めに主治医に相談する．

b 気分安定薬（双極性障害治療薬）（炭酸リチウム）

　　炭酸リチウムは双極性障害の治療および再発予防に用いられる．躁病相の多動，誇大妄想，不眠などを改善する．作用発現に1～2週間を要する．作用機序は不明であるが，ノルアドレナリン，セロトニン，ドパミンの遊離抑制および再取り込み促進作用がある．

　　▶ **副作用** 悪心・嘔吐，下痢，手指振せん（錐体外路障害）．

　　▶ **禁　忌** 重篤な心疾患．

F　てんかんと治療薬

1　てんかん

　　てんかんは，脳の神経細胞が過剰に興奮し，発作（意識障害，運動機能障害，感覚障害，精神機能障害など）が起こる疾患である．その原因の多くは不明であるが，脳の先天性奇形，脳腫瘍，脳血管障害，遺伝的素因などがあげられる．

　　てんかんは，過剰興奮の発射部位により，局在関連性てんかんと全般てんかんに分けられる．また，てんかん発作は，部分発作（脳の一部の過剰興奮）と全般発作（大脳皮質全体の過剰興奮）に分類される．部分発作は発作中の意識障害のない単純部分発作と，意識障害がある複雑部分発作に分類される．全般発作には，欠神発作，ミオクロニー発作，脱力発作，強直発作，間代発作，強直間代発作がある．欠神発作では，けいれんがみられず，精神活動の停止があり，発作中の記憶が欠如する．

　　てんかん発作が連続あるいは断続的に30分以上出現して，非常に重篤な状態をてんかん重積症という．緊急な発作抑制が必要となり，発作が早期に抑制されないと脳に後遺症がみられることがある．

2　薬物療法の方針

　　てんかんの薬物療法では，生じている発作を抑制すること，また，発作を予防し，寛解状態にすることを目指す．てんかん発作型に合った第1選択薬の単剤投与が原則である（**表15-5**）．てんかん発作型に有効な薬物を選択し，有害事象を生じない限り，臨床的に発作抑制効果がみられる投与量まで増量される．

　　てんかん重積症には，ジアゼパム注射剤（第1選択），フェニトイン注射剤が用いられる．

3　抗てんかん薬（表15-6）

a 作用機序による分類

　1）興奮性神経を抑制する薬

　①Na^+チャネルの抑制（遮断，不活性化の維持）：フェニトイン，エトトイン，カルバマゼピン，ラモトリギン

表 15-5　てんかんの発作型とその選択薬・無効薬

発作型	部分発作		全般発作		
	単純部分発作	複雑部分発作	強直間代発作（大発作）	欠神発作（小発作）	ミオクロニー発作
選択薬	カルバマゼピン（第1選択），バルプロ酸，ゾニサミド，レベチラセタム，フェニトイン		バルプロ酸（第1選択），フェノバルビタール，フェニトイン	バルプロ酸（第1選択），エトスクシミド	バルプロ酸（第1選択），クロナゼパム
無効薬【増悪】	エトスクシミド，トリメタジオン		【エトスクシミド，トリメタジオン】	フェノバルビタール，プリミドン，【フェニトイン】	カルバマゼピン

【　　】内の薬物は発作を増悪することがある．

表 15-6　抗てんかん薬

一般名（商品名）	作用機序
フェニトイン（アレビアチン）エトトイン（アクセノン）	・Na^+ チャネルの不活性状態の維持（発作焦点からの異常興奮の広がりを阻止）
カルバマゼピン（テグレトール）	・Na^+ チャネル遮断作用
フェノバルビタール（フェノバール）プリミドン（プリミドン）	・$GABA_A$ 受容体の活性化 ・プリミドンは体内でフェノバルビタールとフェニルエチルマロンアミドになる
バルプロ酸ナトリウム（デパケン）	・Na^+ チャネル遮断作用 ・低閾値 T 型 Ca^{2+} チャネル遮断作用 ・GABA トランスアミナーゼの阻害（GABA 分解阻害）➡脳内 GABA 濃度の上昇➡$GABA_A$ 受容体の活性化
エトスクシミド（エピレオプチマル）	・低閾値 T 型 Ca^{2+} チャネル遮断作用
ゾニサミド（エクセグラン）	・Na^+ チャネル遮断作用　　・Ca^{2+} チャネル遮断作用
トピラマート（トピナ）	・Na^+ チャネル遮断作用　　・Ca^{2+} チャネル遮断作用 ・non-NMDA 型グルタミン酸作動性神経阻害作用 ・GABA 存在下 $GABA_A$ 受容体の活性化作用　　・炭酸脱水酵素阻害
クロナゼパム（リボトリール，ランドセン）ジアゼパム（セルシン）クロバザム（マイスタン）	・$GABA_A$ 受容体-Cl^- チャネル複合体の BZD 受容体に結合➡GABA の作用を増強➡抑制性神経活動の増強
ガバペンチン（ガバペン）	・脳内 GABA 量の増加（$GABA_A$ 受容体への直接作用はない） ・GABA トランスポーターの活性化 ・Ca^{2+} チャネル遮断作用
レベチラセタム（イーケプラ）	・SV2A へ結合 ・N 型 Ca^{2+} チャネル遮断作用
ラモトリギン（ラミクタール）	・Na^+ チャネル遮断作用

SV2A（シナプス小胞タンパク質 2A）：神経伝達物質の放出を調節するタンパク質．

②低閾値 T 型 Ca^{2+} チャネルの遮断：エトスクシミド，バルプロ酸，ゾニサミド

③グルタミン酸受容体の遮断（興奮性神経伝達の抑制）：トピラマート

2）抑制性神経を増強する薬

①$GABA_A$ 受容体の増強（抑制性神経伝達の増強）：クロナゼパム，ジアゼパム，クロバザム，フェノバルビタール，プリミドン

②GABA の増加：バルプロ酸，ガバペンチン

3）その他の薬

①興奮性神経終末のシナプス小胞タンパク質 2A（SV2A）に結合して，神経伝達物質の放出抑制：レベチラセタム

②炭酸脱水酵素阻害：トピラマート，アセタゾラミド

b 抗てんかん薬の副作用

　　抗てんかん薬は長期間あるいは生涯にわたって服用することから，発作の調節に加えて副作用に十分な配慮が必要である．多くの抗てんかん薬でみられる副作用には，めまい，ふらつき，眠気，**汎血球減少症**，**スティーブンス・ジョンソン症候群**，**中毒性表皮壊死症**（ライエル症候群）などがある．また，フェニトインの長期投与では，多毛，歯肉増殖，小脳萎縮（小児），骨軟化症がみられる．

　　看護のポイント　抗てんかん薬の血中濃度は、てんかん発作が抑えられ，副作用が起こらないように保つ必要がある．そのためには，長期的な症状の観察に加えてアドヒアランスが保たれるよう適切な支援をしなければならない．また，抗てんかん薬の服用量が変わったときや他の薬が追加された場合には血中濃度の測定や症状の観察が重要である．

G　パーキンソン病と治療薬

1　パーキンソン病

　　パーキンソン病は，**錐体外路障害**を呈し，3大主徴として**静止時振戦**，**筋強剛・固縮**，**無動**があり，姿勢反射障害を加えて4大主徴という．また，発症初期から自律神経障害（起立性低血圧，発汗異常，涙腺・唾液分泌異常，便秘など），抑うつ，睡眠障害がみられ，病状が進行すると認知障害も出現する．

　　発症原因は不明である．何らかの原因により主に中脳の**黒質-線条体系ドパミン作動性神経**（☞図15-4）が変性・脱落して発症する．錐体外路系運動機能の中核である線条体のアセチルコリン作動性神経およびGABA神経の活動は，黒質-線条体系ドパミン作動性神経により抑制的に調節を受けている．パーキンソン病では，黒質-線条体系ドパミン作動性神経の脱落により，その抑制的調節が減弱して，線条体のアセチルコリン作動性神経およ

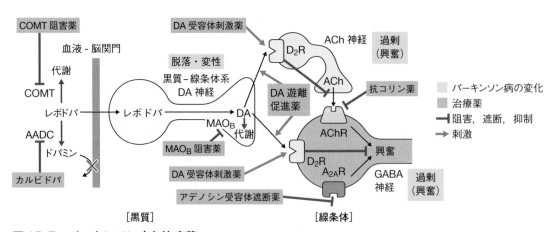

図15-7　パーキンソン病と治療薬

AADC：芳香族アミノ酸脱炭酸酵素，AChR：アセチルコリン受容体，$A_{2A}R$：アデノシンA_{2A}受容体，COMT：カテコール-O-メチル転移酵素，DA：ドパミン，D_2R：ドパミンD_2受容体，GABA：γ-アミノ酪酸，MAO_B：モノアミン酸化酵素B

び GABA 作動性神経の活動が亢進する（**図 15-7**）．また，パーキンソン病の進行例では脳内のノルアドレナリンの欠乏によるすくみ足（最初の 1 歩がでない）や立ちくらみがみられる．

2 ｜ 薬物療法の方針

　　パーキンソン病の治療には，ドパミン作動性神経の脱落によって低下したドパミンの作用を増強する薬（ドパミン前駆物質，ドパミン受容体刺激薬，ドパミン分解阻害薬，ドパミン遊離促進薬），アセチルコリンの作用を抑制する薬（抗コリン薬），アデノシン受容体遮断薬などがある（**図 15-8**，**表 15-7**）．

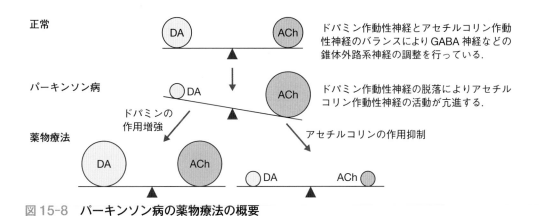

図 15-8　パーキンソン病の薬物療法の概要

表 15-7　パーキンソン病治療薬

分　類	一般名（商品名）	作用・特徴
ドパミン前駆物質	レボドパ（ドパストン） レボドパ・カルビドパ（メネシット配合錠） レボドパ・ベンセラジド（マドパー配合錠）	芳香族 L-アミノ酸脱炭酸酵素により，脳内でドパミンに変換➡不足したドパミンの補充
ドパミン受容体刺激薬	**麦角アルカロイド誘導体：** ブロモクリプチン（パーロデル） **非麦角アルカロイド誘導体：** タリペキソール（ドミン） カベルゴリン（カバサール） プラミペキソール（ビ・シフロール） ペルゴリド（ペルマックス）	D_2 受容体直接刺激作用➡ドパミン作動性神経の活動促進
ドパミン遊離促進薬	アマンタジン（シンメトレル）	ドパミン作動性神経からドパミンの遊離を促進➡ドパミン作動性神経の活動促進
ドパミン分解抑制薬	セレギリン（エフピー）	MAO_B の阻害➡ドパミンの分解抑制➡ドパミンの増加
	エンタカポン（コムタン）	末梢性カテコール-O-メチル基転移酵素（COMT）阻害薬
レボドパ賦活薬	ゾニサミド（エクセグラン）	不明（MAO_B 阻害？）
抗コリン薬	トリヘキシフェニジル（アーテン） ビペリデン（アキネトン）	ムスカリン性アセチルコリン受容体遮断➡アセチルコリン作動性神経の活動抑制
アデノシン受容体遮断薬	イストラデフィリン（ノウリアスト）	A_{2A} 受容体遮断➡線条体神経の活動促進
ノルアドレナリン前駆物質	ドロキシドパ（ドプス）	芳香族 L-アミノ酸脱炭酸酵素により，脳内で直接ノルアドレナリンに変換➡ノルアドレナリンの補充

　　　パーキンソン病の治療は長期間にわたるために，レボドパ（ドパミン前駆物質）から開始すると薬効の不安定性や遅発性ジスキネジアなどの副作用が起こることから，以下のような治療アルゴリズムが設定されている．非高齢者で運動症状の改善の緊急性を認めず，精神症状，認知機能障害を呈していない場合は，**ドパミン受容体刺激薬**で開始し，効果が不十分な場合には**レボドパ**を併用する．一方，高齢者，精神症状，認知機能障害のある場合など安全性にとくに注意が必要な場合，あるいは運動症状改善の必要性が高い場合は**レボドパ**で治療を開始する．すくみ足などの症状の改善には**ノルアドレナリン前駆物質（ドロキシドパ）**を用いる．

3　パーキンソン病治療薬

a　ドパミン前駆物質（レボドパ）

　　　ドパミン前駆物質としてレボドパが用いられる．ドパミンは血液–脳関門を通過できないために，血液–脳関門を通過できるレボドパを末梢で投与する．ドパミン作動性神経内でドパミンとなり，不足したドパミンを補充する（**図15-7**）．発症初期～重症で用いられる．筋固縮，無動に有効である．D$_2$受容体遮断薬で起こる薬剤性パーキンソン症候群には用いない．

　　　消化器症状や循環器症状などの末梢性の副作用の軽減，および投与量の減少を目的として，**芳香性 L-アミノ酸脱炭酸酵素（AADC）阻害薬（カルビドパ，ベンセラジド）**とレボドパの合剤がある．

　　▶ **副作用**　投与直後に生じる副作用として，消化器症状（悪心・嘔吐）があり，これらはレボドパが末梢でドパミンに変換され，延髄の化学受容器引金帯（CTZ，☞p.90）を刺激することによって生じる．また，線条体でドパミンが過剰な状態となり，**不随意運動**（口部ジスキネジア，全身性ジストニア）を生じる場合がある．その他，循環器症状（動悸・不整脈，立ちくらみ）などもある．急な投与中止で生じる副作用として，**悪性症候群**（高熱，意識障害，筋強剛など）がドパミン作動性神経の機能低下により生じると考えられている．長期服用により，詳細は不明だが，ドパミン細胞の変性が進行し，ドパミンの保持力が衰え，副作用として **wearing off 現象**（作用時間の短縮）が生じたり，**on-off 現象**（服薬時間とは無関係に急激かつ不規則に症状が改善したり悪化したりする）を引き起こすことがある．

b　ドパミン受容体刺激薬（ブロモクリプチン，プラミペキソール，ペルゴリドなど）

　　　ドパミン受容体刺激薬には，麦角アルカロイド誘導体（ブロモクリプチン）と非麦角アルカロイド誘導体（タリペキソール，カベルゴリン，プラミペキソール，ペルゴリドなど）があり，いずれも線条体のアセチルコリン作動性神経や GABA 作動性神経の D$_2$受容体を直接刺激して抗パーキンソン病作用を示す（**図15-7**）．

　　▶ **副作用**　投与直後の副作用はレボドパと同様．乳汁分泌を抑制するため，授乳を望む母親には投与しない．

c　ドパミン遊離促進薬（アマンタジン）

　　　ドパミン作動性神経からドパミンの遊離を促進し，抗パーキンソン病作用を示す（**図15-7**）．レボドパによる治療により遅発性ジスキネジアが生じた場合には，レボドパの減

量とドパミン受容体刺激薬の投与に続いてドパミン遊離促進薬の投与を検討する.

　　▶ **副作用**　投与直後の副作用はレボドパと同様.

d　ドパミン分解抑制薬（セレギリン，エンタカポン）

　　MAO$_B$ 阻害薬（セレギリン）はドパミンを代謝するモノアミン酸化酵素-B（MAO$_B$）を阻害して，ドパミン濃度を上昇させる. また，COMT 阻害薬（エンタカポン）は，ドパミンを含むカテコールアミンを代謝する末梢性カテコール-*O*-メチル基転移酵素（COMT）を阻害する. レボドパと併用して末梢組織でのレボドパの分解を抑制し，レボドパの脳内への移行を促進する.

　　▶ **副作用**　レボドパと同様.

e　抗コリン薬（トリヘキシフェニジル，ビペリデン）

　　抗コリン作用により，相対的に増えているアセチルコリンの活動を抑えて，ドパミンとのバランスを整える. 脳内移行性がよく，薬剤性パーキンソン症候群にも適応がある. 精神症状や認知機能障害があるため，レボドパやドパミン受容体刺激薬でも振戦が残る症例で，年齢が若く，認知症のない場合に用いられる.

　　▶ **副作用**　錯乱，幻覚，**せん妄**，悪性症候群，**認知機能障害**，抗コリン作用による副作用（口渇，尿閉塞，便秘など）.

f　ノルアドレナリン前駆物質（ドロキシドパ）

　　すくみ足は，ノルアドレナリンの合成能低下によって引き起こされると考えられ，薬物が効いているにもかかわらず，すくみ足の出る進行症例において，ノルアドレナリンの前駆物質を用いることで改善がみられる. ノルアドレナリンの前駆物質は，中枢内で芳香性 L-アミノ酸脱炭酸酵素によりノルアドレナリンに変換されることで，ノルアドレナリンを補充する.

g　その他

　　①レボドパ賦活薬（ゾニサミド）：レボドパと併用してレボドパの作用を増強する.
　　②アデノシン受容体遮断薬（イストラデフィリン）：A$_{2A}$ 受容体の選択的遮断作用をもち，線条体の興奮性を抑制して抗パーキンソン病作用を示す.

H　認知症と治療薬

1　認知症

　　進行性の記憶障害と認知障害を主症状とし，大脳皮質全般の萎縮，神経細胞脱落，老人斑がみられる神経変性疾患である. その症状は，**中核症状**（失見当識，記憶力低下，計算力低下，失語，失認）と**周辺症状**（BPSD：behavioral and psychological symptoms of dementia ［意欲減退，うつ状態，不安，不眠，興奮，暴力，徘徊，幻覚・妄想］）に分けられる.

　　病態生理として，①海馬の神経細胞脱落から起こり，進行して脳内の全般的な神経細胞の広範囲な脱落，②海馬の萎縮から起こり，進行して脳の全般的（とくに大脳皮質・白質）な萎縮とそれによる脳室の拡大，③脳の細胞外へのアミロイドβ（amyloid β：Aβ）の蓄積

による老人斑と神経細胞内への異常タウタンパク質の蓄積による神経原線維変化，④コリン作動性神経の変性，⑤コリンアセチルトランスフェラーゼ（アセチルコリンの合成酵素）活性の低下による脳内アセチルコリン含量の低下がある．

認知症には，アルツハイマー型認知症，血管性認知症，レビー小体型認知症があり，日本においてはアルツハイマー型認知症が最も多いとされている．

2 薬物療法の方針

現在，アルツハイマー型認知症の根治療法はなく，中核症状の進行抑制と周辺症状（BPSD）の改善のための対症療法が中心である．薬物療法は，主に認知症の進行を抑制することで自立した生活期間の延長が目的である．

中核症状の進行を抑制する薬物として，アセチルコリン分解酵素のアセチルコリンエステラーゼ（AChE）やブチリルコリンエステラーゼ（BuChE）の阻害薬（ドネペジル，ガランタミン，リバスチグミン）およびNMDA型グルタミン酸受容体遮断薬（メマンチン）が用いられる．軽度アルツハイマー型認知症ではドネペジル，ガランタミン，リバスチグミンのいずれかが単独で用いられ，中等度ではドネペジル，ガランタミン，リバスチグミンのいずれか1つとメマンチンが併用される．高度ではAChE阻害薬のうち，ドネペジル（高用量）とメマンチンが併用される．また，レビー小体型認知症の治療にはドネペジルにのみ適応がある．

BPSDの改善には，D_2受容体遮断薬（チアプリド，ハロペリドール，チオリダジン）が徘徊，暴力，せん妄（興奮，意識混濁，錯乱）などの改善に用いられる．また，興奮行動を抑制する抑肝散，意欲低下・抑うつには抗うつ薬が適用される．さらに，脳循環改善薬（ニセルゴリン，メクロフェノキサート）なども併用される．

3 アルツハイマー型認知症治療薬

アルツハイマー型認知症では，脳のアセチルコリン作動性神経の障害がみられることから，主にアセチルコリン作動性神経を活性化するためにアセチルコリンを分解するコリンエステラーゼの阻害薬が用いられる（表15-8）．また，症状の重症度に合わせ，NMDA型

表15-8　アルツハイマー型認知症治療薬

分　類	一般名（商品名）	適　応	剤　形	作用機序
ChE阻害薬	ドネペジル（アリセプト）	軽度〜高度	経口（細粒剤，錠剤，口腔内崩壊錠，ドライシロップ剤，ゼリー剤）	AChE阻害➡脳内アセチルコリン量増加➡アセチルコリン作動性神経の機能低下の改善
	ガランタミン（レミニール）	軽度〜中等度	経口（錠剤，口腔内崩壊錠，液剤）	AChE阻害，アセチルコリンの脳内ニコチン性アセチルコリン受容体への親和力向上➡脳内アセチルコリン量増加とその受容体機能増強➡アセチルコリン作動性神経の機能低下の改善
	リバスチグミン（イクセロン，リバスタッチ）		皮膚（貼付剤）	BuChE阻害➡脳内アセチルコリン量増加➡アセチルコリン作動性神経の機能低下の改善
MNDA受容体遮断薬	メマンチン（メマリー）	中等度〜高度	経口（錠剤，口腔内崩壊錠）	NMDA型グルタミン酸受容体遮断➡神経伝達機能正常化，神経細胞死抑制

NMDA：N-methyl-D-aspartic acid

グルタミン酸受容体遮断薬が用いられる．周辺症状がある場合には，BPSD 改善薬を併せて用いる．

a コリンエステラーゼ阻害薬（ドネペジル，ガランタミン，リバスチグミン）

コリンエステラーゼ（ChE）には，AChE と BuChE がある．AChE はアセチルコリンに選択性が高く，神経系での局在性が高い．一方，BuChE は肝臓で合成されて血液中などに存在する．アセチルコリンを含むさまざまなコリンエステル類を分解する．

ドネペジルは，中枢性 AChE 阻害作用により，脳内アセチルコリン作動性神経系の機能低下の改善薬として，症状の進行を遅らせる．ガランタミンは，中枢性 AChE 阻害作用に加えて，脳内ニコチン性アセチルコリン受容体のアロステリック部位（アセチルコリンが結合する部位とは異なる部位）に結合して，受容体へのアセチルコリンの結合力を高める作用をもつ．また，リバスチグミンは，強力な BuChE 阻害作用をもち，脳内アセチルコリン作動性神経系の機能低下を改善し，症状の進行を遅らせる．リバスチグミンは体内で分解されやすく半減期が短いので内服剤ではなく，皮膚への**貼付剤**で用いられる．

▶ **副作用** コリン作用による洞不全症候群，徐脈あるは不整脈．胃酸分泌の促進および消化管運動の促進による消化性潰瘍の悪化．

b NMDA型グルタミン酸受容体遮断薬（メマンチン）

NMDA 型グルタミン酸受容体の過剰興奮は神経細胞死を起こすことが知られている．アルツハイマー型認知症では NMDA 型グルタミン酸受容体の過剰な活性化による神経伝達の異常および神経細胞死が原因の一部である．メマンチンは NMDA 型グルタミン酸受容体を遮断し，中等度および高度のアルツハイマー型認知症患者に適応がある．

Ｉ 脳血管障害と治療薬

1 脳血管の構造

脳は多くの血液を必要とし，それを心臓・大動脈から内頸動脈・椎骨動脈を通じて，供給している．とくに脳の前方・中央には内頸動脈から，脳の後方には椎骨動脈から枝分かれした血管によって，血液が運ばれている．

脳血管障害（脳卒中）は，虚血あるいは出血によって脳のある領域が一過性ないし持続的に障害された状態で，病理学的変化により脳の１本あるいは数本の血管が障害された状態をいい，頭蓋内出血（脳出血，くも膜下出血）および脳梗塞（アテローム血栓性梗塞，ラクナ梗塞，心原性脳塞栓症）がある．

2 脳梗塞と治療薬

脳梗塞とは，脳動脈が閉塞し，脳灌流血液量が減少あるいは途絶し，その支配領域に虚血が起こり，組織が壊死にいたった病態である．機序による分類では，脳の血管が動脈硬化によって狭くなる脳血栓症，心臓などに形成された血栓がはがれて移動し，脳の動脈枝が閉塞する脳塞栓症などがあり，臨床的分類では，**アテローム血栓性脳梗塞，ラクナ梗塞，心原性脳塞栓症**，その他がある．

a 脳梗塞の分類

①**アテローム血栓性脳梗塞**：脳血管（脳底動脈，前・中・後大脳動脈などの比較的大きな血管）が粥状硬化（アテローム硬化）を起こし，その粥状硬化部位の上に血栓が形成され，その支配領域が虚血・壊死に陥る．

②**ラクナ梗塞**：日本で最も頻度の高い脳梗塞．神経症候を説明しうる部位の長径1.5 cm以下の小梗塞と定義されている．脳血栓と脳塞栓の両者を含む．原因として高血圧が多い．

③**心原性脳塞栓症**：脳の外の血管系で生成された血栓がちぎれたもの（栓子）が脳動脈に達して，脳血管をふさぐ病態である．塞栓源として多いのは，**心房細動・心筋梗塞・弁膜疾患などの心疾患**（心原性脳塞栓症），頸動脈の動脈硬化性病変である．

b 急性期の薬物療法

脳梗塞の治療は，急性期治療と慢性期治療に大きく分けられる．完成してしまった梗塞病巣を縮小させることはできないため，急性期の薬物療法では，病巣拡大の防止（血圧管理，脱水改善など），脳浮腫，出血性梗塞への対策，再発の予防が必要となる．**血栓溶解薬，脳保護薬，脳浮腫治療薬**が用いられ（**表15-9**），**抗血栓療法**（抗血小板薬，抗凝固薬，☞p.74）が行われる．

1）血栓溶解薬（アルテプラーゼ［t-PA］，ウロキナーゼ）（☞p.79）

脳梗塞部位の神経細胞を死なせてしまう前に，脳血管に詰まった血栓を溶解し，閉塞した脳血流を速やかに再開することで神経細胞を守るために，アルテプラーゼは発症後**4.5時間以内**に投与される．

2）脳保護薬（エダラボン）

フリーラジカル（活性酸素）が虚血に伴う脳血管障害の主要な1因子であることは数多く報告されており，脳保護薬は，このフリーラジカルを消去し，脂質過酸化を抑制することにより，脳細胞の酸化的傷害を保護する．

3）脳浮腫治療薬（濃グリセリン）

高張液である脳浮腫治療薬により，血液の浸透圧を高めることで，組織から水分を血液中に取り込み，脳の容積を減少させる，高浸透圧性脱水作用とそれに伴う内圧下降作用を示す．

表15-9　脳梗塞の急性期薬物療法

分　類	一般名（商品名）	作用・特徴	アテローム血栓性	ラクナ梗塞	心原性脳塞栓症
脳浮腫治療薬	濃グリセリン10%・果糖5%・NaCl 0.9%（グリセオール） ᴅ-マンニトール	頭蓋内圧を低下➡脳浮腫軽減	○	△	○
血栓溶解薬	アルテプラーゼ（グルトパ, アクチバシン）	☞p.78	○	○	○
	ウロキナーゼ（ウロナーゼ）		○	△	○
抗血小板薬	オザグレルナトリウム（キサンボン）	☞p.76	○	○	×
	アスピリン（バイアスピリン）	☞p.75	○	○	○
抗凝固薬	アルガトロバン（スロンノン）	☞p.77	○	×	×
脳保護薬	エダラボン（ラジカット）	フリーラジカル消去➡脳の血管内皮細胞や神経細胞の酸化的障害抑制	○	○	○

c 慢性期の薬物療法

アテローム血栓性脳梗塞およびラクナ梗塞における再発予防と後遺症の治療は抗血小板療法が基本である．心原性脳塞栓症および心房細動を有する脳梗塞患者には抗凝固療法を行う（⟶p.74）．その他，危険因子（高血圧症［⟶p.53］，糖尿病［⟶p.141］，脂質異常症［⟶p.148］）を有する患者に対して，必要な薬物療法を行う．

脳梗塞後，脳では血流がわるくなることによって，脳から適切な指令が伝わりにくく，めまい，抑うつ気分や意欲低下などが起こる場合がある．脳の血流をよくすることで，神経細胞に栄養や酸素が送られやすくなり，脳のエネルギー代謝や神経伝達機能が改善する．これらを目的に脳循環改善薬（ニセルゴリンなど）が用いられる．

その他，神経伝達機能を改善する薬として，パーキンソン病治療薬であるアマンタジンやパーキンソン病のジスキネジアの改善薬であるチアプリドが使用される場合もある．

> **もう少しくわしく　一過性脳虚血発作（TIA）**
>
> TIA（transient cerebral ischemic attack）は，脳虚血が原因と考えられる一過性の局所神経症候で，症候の持続が24時間以内のもの．頸部あるいは脳動脈のアテローム硬化病変から剥離した小栓子が脳血管を閉塞した後に，栓子が溶解して血流が再開し，症候が消失する病態．脳梗塞の重要な「前触れ発作」ともいわれている．薬物療法には，アスピリン，チクロピジンなどの抗血小板薬が用いられる．

3 脳出血・くも膜下出血と治療薬

a 脳出血と治療薬

脳出血とは，脳実質内に生じた出血であり，血腫周辺の細胞の浮腫や破壊が起こり，脳圧が亢進し，神経脱落症状が出現する．

出血が起こりやすい部位のうち，被殻外側・小脳・皮質下の血腫は手術適応となっているため，外科的に血腫除去術を行う．急性期の薬物療法では脳浮腫治療薬（脳圧降下），降圧薬（血圧管理）などを投与する．

b くも膜下出血と治療薬

くも膜下腔内で出血が生じ，脳脊髄液に血液が混入した状態である．脳動脈瘤があれば再発防止のため原則として外科的治療を行い，薬物療法は補助的に行う．術後の激しい血管れん縮の予防に，血管収縮を抑制するファスジルが用いられる．

4 片頭痛と治療薬

a 片頭痛

典型的な片頭痛は，頭の片側で，心臓が脈打つようにズキンズキンと痛む拍動性の頭痛発作を繰り返す．また，吐き気，光や音，臭いに敏感になるなどの頭痛以外の症状を伴うのが特徴である．原因として，刺激により頭蓋骨内外の血管が異常に拡張して血管の透過

性が亢進し，炎症物質が産生され血管壁が炎症や浮腫を起こし（血管説），これが三叉神経を経て脳に痛みとして伝達され，頭痛発作が起こる.

b 片頭痛治療薬

片頭痛の薬物療法は大きく2つに分けられる. 1つは頭痛を未然に防ぐための頭痛予防療法である. もう1つは，頭痛発作時に対応する頭痛抑制療法である.

1）片頭痛発作治療薬（スマトリプタン, エレトリプタン）

脳の動脈にはセトロニン5-HT$_{1B}$受容体と5-HT$_{1D}$受容体がある. 5-HT$_{1B}$受容体は血管収縮作用に関与し，5-HT$_{1D}$受容体は血管拡張物質の放出抑制にかかわっている. スマトリプタンやエレトリプタンは**5-HT$_{1B}$受容体**および**5-HT$_{1D}$受容体**を刺激し，拡張している脳血管を収縮させ，片頭痛の発作を寛解する. その他，鎮痛薬や吐き気を伴う場合には制吐薬も用いる.

2）発作予防薬

発作予防薬には，片頭痛前兆期の血管収縮を抑制する目的でCa拮抗薬のロメリジン，高血圧などの合併症のある場合にはβ受容体遮断薬のプロプラノロールなどが用いられる. また，セロトニンが発作の発生に，GABAが発作の抑制に関連していると考えられ，抗うつ薬のアミトリプチリンや抗てんかん薬のバルプロ酸を使用する場合がある.

16 感覚器・皮膚系疾患治療薬

A 皮膚疾患と治療薬

1 皮膚の構造とはたらき

皮膚は，身体の機能的保護，体温調節，感覚器などの機能を有する．皮膚の表面は，酸性の皮脂膜や常在菌により細菌や真菌などの侵入から保護されている．正常な皮膚は水溶性物質を透過させないが，脂溶性物質は皮脂腺を介して浸透する．組織学的に**表皮**，**真皮**，**皮下組織**の3層から構成されている（**図16-1**）．

1）表　皮

重層扁平上皮層からなり，表面から順に角質層，淡明層，顆粒層，有棘層，基底層に区分される．基底層には皮膚の色となるメラニンを産生するメラニン細胞がある．

2）真　皮

強靱な線維性結合組織で，コラーゲンを主成分とする細胞外マトリックス（細胞外基質）と細胞（線維芽細胞，マクロファージ，肥満細胞，形質細胞）がある．真皮内には毛細血管が編み目のように広がっており，心拍出量の5%の血液が流れる．また，知覚神経（触覚，痛覚，温冷覚など）や自律神経（血管・立毛筋・汗腺に分布）および知覚神経の自由神経終末（痛覚），マイスネル小体（触覚），パチニ小体（圧覚）などの感覚受容器がある．脂肪性分泌物を分泌する皮脂腺，エクリン汗腺（水分に富む薄い汗，全身に分布，手掌・

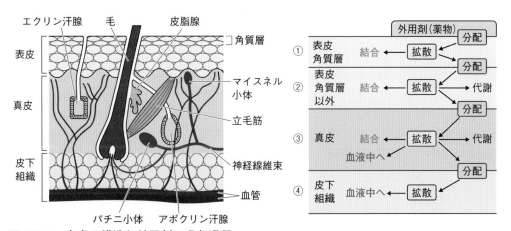

図 16-1　皮膚の構造と外用剤の吸収過程

外用剤は，基剤中の薬物成分が角質層（表皮の最外層）を通過し，体内に移行して効果を示す．薬物の経皮吸収は次の①〜④により成り立っている．

①基剤中の薬物が表皮角質層へ移行（分配）・拡散・組織内分子への結合（結合），②表皮角質層以外への分配・拡散・組織内分子への結合・代謝，③真皮への分配・拡散・組織内分子への結合・代謝・血液中への移行，④皮下組織への分配・拡散・血液中への移行．

足底に多い），アポクリン汗腺（脂肪やタンパク質に富む汗，腋窩や耳道などに限られる）
がある．

3）皮下組織

脂肪組織とゆるい結合組織からなる．皮下脂肪組織が結合組織の線維で小区画化され，
真皮とはかたく結合し，皮下組織の下にある筋膜とはゆるく結合している．

2 皮膚疾患治療薬

皮膚疾患治療薬とは，表皮ならびにその内側の真皮に作用する薬物で，主に外用剤とし
て用いられる（**図16-1**）．皮膚外用剤は皮膚表面から吸収され，病変部に浸透して効果を
示すが，一部は血流にのって全身に達することがある．通常，薬物は主に毛嚢上皮から吸
収されるが，炎症のある部位では表皮からの経皮吸収も顕著である．また，皮膚外用剤は，
基剤，主剤（有効成分），添加剤（防腐剤，抗酸化剤など）からなり，基剤は皮膚に付着し
て主剤を長く皮膚にとどめるもので，主剤の経皮吸収や病変部への浸透に影響を与えるの
で皮膚病変の性状にあった基剤の選択が大切となる．皮膚外用剤は，主剤の作用機序・対
象疾患により分類される（**表16-1**）．

a ステロイド（副腎皮質ホルモン薬）外用剤 (☞ p.131)

1）皮疹の重症度とステロイド外用剤の選択

ステロイド外用剤は湿疹・皮膚炎（皮疹）を中心に最も頻用される．皮疹は乾燥や紅斑
の程度，皮疹の範囲などで軽症～重症に分類され，重症度により適切な副腎皮質ステロイ

表16-1 主な皮膚用薬の分類・薬物名・適応・特徴

分 類	薬物名	適 応	特 徴
ステロイド（副腎皮質ステロイド薬）外用剤	☞表16-2	消炎，鎮痛，鎮痒	細胞内の糖質コルチコイド受容体と結合し，抗炎症作用，抗アレルギー作用を発揮する
抗真菌薬	オキシコナゾール，クロトリマゾール，ケトコナゾール，ミコナゾール，ルリコナゾール（爪白癬）	寄生性皮膚疾患	真菌の細胞膜を構成する脂質などの合成を阻害し，効果を発揮する
抗ウイルス薬	アシクロビル，ビダラビン	寄生性皮膚疾患（単純疱疹，帯状疱疹）	ウイルス感染細胞内でDNAポリメラーゼを阻害する
抗菌薬	ナジフロキサシン，クリンダマイシン	化膿性皮膚疾患	選択毒性に基づき，細胞成分に作用して，その合成あるいは機能を阻害して抗菌作用を示す
非ステロイド性抗炎症薬	インドメタシン，イブプロフェン，ケトプロフェン，ブフェキサマクなど	消炎，鎮痛，鎮痒	ステロイド外用剤特有の局所性副作用は認められず，長時間あるいは広範囲の塗布を必要とする疾患に使用する
免疫抑制薬	タクロリムス	アトピー性皮膚炎，難治性尋常性乾癬，膿疱性乾癬，乾癬性紅皮症	T細胞の活性化を抑制し，サイトカインの生合成・分泌を抑制する
褥瘡・皮膚潰瘍治療薬	リゾチーム，アルプロスタジル，トレチノイントコフェリル，トラフェルミン	褥瘡，皮膚潰瘍	病変部の乾燥を避け，湿潤させて肉芽形成を促進する
乾癬・角化治療薬	エトレチナート（ビタミンA誘導体），タカルシトール（活性型ビタミンD3），尿素	乾癬，角化	表皮細胞の分化誘導，増殖の抑制を行うとともに，T細胞の活性化を抑制する

ド薬を選択することが治療の基本で，乾燥症状が主体の軽微なものでは，副腎皮質ステロイドを含まない外用剤を選択する．ステロイド外用剤の薬効は臨床効果や血管収縮の程度などから，Ⅰ（作用が最も強力：strongest）～Ⅴ（作用が弱い：weak）まで5つのランクに分けられている（**表16-2**）．通常の皮膚の炎症部にはⅡ～Ⅳランクが用いられ，炎症の激しい急性病変ではⅠ～Ⅱランクが用いられる．具体的な皮疹の重症度とステロイド外用剤選択の実際をアトピー性皮膚炎での例で示す（**表16-2**）．

2) ステロイド外用剤の使用方法

　ステロイド外用剤使用時には，常に年齢，病変の部位・範囲・性状など経皮吸収に影響する因子を念頭に入れ，適切な剤形や薬効ランクの薬剤を使用しなければならない．つまり，毛嚢脂腺系が多い顔面，皮膚の薄い眼瞼，頸部および陰嚢などではⅣ～Ⅴランクの薬剤を，加齢による生理的変化により皮膚が菲薄化し脆弱化した高齢者や幼小児ではⅢ～Ⅳランクの薬剤を第1選択薬として用いる．また，乳幼児や小児では原則として，皮疹の重症度よりも1ランク低いものを選択し，経皮吸収のよい顔面では medium クラス以下のものを使用する．

　▶ 副作用　ステロイド外用剤はその効果・効能により安易に使用されがちであるが，薬効の強い外用剤の長期使用によりさまざまな副作用を生じる．全身的には副腎皮質抑制（強いランクを大量・長期間投与時），局所的には皮膚の萎縮や毛細血管拡張，皮膚感染症の誘発・増悪などがある．使用にあたってはその効果と副作用を熟知し，病変の性状や重症度，部位，患者の年齢などに応じて，適切な強さ・基剤の薬剤を選択し，また，きめ細かく経過を観察することが大切である．

表16-2　ステロイド外用剤の分類と皮疹の重症度による選択

薬剤の強さ	一般名（商品名）	皮疹の重症度に対する使い分け
Ⅴ：weak	プレドニゾロン（プレドニゾロン）	面積にかかわらず軽度の皮疹*のみがみられる（軽症）
Ⅳ：medium	トリアムシノロンアセトニド（レダコート） アルクロメタゾン（アルメタ） クロベタゾン（キンダベート）	軽症から強い炎症を伴う皮疹**が体表面積の10%未満でみられる（中等症）
Ⅲ：strong	デキサメタゾン（メサデルム） デプロドン（エクラー） ベタメタゾン（ベトネベート，リンデロン-V）	中等症
Ⅱ：very strong	ベタメタゾン（リンデロン-DP） ヒドロコルチゾン（パンデル）	強い炎症を伴う皮疹が体表面積の10%以上30%未満でみられる（重症）
Ⅰ：strongest	クロベタゾール（デルモベート） ジフロラゾン（ジフラール，ダイアコート）	強い炎症を伴う皮疹が体表面積の30%以上でみられる（最重症）

*軽度の皮疹：軽度の紅斑，乾燥，落屑主体の病変．
**強い炎症を伴う皮疹：紅斑，丘疹，びらん，浸潤，苔癬化などを伴う病変．
[日本皮膚科学会，日本アレルギー学会：アトピー性皮膚炎診療ガイドライン2018を参考に作成]

B 眼疾患と治療薬

1 眼の構造とはたらき

　　眼球は3層構造からなる（①角膜と強膜から構成される外膜［線維膜］，②虹彩，毛様体，脈絡膜から構成される中膜［血管膜，ぶどう膜］，③網膜からなる内膜）（**表16-3**）．眼球内部には，透明透光体（眼房水，水晶体，硝子体）が存在している．角膜表面は涙液でおおわれる．また，角膜と水晶体の間隙には眼房水（房水）が満たされている．角膜と虹彩の間隙を後眼房，虹彩と水晶体の間隙を前眼房という（**図16-2**）．

　　房水は毛様体で産生され（0.15～0.2 mL/時間），後眼房から瞳孔部分を経て前眼房へ出る．眼房水の約90％は，隅角（前房隅角：虹彩根部と角膜の後角の境）から線維柱体を通り，強膜静脈洞（シュレム管）から静脈へ流出する（**シュレム管排出路，隅角流出路**）．ま

表16-3　**眼球組織の機能**

角　膜	・無色透明な組織であり，血管を欠く ・外界の像を眼内に取り入れる窓口としての機能をもつ
虹　彩	・虹彩の中央には瞳孔が開口している ・瞳孔括約筋，瞳孔散大筋が存在し，これらの筋肉を収縮，弛緩させることで瞳孔へ入る光の量を調節している ・瞳孔散大（散瞳）：瞳孔散大筋の収縮（交感神経の興奮→α_1受容体刺激） ・瞳孔収縮（縮瞳）：瞳孔括約筋の収縮（副交感神経の興奮→M_3受容体刺激）
毛様体	・血管の豊富な組織で眼房水の産生と眼圧の維持を行う（眼房水とは，血管を欠く水晶体や角膜に栄養を供給する役割をもつ） ・水晶体と毛様体小帯を介して連結し，水晶体の厚みを調節して遠近調節を行う（毛様体筋の収縮で近く，弛緩で遠くに焦点が合う）
水晶体	・外界の像を網膜に結像させる ・水晶体内部には，水晶体質（タンパク質）が存在する
網　膜	・眼の一番奥に存在する視覚伝導路の起点 ・光受容細胞が2種類（桿体：光の強弱を感知，錐体：色を感知）存在する ・検眼鏡で見ると，瞳孔を通じて網膜の拡大像や血管が観察できる

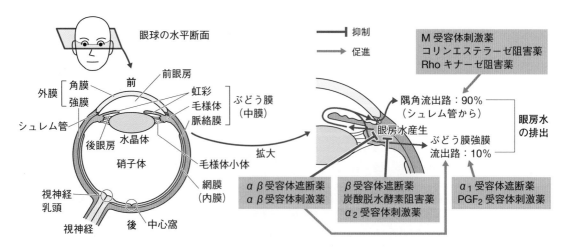

図16-2　**眼の構造**

た，約10%の眼房水はぶどう膜から強膜へ流出する（ぶどう膜-強膜排出路）．眼房水は，酸素や栄養を角膜や水晶体に与え，その圧力（眼圧）は一定に保たれている．眼圧の正常値上限は21 mmHgである．

2 点眼剤

　　点眼剤は，結膜囊などの眼組織に適用する，液状，または使用時に溶解もしくは懸濁して用いる固形の無菌製剤である（**表16-4**）．点眼剤を正しく使用するためには，次の2点が重要である．①1日に定められた点眼回数・点眼時間を守る．②定められた適切な条件で保管する．

　　結膜囊の容積が30 μL程度であることから，医療用点眼剤は1回につき1滴（30～50 μL）が適量である．また，内用薬の汚染を防ぐために，点眼時には点眼容器の先が涙液，角膜，まつ毛に触れないようにする．点眼後は眼を閉じて目頭を指で軽く押さえるようにすると，鼻腔や咽頭への流出を最小限に抑えることができる．角膜からの薬物の吸収は数分程度の時間を要するため，複数の薬剤を点眼する場合は，5分以上間隔をあけて点眼することで1回目の点眼薬が十分に吸収され，2回目の点眼薬との相互作用を回避できる．

a 散瞳薬

　　虹彩毛様体炎の治療（散瞳させることで虹彩と水晶体の癒着を防止）や眼底検査などに適応される．

①α受容体刺激薬：瞳孔散大筋の$α_1$受容体を刺激し，瞳孔散大筋を収縮させて散瞳を起こす．

②抗コリン薬：瞳孔括約筋のM_3受容体を遮断し，瞳孔括約筋を弛緩させて散瞳を起こす．毛様体筋のM_3受容体を遮断し，毛様体筋を拡張させて焦点を遠方に合わせる（遠視性調節麻痺）．**緑内障に禁忌**である．

表16-4　**主な点眼剤**（緑内障，白内障，アレルギー性結膜炎治療薬を除く）

分 類	薬 物	適 応
散瞳薬	**α受容体刺激薬**：フェニレフリン **抗コリン薬**：トロピカミド，シクロペントラート，アトロピン	診断・治療を目的とする散瞳，調節麻痺
縮瞳薬	**コリン作動薬**：ピロカルピン **コリンエステラーゼ阻害薬**：ジスチグミン，ネオスチグミン	診断・治療を目的とする縮瞳，調節麻痺，緑内障
血管収縮薬	**α受容体刺激薬**：ナファゾリン	表在性充血
抗菌薬	ゲンタマイシン，ジベカシン，トブラマイシン，バンコマイシン，クロラムフェニコール，セフメノキシム，オフロキサシン，レボフロキサシン，ノルフロキサシン，ロメフロキサシン，ガチフロキサシン，トスフロキサシン，モキシフロキサシン	眼瞼炎，結膜炎，角膜炎などの細菌性眼疾患
抗真菌薬	ピマリシン	角膜真菌症
抗ウイルス薬	アシクロビル	単純ヘルペスウイルス性角膜炎
抗炎症薬	**合成副腎皮質ステロイド薬**：ヒドロコルチゾン，ベタメタゾン，デキサメタゾン，プレドニゾロン，フルオロメトロン **非ステロイド性抗炎症薬**：プラノプロフェン，ブロムフェナク，ジクロフェナク	外眼部および前眼部の炎症性疾患（眼瞼炎，結膜炎，角膜炎，術後炎症など）

b　縮 瞳 薬

　　緑内障の治療や検査によって一時的に広げた瞳孔を縮める目的などで使用する.

　　コリン作動薬, コリンエステラーゼ阻害薬は, 瞳孔括約筋のM_3受容体を刺激し, 瞳孔括約筋を収縮させて縮瞳を起こす. 毛様体筋のM_3受容体を刺激し, 毛様体筋を収縮させて焦点を近方に合わせる (近視性調節麻痺). 緑内障を改善する.

c　その他

①血管収縮薬：血管平滑筋の$α_1$受容体を刺激して血管を収縮させる. 表在性充血の除去に適応.

②抗菌薬, 抗真菌薬, 抗ウイルス薬：細菌性眼疾患, 角膜真菌症, 単純ヘルペスウイルス性角膜炎などに適応.

③抗炎症薬, 局所麻酔薬, 筋弛緩薬, 角膜保護薬, ビタミンなど.

3 ｜ 緑内障治療薬

　　緑内障とは, 何らかの原因で視神経が異常となり, 視野が徐々に狭くなる疾患である. その原因の多くは, 房水の排泄障害による**眼圧上昇**であり, その圧力で視神経乳頭が圧迫されて**視神経障害**をきたす. 症状には, 視野狭窄, 視力低下があり, 急性発作として眼痛, 頭痛がみられる場合がある. 緑内障治療薬は, **房水産生抑制**あるいは**房水流出促進**により眼圧を低下させる (**表16-5**).

4 ｜ 白内障治療薬 (表16-6)

　　白内障はさまざまな要因で起こるが, 加齢によるものが最も多く, 加齢に伴い水晶体の核部が大きくなり, 色調も黄色から褐色へと変化する. また, 水晶体タンパク質の変性によって水晶体が混濁して視力低下をきたす.

　　白内障治療薬は**水晶体混濁 (白内障)** の進行を防ぐ目的で用いられる (**表16-6**). 白内障が進行して水晶体が混濁すると薬物で元の透明性を回復することはできないため, 白内障が進行した場合は手術を行う.

表 16-5 緑内障治療薬

分類	一般名（商品名）	作用機序	副作用・禁忌
房水流出促進	M受容体刺激薬： ピロカルピン（サンピロ，点眼） コリンエステラーゼ阻害薬： ジスチグミン（ウブレチド，点眼）	・毛様体のM$_3$受容体刺激➡毛様体筋収縮➡線維柱帯とシュレム管の開口➡房水流出促進，虹彩のM$_3$受容体刺激➡虹彩根部を薄くして隅角を広げる➡房水流出促進	副作用：近視性調節麻痺，縮瞳による暗黒感 禁忌：虹彩炎（ピロカルピン）
	PGF$_{2\alpha}$受容体刺激薬： イソプロピルウノプロストン（レスキュラ，点眼） ラタノプロスト（キサラタン，点眼）	・縮・散瞳を起こさない ・ぶどう膜強膜流出路からの房水排泄の促進➡眼圧低下	副作用：虹彩や皮膚への色素沈着，結膜充血，眼刺激性
	α$_1$受容体遮断薬： ブナゾシン（デタントール，点眼）	・ぶどう膜強膜流出路からの房水排泄の促進➡眼圧低下	
	Rhoキナーゼ阻害薬： リパスジル（グラナテック，点眼）	・Rhoキナーゼの阻害➡線維柱体流出路からの眼房水流出の促進 ・PGF$_{2\alpha}$製剤あるいはβ受容体遮断薬で効果不十分な場合に使用	
	血漿浸透圧上昇薬： イソソルビド（イソバイド，内服） D-マンニトール（マンニットール，静注） 濃グリセリン・果糖（グリセレブ，静注）	・血漿浸透圧の上昇➡組織から水分を血管内に引き込む➡硝子体が小さくなる➡眼圧低下	禁忌：急性頭蓋内出血（イソソルビド，D-マンニトール）
房水産生抑制	β受容体遮断薬： ベタキソロール（ベトプティック，点眼） チモロール（チモプトール，点眼） カルテオロール（ミケラン，点眼）	・β受容体の遮断➡毛様体の動脈収縮➡房水産生抑制➡眼圧低下 ・ベタキソロール：β$_1$選択的	禁忌：気管支喘息，コントロール不十分な心疾患（ベタキソロールは気管支喘息患者には禁忌でない）
	炭酸脱水素酵素阻害薬： ドルゾラミド（トルソプト，点眼） ブリンゾラミド（エイゾプト，点眼） アセタゾラミド（ダイアモックス，内服）	・毛様体上皮細胞の炭酸脱水酵素の阻害➡房水産生抑制➡眼圧低下	禁忌：重篤な腎疾患，慢性閉塞隅角緑内障（アセタゾラミド）
房水流出促進・産生抑制	αβ受容体刺激薬： ジピベフリン（ピバレフリン，点眼） （アドレナリンのプロドラッグ）	・α$_1$受容体の刺激➡毛様体血管収縮➡房水産生抑制 ・β$_2$受容体の刺激➡ぶどう膜強膜流出路から房水排泄促進	禁忌：閉塞隅角緑内障
	αβ受容体遮断薬・ニトロ化合物： ニプラジロール（ニプラノール，点眼） レボブノロール（ミロル）	・β$_2$受容体の遮断➡房水産生抑制 ・α$_1$受容体の遮断➡房水排泄促進 ・NO発生➡血管拡張➡房水排泄促進	禁忌：気管支喘息，コントロール不十分な心疾患
	α$_2$受容体刺激薬： ブリモニジン（アイファガン，点眼） アプラクロニジン（アイオピジンUD，点眼）	・毛様体上皮細胞のα$_2$受容体の刺激➡房水産生抑制➡眼圧低下 ・α$_2$受容体の刺激➡ぶどう膜強膜流出路からの房水排泄促進	

表 16-6 白内障治療薬

一般名（商品名）	薬理作用など	適応
ピレノキシン（カタリン，点眼）	・キノン体と水晶体タンパク質（α-クリスタリン）の結合を競合的に阻害➡水晶体タンパク質の変性抑制	初期老人性白内障
グルタチオン（タチオン，点眼）	・グルタミン酸，システイン，グリシンからなるトリペプチド ・チオール酵素および細胞内タンパク質の活性化や安定化➡眼組織の代謝改善➡白内障の発症予防	初期老人性白内障，角膜潰瘍，角膜上皮剥離，角膜炎
チオプロニン（チオラ，経口）	・チオール酵素および細胞内タンパク質の活性化や安定化	初期老人性白内障

C　耳疾患と治療薬

1　耳の構造とはたらき

　　耳は，**外耳**（耳介から鼓膜まで），**中耳**（鼓膜の内側の空洞），**内耳**（音の振動と平衡の情報を感知する聴覚器と平衡覚器）からなる．

2　めまい治療薬

　　めまいとは，内耳（半規管，耳石器）からの情報，視覚からの情報，手足や首などの筋肉や関節からの情報が正確に脳に伝えられず，姿勢や動作の平衡バランスを誤って感じる症状である．自分および周囲のものが動いていないのにもかかわらず，動いていると感じる錯覚または異常感覚である．めまいは内耳障害，脳障害，その他の全身性疾病が原因となる．また，めまいと同時に耳鳴りや難聴を訴える患者が多い．

　　めまいの治療は，薬物療法，平衡機能訓練，心理療法，外科的手術がある．主な治療薬を**表16-7**に示す．その他にも病態に応じて，副腎皮質ステロイド薬，ビタミン，睡眠導入薬，抗不安薬などが用いられる．

3　その他の耳疾患治療薬

　　外耳炎や中耳炎の治療薬として，抗菌薬であるクロラムフェニコール，セフメノキシム，ホスホマイシン，オフロキサシンと副腎皮質ステロイド薬であるデキサメタゾンがある．

表16-7　めまい治療薬

分　類	一般名（商品名）	作用・適応	禁　忌
内耳や脳の血液循環改善	アデノシン三リン酸二ナトリウム水和物（アデホス）	適応：メニエール病，内耳障害に基づくめまい	脳出血直後（脳血管拡張により再出血）
	dl-イソプレナリン（イソメニール）	適応：内耳障害に基づくめまい	重症の冠動脈疾患（悪化），頭部・頸部外傷直後
	ジフェニドール（セファドール）	適応：内耳障害に基づくめまい	重篤な腎障害
	ベタヒスチン（メリスロン）	作用：内耳の微小循環の改善．内耳毛細血管の透過性を調節➡内リンパ水腫を改善 適応：メニエール病（症候群）	
	イブジラスト（ケタス）	適応：脳梗塞に伴う慢性脳循環器障害に基づくめまい	頭蓋内出血後止血が完了していないと考えられる患者
	メクロフェノキサート（ルシドリール）	適応：頭部外傷後遺症に基づくめまい	
内耳のむくみ除去	アセタゾラミド（ダイアモックス）	適応：メニエール病（症候群）	
めまいに伴う嘔吐の抑制	ジメンヒドリナート（ドラマミン）	作用：迷路機能の亢進抑制，嘔吐中枢抑制 適応：動揺病，メニエール病（症候群），放射線宿酔，手術後の悪心・嘔吐	MAO阻害薬投与中

17 外科手術で用いられる薬物

　麻酔の方法には，投与された薬剤が血流に乗って脳に移行し，中枢神経を抑制して意識消失を伴う無痛状態をもたらす**全身麻酔法**と，意識消失は伴わずに末梢神経を抑制して体の一部分を無痛状態にする**局所麻酔法**に大別され，患者の状態や手術の種類に応じて，適切な麻酔法が選択される．

A 全身麻酔薬

　全身麻酔薬とは，中枢神経の機能を抑制し，意識消失を伴う無痛状態をもたらす薬物である．

1 全身麻酔薬の作用とその特徴

a 中枢神経系への作用機序と麻酔作用

　手術時には，①痛みの除去（鎮痛），②意識の消失（鎮静），③骨格筋の弛緩（筋弛緩），④自律神経反射の消失が必要である．そのために全身麻酔薬が用いられる．

　血中に吸収された全身麻酔薬は，全身の組織中に分布するが，とくに脂肪組織である中枢神経との親和性が高いため，中枢神経系に速やかに移行する．中枢神経系に移行した全身麻酔薬はその部位感受性の違いから**大脳皮質→間脳→中脳→脊髄→延髄**の順に作用する．これを**不規則的下行性麻痺**という（**図17-1**）．手術は脊髄に作用がみられた時点で開始される．

　中枢抑制作用をもつモルヒネなどは規則的な下行性麻痺（大脳皮質→間脳→中脳→延髄→脊髄）を起こし，脊髄に作用する前に呼吸中枢などがある延髄に作用するため麻酔薬には適さない．

　看護のポイント　全身麻酔薬の投与時は呼吸アシストや輸液投与の準備およびバイタルサインの確認などが重要になる．

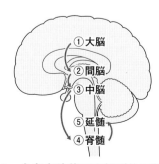

①大脳
②間脳
③中脳
⑤延髄
④脊髄

図17-1　**全身麻酔薬の不規則的下行性麻痺**

　　全身麻酔薬によって表れる状態は，中枢神経系の抑制の深さによって，第1期（導入期），第2期（発揚期），第3期（手術期），第4期（中毒期）に分類されている（**表17-1**）．これはエーテルの単独使用により観察された古典的な分類であり，現在は鎮痛薬，鎮静薬，筋弛緩薬，反射抑制薬などの複数の薬物を併用する**バランス麻酔**[*1]を行うため，これらの経過が段階的には観察されない場合が多い．

b　全身麻酔薬の分類

　　全身麻酔薬には，吸入麻酔薬と静脈麻酔薬がある（**表17-2**）．一般的に吸入麻酔薬は，麻酔深度の調節が容易で，長時間一定の深度を保って維持することができる．しかし，静脈麻酔薬と比べて導入期・発揚期が長いことなどが短所としてあげられる．一方，静脈麻酔薬は意識消失作用が強く，導入期・発揚期のないまま手術期に導入できるが，用量による麻酔深度の調節が難しいのが欠点である．通常，手術期には互いの欠点を補うため両者が併用される．

表17-1　麻酔経過

麻酔期	主な作用部位	意識	呼吸	主な症状
第1期（導入期）	大脳皮質（主に知覚領域）	混濁	規則的	・痛覚消失 ・意識，筋緊張，心拍数，呼吸は正常
第2期（発揚期）	大脳皮質（全域）	消失	不規則的	・意識消失 ・見かけ上の興奮状態・筋緊張の増加（大脳皮質からの抑制の消失［脱抑制］） ・呼吸の不規則，血圧上昇，頻脈，散瞳 ・この時期が短い麻酔薬が望ましい
第3期（手術期）	脊髄	消失	規則的	・この時期に手術を行う ・骨格筋弛緩（多シナプス反射抑制） ・痛覚消失，筋弛緩，意識消失，反射抑制
第4期（中毒期）	延髄	消失	抑制	・呼吸停止と血圧低下など（延髄の呼吸中枢と血管運動中枢の抑制のため）

表17-2　全身麻酔薬の分類と長所・短所

分類	長所	短所	用途
吸入麻酔薬	麻酔維持や麻酔深度の調節が容易である	手術期に到達するまでに時間がかかる（導入期が長い）	・麻酔の維持 ・麻酔の緩徐導入
静脈麻酔薬	速やかに手術期に到達する	用量による麻酔深度の調節が困難である→急速注入により延髄麻痺を生じるおそれがある	・麻酔の急速導入 ・鎮静（低濃度使用） ・短時間手術（単独使用） ・長時間手術における麻酔維持の補助

---

*1　**バランス麻酔**：全身麻酔に必要な要素が至適になるように，鎮痛薬，鎮静薬，筋弛緩薬，反射抑制薬などの複数の薬物を使用する．単一の薬物では，これらの作用のすべてを示す用量を用いると，強い副作用が現れる場合が多い．バランス麻酔では，それぞれの薬物が適切な作用を示す最小量で投与できるので副作用を少なくすることができる．

2 全身麻酔薬の種類

a 吸入麻酔薬

吸入麻酔薬には，**不燃性揮発性液体（揮発性麻酔薬）**と**助燃性気体（ガス性麻酔薬）**がある（**表17-3**）．いずれもガス状態で吸入され，そのガスの分圧の差により肺胞から血液に移行したのちに，中枢神経系に達して脳内分圧が一定値に達した段階で麻酔状態に入る．主に麻酔の維持に用いる．

①吸入麻酔薬の効力：麻酔作用の強さは**最小肺胞濃度**（minimum alveolar concentration：**MAC**）で表される．MACとは，50%のヒトあるいは実験動物が侵害刺激（疼痛刺激）に対して反応しなくなる肺胞濃度であり，用量-反応曲線のEC_{50}（50%有効濃度）値に相当する．一般に，MACが小さいほど麻酔力（意識消失作用）が強いことを意味する．

②麻酔導入速度：麻酔導入速度は麻酔薬の血中への溶解度が関係する．**血液/ガス分配係数**の小さい薬物（血液に溶けにくい）ほど，脳への移行が速やかであり，麻酔導入が速やかである．

③麻酔からの回復速度：回復は脳/血液分配係数が関係する．この値の小さい薬物ほど脳の脂肪に溶けにくく，回復が速やかである．

b 静脈麻酔薬（表17-4）

静脈注射で用いられる麻酔薬であり，主に麻酔の導入に用いられる．近年は，静脈内投与の薬剤のみで麻酔の導入～維持を行う**全静脈麻酔**（total intravenous anesthesia：**TIVA**）が行われ，最も臨床で用いられる静脈麻酔法である．血中半減期が短く，調節性に富む睡眠薬（プロポフォール），麻薬性鎮痛薬（フェンタニル），筋弛緩薬（ベクロニウ

表17-3 吸入麻酔薬の性質

分類	一般名（商品名）	血液/ガス分配係数	MAC (v/v%)	麻酔作用	鎮痛作用	筋弛緩作用	特徴
揮発性麻酔薬	ハロタン*	2.3	0.78	+++	+	+	・GABAのGABA_A受容体への親和力を増大（作用機序の一部） ・気管支弛緩作用をもつ ・副作用：肝障害，悪性高熱症（ダントロレンで治療） ・心筋のカテコールアミン感受性を増強して心室性不整脈を誘発する ・臨床では用いられないが，現在使用されている揮発性麻酔薬は，本剤を改良したものである
	エンフルラン*	1.9	1.68	+++	++	+++	・GABAのGABA_A受容体への親和力を増大（作用機序の一部） ・気道刺激作用も少ない ・心筋のカテコールアミン感受性の増強作用はハロタンより弱く，不整脈を起こしにくい ・副作用の肝障害はハロタンよりも生じにくい ・ハロタンよりも導入が速やかである
	イソフルラン（イソフルラン）	1.3	1.4	+++	++	+++	
	セボフルラン（セボフレン）	0.6	1.71	+++	++	+++	
	デスフルラン（スープレン）	0.42	6.5	+++	++	+++	
ガス性麻酔薬	亜酸化窒素（笑気ガス）	0.4	105	+	++	−	・鎮痛作用は比較的強力だが，筋弛緩作用はみられない ・酸素欠乏に陥るので，吸気中の酸素濃度は20%以上に保つ必要がある

*現在，臨床では用いられていない．

表17-4　静脈麻酔薬の特徴

分　類	一般名（商品名）	麻酔作用		鎮痛作用	呼吸抑制	特　徴
		作用部位	作用時間			
バルビツール酸系	チオペンタール（ラボナール）	GABA$_A$受容体	──	─	＋＋	・作用時間は短い（脂溶性が高く，脳から脂肪組織に移行しやすいため）が，プロポフォールよりは長い
	チアミラール（イソゾール，チトゾール）					
ベンゾジアゼピン系	ミダゾラム（ドルミカム）		─	─	＋	・作用時間はチオペンタール，チアミラール，プロポフォールよりも長いが，同じベンゾジアゼピン系であるジアゼパムよりは短い
イソプロピルフェノール系	プロポフォール（ディプリバン）		──	─	＋＋	・作用時間がきわめて短い（肝臓で速やかに代謝されるため） ・麻酔調節がしやすいため全静脈麻酔に用いられる
フェンシクリジン系	ケタミン（ケタラール）	NMDA受容体	─	＋＋	─	・強い鎮痛作用をもつ ・解離状態（意識レベル低下と鎮静・鎮痛を示す［大脳皮質抑制］が，脳波で覚醒所見［大脳辺縁系活性化］）
ブチロフェノン系	ドロペリドール（ドロレプタン）	D$_2$受容体	＋	─	─	・嘔吐抑制（制吐）作用をもつ ・鎮痛薬と併用することで，低い意識レベルと鎮静，鎮痛が保たれる（神経遮断性麻酔）

ム）などを組み合わせた持続点滴によって行われる．

1）バルビツール酸系（チオペンタール，チアミラール）

超短時間型バルビツール酸誘導体であり，導入期・発揚期がほとんどなく，速やかに手術期に導入できる．鎮痛作用，筋弛緩作用はない．脂溶性が高く脳に移行しやすいので速効性を示すが，ほかの脂肪組織に再配分（移行）されるために作用持続時間は短い．GABA$_A$受容体に作用して，GABA の神経抑制作用を増強する．

▶ **禁　忌** ヒスタミン遊離作用があるため，気管支喘息の患者には禁忌．

2）ベンゾジアゼピン系（ミダゾラム）

短時間作用型ベンゾジアゼピン系睡眠薬であり，麻酔前投薬（筋注）や全身麻酔の導入および維持（静脈内投与）に適用される．GABA$_A$受容体に作用して，GABA の神経抑制作用を増強する．気管支喘息患者にも使用できる．

▶ **禁　忌** 抗コリン作用（眼圧上昇）があるため，**急性狭隅角緑内障**の患者には禁忌．

3）イソプロピルフェノール系（プロポフォール）

麻酔の導入・覚醒が速やかな超短時間型静脈麻酔薬であり，持続注入による麻酔維持が可能である．麻酔導入と持続点滴静注による TIVA に用いられる．GABA$_A$受容体に作用して，GABA の神経抑制作用を増強する．気管支喘息患者にも使用できる．

▶ **禁　忌** 小児の集中治療における人工呼吸中の鎮静には禁忌である．

▶ **副作用** 心室性不整脈，横紋筋融解症．

4）フェンシクリジン系（ケタミン）

NMDA 型グルタミン酸受容体を非競合的に遮断する．大脳皮質を抑制し，意識レベルの低下や強い鎮痛作用をもたらす一方，辺縁系を活性化して脳波の覚醒所見などを示す（解離性麻酔作用）．麻薬に指定されている．

表 17-5　麻酔前投薬の種類と目的

	目　的	薬　物
麻酔前	麻酔導入	静脈麻酔薬（チオペンタール，チアミラール，プロポフォール，ミダゾラム）
	鎮痛	鎮痛薬（モルヒネ，ペチジン，ペンタゾシンなど）
	不安防止・鎮静	抗不安薬（ジアゼパム，ニトラゼパムなど）
	徐脈・気管支分泌抑制	抗コリン薬（アトロピン，スコポラミンなど）
	嘔吐抑制	D_2 受容体遮断薬（クロルプロマジンなど）
	胃酸分泌抑制	H_2 受容体遮断薬（ファモチジンなど）
麻酔中 麻酔後	筋弛緩	筋弛緩薬（パンクロニウム，ベクロニウム，スキサメトニウム）
	不整脈防止	β 受容体遮断薬（プロプラノロールなど）
	血圧低下防止	α 受容体刺激薬（ノルアドレナリン，フェニレフリンなど）

5）ブチロフェノン系（ドロペリドール）

D_2 受容体を遮断し，フェンタニル（麻薬性鎮痛薬）との併用で，**神経遮断性麻酔**に応用される．神経遮断性麻酔では呼びかけには応答できる程度の意識はあるが，小手術が可能な鎮静・鎮痛状態を得ることができる．また，フェンタニルと亜酸化窒素との併用で神経遮断性の無痛状態になるが，意識消失を伴う．

c 麻酔前投薬

全身麻酔において，麻酔の円滑な実施や麻酔中の副作用を抑制する目的で，麻酔前，麻酔中，麻酔後に適用される薬物を**麻酔前投薬**という．目的に応じて，**表 17-5** のような薬物が用いられる．

B　局所麻酔薬

局所麻酔薬とは，知覚神経に作用し，中枢神経系への興奮の伝導を可逆的に遮断して，痛覚を消失させる薬物である．鎮痛や反射抑制などを目的として，外科手術時の疼痛除去，内視鏡挿入時などの不快感除去および反射抑制，ペインクリニックにおける治療に用いられる．

1　局所麻酔薬の作用機序（図 17-2）

局所麻酔作用は，知覚神経の Na^+ チャネルを遮断して，細胞内への Na^+ の流入を抑制し，活動電位の発生を阻止して興奮の伝導を抑制する．この作用は知覚神経のみならず，すべての神経細胞にみられるので投与方法によっては運動神経や自律神経系も抑制する．

2　局所麻酔薬の作用とその特徴

a 感覚の消失順序

遮断作用は，細い線維（無髄線維）で速く，太くなるほど遅く現れる．感覚麻痺は，痛覚（無髄 C 線維），温覚（有髄 A 線維）（冷感→温感），触覚・圧覚（有髄 A 線維）の順に起こる．

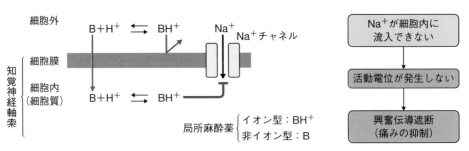

図 17-2　局所麻酔薬の作用機序

b 血管拡張作用

　局所麻酔作用には血管拡張作用を有するものが多く，血管が拡張すると，注射局所の血管網から速やかに吸収されるため，①局所における薬物濃度が急速に低下し効力が消失する，②速やかに全身に吸収されて中毒症状発現の原因となる．そのため，血管収縮薬（アドレナリン）を併用して投与部位の血流を減少させ血管内への吸収を遅らせることで，①麻酔作用の効力増強，②作用持続時間が延長，③全身性副作用（中毒症状）が軽減される．コカインのような局所麻酔薬自体が血管収縮作用（交感神経興奮作用）をもつものは血管収縮薬の併用は不要とされる．高血圧症患者や糖尿病患者では，血圧上昇作用，血糖上昇作用を起こすため，血管収縮薬（アドレナリンなど）の併用は禁忌である．

c pH による影響

　局所麻酔薬の多くは弱塩基性の薬物で，生理的な pH では非イオン型（分子型：B）と陽イオン型（BH^+）が共存した状態にある．その作用は，非イオン型の局所麻酔薬が細胞膜を通過し，細胞内で非イオン型の一部が陽イオン型となって，細胞の内側から電位依存性 Na^+ チャネルに結合することで遮断し，細胞外から細胞内への Na^+ の流入を抑制する（図 17-2）．酸性部位（炎症部位・胃内など）では pH が低下しているため，弱塩基性の局所麻酔薬はイオン型になりやすく薬物の細胞内への移行が低下し，麻酔効果は減弱する．

d 適 用 法

　局所麻酔薬は，痛みを取りたい部位や範囲に応じて①表面麻酔，②浸潤麻酔，③伝達麻酔，④硬膜外麻酔，⑤脊髄くも膜下（脊椎）麻酔で適用される（表 17-6，図 17-3）．

3 ｜ 局所麻酔薬の種類

　局所麻酔薬は，構造の違いによってエステル型とアミド型に分類される．エステル型に比べてアミド型は血中で分解されにくいため，作用時間が長いものが多い．使用する際には目的とする麻酔部位などに応じて選択する必要がある（表 17-7）．

C 筋弛緩薬

　筋弛緩薬とは，骨格筋弛緩作用を有する薬物であり，神経筋接合部または骨格筋に作用する**末梢性筋弛緩薬**と中枢神経に作用する**中枢性筋弛緩薬**に分類される．

　末梢性筋弛緩薬は，運動神経から骨格筋にいたる経路を遮断し，開腹手術，骨折および

表17-6 局所麻酔の適用法

適用法	作用部位	特 徴	適応例
表面麻酔 （塗布・噴霧・内服）	神経末端	・皮膚・粘膜など体表面からしみ込ませる	・傷口・眼・胃 ・口腔粘膜など
浸潤麻酔（注射）		・目的部位の皮下，粘膜下などに投与する	・範囲の狭い小手術
伝達麻酔（注射）	神経幹，神経叢，末梢神経	・目的部位の中枢側に投与し，末梢側の支配領域を麻痺させる	・神経ブロック（三叉神経ブロック，骨折整復など）
硬膜外麻酔（注射） （☞p.18）	後根（求心性感覚神経の神経根）	・硬膜外腔に投与する ・主に後根（感覚系）に作用する	・腹部，胸部，下肢の手術（全身麻酔，脊髄くも膜下麻酔と併用）
くも膜下（脊椎）麻酔（注射） （☞p.18）	前根（遠心性運動神経の神経根）・後根	・くも膜下腔に投与する ・感覚系に加えて，運動神経や自律神経系にも作用する	・下腹部，下肢の手術

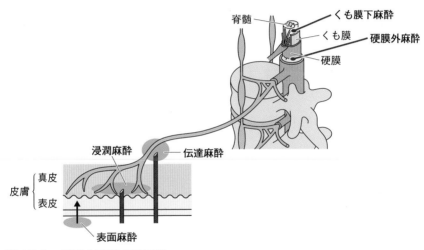

図17-3 局所麻酔薬の適用法

脱臼の整復などに用いられる．中枢性筋弛緩薬は，主に脊髄に作用して過剰な筋収縮を抑制して，中枢神経系障害などによる痙性麻痺や運動器・整形外科疾患による局所性筋緊張などに用いられる．

1 末梢性筋弛緩薬

神経筋接合部（運動神経終末部と骨格筋のシナプス）での伝達を可逆的に遮断する薬物であり，脱分極性筋弛緩薬と非脱分極性筋弛緩薬（競合性筋弛緩薬）がある．毒物指定を受けており，習熟した医師のみ使用すべき薬物である．

a 神経筋接合部と骨格筋収縮（アセチルコリンによる興奮の伝達）

中枢神経系からの運動指令（刺激）は，運動神経を伝わり，運動神経終末からアセチルコリン（ACh）が放出され，以下の機構で骨格筋が収縮する（図17-4）．

①運動神経終末まで興奮が伝わると，神経終末の Ca^{2+} チャネルが開口して Ca^{2+} が神経終

表17-7　局所麻酔薬の麻酔方法と特徴

分類	一般名（商品名）	適用される麻酔方法					特　徴
		表面	浸潤	伝達	硬膜外	脊髄	
エステル型	コカイン（コカイン）	●					・交感神経興奮作用があるため，血管収縮作用をもつ
	プロカイン（プロカニン）		●	●	●	●	・アレルギー反応が多い
	テトラカイン（テトカイン）	●	●	●	●	●	
	オキシブプロカイン（ベノキシール）	●					・眼科領域に使用される
	アミノ安息香酸エチル（アミノ安息香酸エチル）	●					・低pHでも作用する ・軟膏剤として皮膚のかゆみなどにも使用される
アミド型	リドカイン（キシロカイン）	●	●	●	●		・さまざまな剤形があり，最も広く用いられている
	ジブカイン（ジカベリン）	●	●	●	●	●	・効力が最も強いが，毒性も強い
	メピバカイン（カルボカイン）		●	●	●		・弱い血管収縮作用をもつ
	ブピバカイン（マーカイン）			●	●	●	・心毒性が強い
	レボブピバカイン（ポプスカイン）			●	●		
	ロピバカイン（アナペイン）			●	●		
	オキセサゼイン（ストロカイン）	●					・低pHでも作用する ・胃粘膜表面麻酔として使用され，ガストリン遊離を抑制し，胃酸分泌を抑制する

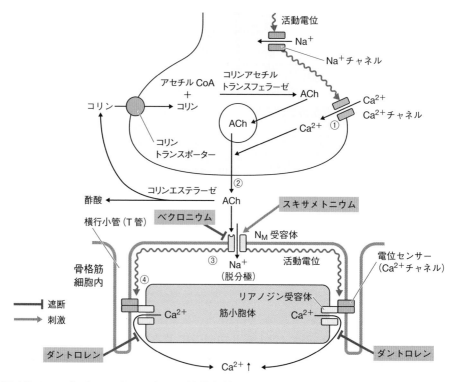

図17-4　アセチルコリンによる骨格筋収縮伝達メカニズムと筋弛緩薬の作用部位
①～④は本文と対応している.

末に流入する.

②神経終末に Ca^{2+} が流入すると，神経終末から ACh が放出される.

③ACh が骨格筋の細胞膜にあるニコチン性 ACh 受容体（N_M 受容体）に結合して骨格筋で活動電位が発生する.

④活動電位が骨格筋の T 管から電位センサーに伝わると，筋小胞体のリアノジン受容体（Ca^{2+} 放出チャネル）が開口して Ca^{2+} が放出される.

⑤骨格筋細胞内 Ca^{2+} は筋線維のトロポニン C に結合して筋収縮を起こす.

b 脱分極性筋弛緩薬 （スキサメトニウム）

神経筋接合部で，骨格筋の細胞膜にある N_M 受容体に結合し，持続的な脱分極を起こして，Na^+ チャネルの不活性化および ACh に対する N_M 受容体の感受性の低下により神経筋接合部の興奮が抑制されて骨格筋弛緩が起こる.

▶ 副作用　使用にあたっては，呼吸停止を起こすことが非常に多いので，必ず人工呼吸器を準備する.また，悪性高熱症などの重大な副作用のため使用頻度が激減している.

c 非脱分極性筋弛緩薬 （ベクロニウム，ロクロニウム）

神経筋接合部で，骨格筋の細胞膜の N_M 受容体への ACh の結合を競合的に遮断する（そのため競合性筋弛緩薬ともいう）.脱分極性筋弛緩薬より重篤な副作用が出にくいため，臨床では頻用される.ロクロニウムは，作用発現時間が迅速であること，筋弛緩作用を有する代謝産物がないこと，特異的拮抗薬であるスガマデクスが有用であること，などにより，現在使用頻度が増えている.

d その他の末梢性筋弛緩薬 （ダントロレン，ボツリヌス毒素）

ダントロレンは，筋小胞体膜のリアノジン受容体を遮断することで筋小胞体からの Ca^{2+} 遊離を抑制して骨格筋を弛緩させる.臨床適応は，脳血管障害後遺症，脳性麻痺，外傷後遺症などで起こる痙性麻痺による筋硬直に用いる.また全身麻酔の後に起こる悪性高熱，抗精神病薬やパーキンソン病治療に用いられるドパミン系薬などによって起こる悪性症候群に用いられる.

ボツリヌス毒素は，神経終末からのアセチルコリン放出の抑制により神経筋伝達を長時間阻害する.眼瞼けいれんや痙性斜頸などに用いる.毒薬指定を受けており，講習を受け十分な知識・経験のある医師のみ投与が可能である.

2 中枢性筋弛緩薬 （アフロクアロン，エペリゾン，バクロフェン，チザニジン）

脊髄・脳幹における単シナプスおよび多シナプス反射を抑制することにより抗痙縮作用を示すものであり，緊張型頭痛や腰痛症などの局所性筋緊張亢進や，脳血管障害や脊髄損傷などの際の痙性麻痺に用いる.

筋の痙縮やけいれんに対する対症療法として使用することが多く，症状が軽度～中等度であれば，アフロクアロン，エペリゾン，重度であればバクロフェン，チザニジンを用いる.作用の強いバクロフェン，チザニジンでは，呼吸抑制や意識障害が起こることがあるため少量から投与する.

D　造影剤および放射性医薬品

1　造影剤

　　造影剤とは，画像診断の際に病変や組織のコントラストを強調させるために投与される医薬品で，X線検査用造影剤，磁気共鳴画像（MRI）検査用造影剤，超音波検査用造影剤などがある．代表的なものを**表17-8**に示す．

　　看護のポイント　アレルギー反応を引き起こし，検査実施中に意識レベルの低下や呼吸停止などが起きる場合もあるので観察が重要である．

2　放射性医薬品

　　放射性医薬品とは，RI（ラジオアイソトープ）を用いた医薬品で，注射などで体内に投与して診療に用いる医薬品と，試験管内で血液微量成分を測定する目的に使用する体外診断用の医薬品がある．代表的なものを**表17-9**に示す．

表17-8　**代表的な造影剤とその特徴**

分　類	一般名（商品名）	特　徴
X線検査用造影剤（ヨード造影剤）	**イオン性**：アミドトリゾ酸ナトリウムメグルミン（ウログラフィン），イオトロクス酸メグルミン（ビリスコピン） **非イオン性**：イオジキサノール（ビジパーク），イオパミドール（イオパミロン），イオヘキソール（オムニパーク），イオベルソール（オプチレイ），イオメプロール（イオメロン）	・臓器の内宮や外縁をX線上に可視化する ・非イオン性造影剤がイオン性造影剤と比べて安全性が高いため，非イオン性造影剤が汎用されている **禁忌**：重篤な心障害，腎障害，テタニーなど
MRI検査用造影剤	ガドジアミド（オムニスキャン）	・MRI検査において，脳・脊髄および体幹・四肢造影に使用する

表17-9　**代表的な放射線医薬品**

一般名［商品名］	投与経路	用　途
^{67}Ga-クエン酸ガリウム（^{67}Ga）［クエン酸ガリウム-Ga67］	注射	悪性腫瘍，炎症性病変の診断
^{81m}Kr-クリプトン（^{81m}Kr）［クリプトン（^{81m}Kr）］	注射	局所肺血流，局所肺換気機能，局所脳血流の検査
^{99m}Tc-過テクネチウム酸ナトリウム（^{99m}Tc）［ウルトラテクネカウ］	注射	脳腫瘍および脳血管障害の診断，甲状腺疾患の診断，唾液腺疾患の疾患，異所性胃粘膜疾患の診断
^{111}In-塩化インジウム（^{111}In）［塩化インジウム（^{111}In）］	注射	骨髄シンチグラムによる造血骨髄の診断
^{123}I-ヨウ化ナトリウム（^{123}I）［ヨードカプセル-123］	経口	甲状腺シンチグラフィによる甲状腺疾患の診断，甲状腺摂取率による甲状腺機能の検査
イオマゼニル（^{123}I）［ベンゾダイン］	注射	外科的治療が考慮される部分てんかん患者におけるてんかん焦点の診断
^{131}I-ヨウ化ナトリウム（^{131}I）［ヨウ化ナトリウム］ ＊診断用と治療用がある	経口	甲状腺疾患・甲状腺がん転移巣の診断，甲状腺摂取率による甲状腺機能の検査，甲状腺機能亢進症の治療，甲状腺がんおよび転移巣の治療
^{201}Tl-塩化タリウム（^{201}Tl）［塩化タリウム-Tl201］	注射	心疾患，副甲状腺疾患，腫瘍の診断

18 救急の際に用いられる薬物

1 蘇 生

　患者の急変に限らず，健康な状態であっても，突然の外傷や疾患増悪によって，意識消失を伴う自発的な呼吸の停止や致命的な循環不全を呈することがあり，数分で死亡する場合がある．その救命行為の1つを蘇生という．

　蘇生には，特殊な器具や医薬品を用いず，胸骨圧迫と人工呼吸で行う一次救命処置（basic life support：BLS）と救急車内や病院などで救急救命士や医師が気管挿管や高濃度酸素，薬剤投与も用いて行う二次救命処置（advanced life support：ALS）がある．

　来院時，心肺停止の患者には，搬送されてくる間に一次救命処置が，病院では速やかに二次救命処置が行われる．いずれも酸素化と循環機能の回復にすぐに取り組まなくてならない．酸素化には気道確保や高濃度酸素吸入が行われ，循環機能の回復には，血圧を上昇させ，心臓の冠血流および脳血流増加を目的としてアドレナリンなどが使用される（**表18-1**）．

2 昏 睡

　昏睡は，意識障害の程度の1つであり，覚醒度により傾眠，昏迷（こんめい），半昏睡，昏睡，深昏睡に分類される．また，意識レベルの客観的評価には，ジャパン・コーマ・スケール（Japan Coma Scale：JCS）などのスケールが使用される．

　昏睡患者に対する薬物療法では，その原因により，投与薬剤が変わるため疾患の鑑別が重要である．AIUEOTIPS（アイウエオチップス）などで鑑別すべき主要疾患を意識して

表 18-1　循環機能の回復に用いられる薬物

一般名（商品名）	作用など	主な用法・適応など
アドレナリン（ボスミン）	・α_1 受容体の刺激➡血管収縮（血管抵抗増加） ・β受容体の刺激➡心機能亢進	心停止など
バソプレシン（ピトレシン）	・血管収縮作用➡血圧の上昇	心停止など（保険適用外）
リドカイン（静注用キシロカイン）	・心臓の Na^+ チャネルの遮断➡心室の興奮の抑制	心室性不整脈など
アミオダロン（アンカロン）	・K^+ チャネルの遮断➡不応期の延長 ・Na^+ チャネル・Ca^{2+} チャネルの遮断➡心房・心室の興奮の抑制	心室細動の持続・反復する場合など
ドパミン（イノバン）	・α_1 受容体の刺激➡血管収縮（血管抵抗増加） ・β受容体の刺激➡心機能亢進	心肺が再開し，昇圧を目的とする場合など
ニトログリセリン（ミリスロール）	・低用量で静脈の拡張 ・高用量で静脈・動脈の拡張	手術や処置中に必要な低血圧の維持，異常高血圧の改善など
アトロピン（アトロピン硫酸塩）	・心筋 M_2 受容体の遮断➡心拍数の増加	心停止，徐脈，有機リン剤中毒時など

おく必要がある.

a 低血糖による昏睡

インスリンなどの血糖降下薬を使用中の糖尿病患者などにおいて，服用過誤や予期しない絶食などで血糖が過度に低下した場合，冷や汗や冷感，ふるえや吐き気などの症状を経過して昏睡にいたる．対処として 50%ブドウ糖液を静注する.

b 糖尿病性昏睡

糖尿病の進行時，とくにインスリンの欠乏や作用不足による高血糖状態が持続すると，細胞内では脂肪酸代謝が活発になりケトン体が生成される．血中に出たケトン体は血液を酸性にし，糖尿病性ケトアシドーシスとなり，昏睡にいたる．また，脱水傾向になると，高血糖性高浸透圧状態となり昏睡にいたる．対処は生理食塩水などの細胞外液の十分な輸液と電解質を補充しながら，適切な量の速効型インスリンを投与する.

c 肝性昏睡

肝性昏睡（肝性脳症）は，進行した肝硬変や劇症肝炎などで肝機能が低下した状態にみられる精神神経症状をいう．肝臓では，アミノ酸代謝で生成されるアンモニアや腸内細菌によって産生されたアンモニアを尿素に変換する．肝不全により血中アンモニア濃度が上昇して昏睡にいたる．特殊アミノ酸製剤や高カロリー輸液を投与しながら，腸内でのアンモニア産生菌の増殖を抑えるためにカナマイシン（抗菌作用）やラクツロース（腸内 pH 低下作用）を投与する.

3 けいれん

けいれんとは，てんかんなどの中枢神経の異常や電解質に影響する代謝異常などさまざまな全身性疾患に伴う場合が多く，重篤な疾患の症候の1つとして現れることもある．また症状としては，全身または一部の筋肉が発作的に不随意収縮する神経症候であり，救急の処置が必要となる場合は意識レベルの低下も伴うことが多い．そのため，適切な薬剤選択には，てんかんかその他全身性疾患によるものかの原因検索が重要となる.

a 低血糖によるけいれん

けいれん発作の原因として低血糖が否定できない場合には 50%ブドウ糖液を投与した後，神経興奮によるけいれんを解除する目的でジアゼパムを投与する.

b 低ナトリウム血症によるけいれん

心不全や腎不全，肝障害，ホルモン分泌の異常などによる体内水分量が過剰な状態や，ナトリウム排泄が過剰になることで発現する．倦怠感や頭痛，吐き気，脱力などを訴えることも多い．ナトリウムの補正を行うが，急激なナトリウム補正は中枢機能障害（橋中心髄鞘崩壊症）を起こす可能性があるため要注意である.

c けいれん発作が起こっている場合

てんかん発作の可能性を含め，けいれん発作が起こっている場合はジアゼパムを静注する．ただし，呼吸抑制の副作用の可能性があるため，必ず気道確保（気管挿管，補助呼吸）の準備を整えてから投与を行う．また，ジアゼパムで症状が治まらない場合にはフェニトインを静注する.

表18-2　呼吸障害に用いる薬物

分　類	一般名（商品名）	主な適応など
β_2受容体刺激薬	プロカテロール（メプチン吸入液）	気管支喘息や慢性閉塞性肺疾患（COPD）で十分な自発呼吸がある場合
交感神経刺激薬	アドレナリン（ボスミン注）	アナフィラキシーショックのような意識レベルの低下を伴う呼吸障害（心電図モニターは必ず装着する）
副腎皮質ステロイド薬	メチルプレドニゾロンコハク酸エステル（ソルメドロール注） ヒドロコルチゾンコハク酸エステル（ソル・コーテフ注） デキサメタゾンリン酸エステル（デカドロン注） ベタメタゾンリン酸エステル（リンデロン注）	アナフィラキシー様症状や喘息など
キサンチン系誘導体	アミノフィリン（ネオフィリン注）	気管支喘息やCOPDの急性増悪などで気管支の拡張を期待する場合
好中球エラスターゼ阻害薬	シベレスタットナトリウム（注射用エラスポール）	肺血栓塞栓症や全身性炎症反応を伴う急性肺障害の改善
呼吸中枢刺激薬	ドキサプラム（ドプラム注）	手術後の自発呼吸が戻らない場合

d　けいれん重積状態の場合

　5分以内に治まらず30分以上断続的に持続する場合や，昏睡状態で2回目のけいれん発作が起こるようなけいれんの重積が認められた場合，ジアゼパムやフェニトインを静注する．それらの効果も弱い場合は，チオペンタールを静注し鎮静させ，気管挿管し，全身麻酔下で脳波をモニターしながら投与量を調整することになる．呼吸が止まれば人工呼吸器を装着する．

4　呼吸障害

　気管支喘息，肺水腫，肺血栓塞栓症など種々の原因により，経皮的動脈血酸素飽和度（$\mathrm{SpO_2}$）が90％を下回るような場合には処置が必要となる．とくに救急で処置が必要となる場合は，心肺停止へと進展しうる致死的な症状を呈することもある．

　たとえば，横になると呼吸しにくい状態（起坐呼吸）の気管支喘息の患者には，気管支を拡張させるプロカテロールのようなβ_2受容体刺激薬を速やかに投与するなど，原因疾患によって薬物を選択する（**表18-2**）．

5　鎮痛・鎮静

　救急で来院した際，患者の意識が十分ある場合，その後の処置を安全に行うために患者の不穏・不安を取り除く目的で鎮痛・鎮静薬を使用する（**表18-3**，**18-4**）．

6　高カリウム血症・アシドーシス

　心肺停止のような低循環状態の患者は，低酸素の状態が長時間続くため，高濃度酸素吸入を原則として過換気する．その場合には代謝性アシドーシスをきたす傾向にある．また，心停止状態や災害での広範な挫滅外傷では，細胞内からカリウムが流出して高カリウム血症となる．高カリウム血症の状態は，単に頻脈や徐脈のみならず，致命的な不整脈の原因となる．

表18-3 救急処置などで使用される鎮痛薬

一般名（商品名）	主な適用方法
リドカイン（キシロカイン注，ゼリー）	局所麻酔として皮膚創部に局注または塗布（☞p.252）
ペンタゾシン（ソセゴン注）	非麻薬性鎮痛薬として筋注または静注（☞p.164）
ペチジン（ペチジン塩酸塩注）	麻薬性鎮痛薬として筋注または静注（☞p.163）
フェンタニル（フェンタニル注，アブストラル舌下錠）	麻薬性鎮痛薬として，静注または舌下投与（☞p.163）

表18-4 救急処置などで使用される鎮静薬

一般名（商品名）	主な適応など
プロポフォール（ディプリバン注）	迅速に深い鎮静が必要なとき（気管支拡張作用があり喘息発作時にも使用可能）
ミダゾラム（ドルミカム注射液）	浅い鎮静が必要なとき
チアミラール（チトゾール注用）	迅速に深い鎮静が必要なとき（呼吸抑制が強く，気道確保と補助換気の準備が必要）
デクスメデトミジン（プレセデックス静注液）	認知機能や自発呼吸を維持しながら，体性痛や不安の抑制が必要なとき
ケタミン（ケタラール静注用）	急性の体性痛に著効（内臓痛には無効），筋弛緩を必要としない熱傷などの処置

　重炭酸（炭酸水素）ナトリウム注射液は，全身性に体液をアルカリ化する作用があり，高カリウム血症や高度代謝性アシドーシスを伴う心停止，薬物中毒における排泄促進などに使用される．

19 中毒と解毒薬

A 中 毒

1 中毒と応急処置

中毒には，薬物をやめたいにもかかわらず摂取を続ける依存症に基づく**慢性中毒**，および過量や適用外の医薬品あるいは毒物により引き起こされる**急性中毒**がある．本章では，中毒を引き起こすものを「薬毒物」と総称する．

意識障害，けいれん，呼吸器系・循環器系の障害がある急性中毒患者への応急処置としては，気道確保（呼吸），心機能（脈拍）の確認を最優先とする．たとえば，意識障害などがある場合には誤嚥の有無を確認すること，けいれんを生じた場合には，抗けいれん薬のジアゼパムなどを投与することなどに配慮すべきである．その後，胃洗浄，排泄促進，解毒薬の投与を行う．

2 薬毒物の吸収抑制，遅延，排泄促進（表19-1）

薬毒物の経口摂取1〜2時間後では胃内の物質を体外へ出させる目的で**胃洗浄**を行う．ただし，意識障害や意識があっても強酸性や強アルカリ性の薬毒物（腐食性薬毒物）の場合には胃洗浄は禁忌である（胃洗浄時の誤嚥や皮膚粘膜を障害する可能性がある）．胃洗浄は，経口胃管を挿入し，洗浄液を注入して排液する．洗浄液として，成人では水道水を38℃程度に加温して使用してもよいが，小児（5歳以下）では低ナトリウム血症を避けるために生理食塩水が望ましい．

腸内への移行が考えられる場合（摂取4時間以上経過時）には，胃洗浄後に吸着剤（活

表19-1 薬毒物の体外除去法

体外除去法	特 徴
催 吐	中毒早期の経口摂取薬毒物の多くで有効である．ただし，すでに意識障害がある場合や，腐食性薬毒物や揮発性薬毒物の場合には禁忌である
胃洗浄	胃内に残留する薬毒物を胃管により回収する方法で，催吐と比較して薬毒物の除去率が高い．ただし，けいれんや気管非挿管下で意識障害のある場合，腐食性薬毒物の場合は禁忌である
腸洗浄	腸からの吸収を妨げるために胃洗浄後に吸着剤・塩類下剤を注入する
利尿薬の投与	腎臓からの薬毒物の排泄を促進するために浸透圧利尿薬を投与する．腎排泄されやすい薬毒物で一定の効果がある
活性炭の投与	活性炭に消化管内の未吸収薬毒物を吸着させて吸収を防ぐ．すでに吸収された薬毒物または非経口投与の薬毒物の体外排泄を促進する作用もある
血液透析	物質を透析により血液中から除去する方法であり，水溶性薬毒物やタンパク質結合率の低い薬毒物で有効である

性炭）および下剤を投与して腸洗浄を行う．このような処置を取ることで薬毒物の吸収の阻害や遅延が期待できる．

　一方で，腎臓からの排泄を促進することを目的に尿量を増やす処置を行う．輸液と利尿薬（フロセミド，マンニトールなど）を投与して尿量250〜500 mL/時にする．酸性薬毒物では尿をアルカリ化して薬毒物の尿中排泄を促進する．

B　解　毒

　中毒原因物質（薬毒物）の解毒には，特異的な解毒薬や特異的拮抗薬を用いる（**表19-2**）．また，金属ではキレート剤に結合させて排泄する．

1　医薬品中毒

　医薬品の長期間服用による臓器毒性あるいは過量服用による有害作用が現れることがある．

a　中枢抑制薬

　オピオイド鎮痛薬（モルヒネなど）の中枢神経抑制作用は，大脳皮質の抑制（意識消失）に始まり，順次下降して延髄の抑制による呼吸の抑制を起こす．一時的な大量服用による急性中毒では，悪心・嘔吐，昏睡，呼吸の麻痺を起こし，死にいたる場合もある．また，慢性中毒では，不安，不眠，幻覚，手足のふるえなどがみられ，摂取を中止すると退薬症状（禁断症状）を起こす．急性中毒の処置にはオピオイド拮抗薬（ナロキソンなど）が用

表19-2　医薬品中毒と解毒薬・拮抗薬

薬毒物	分　類	解毒薬・拮抗薬	解毒機構
モルヒネ	オピオイド鎮痛薬	ナロキソンの静注	・オピオイドμ受容体遮断
ベンゾジアゼピン系薬	抗不安薬，睡眠薬など	フルマゼニルの点滴静注	・ベンゾジアゼピン受容体遮断
バルビツール酸系薬	抗てんかん薬など	炭酸水素ナトリウムの静注	・尿のアルカリ化による尿中排泄促進
アセトアミノフェン	鎮痛薬	N-アセチルシステイン	・解毒に利用されるグルタチオンの前駆体の補給
炭酸リチウム	気分安定薬	なし	・十分な補液と利尿薬（アミノフィリン）の使用による尿中排泄促進
ワルファリンカリウム	抗血栓薬	ビタミンK	・ワルファリンで減少したビタミンKの補給
ヘパリンナトリウム	抗血栓薬	プロタミン	・中和作用
シクロホスファミドイホスファミド	抗がん薬，免疫抑制薬など	メスナの静注または点滴静注	・出血性膀胱炎の原因物質であるアクロレインの無毒化 ・十分な補液を投与してアクロレインの尿中排泄促進
メトトレキサート	抗がん薬，免疫抑制薬など	ホリナートカルシウムの静注または筋注	・葉酸製剤（メトトレキサートにより減少した葉酸の補給）
		炭酸水素ナトリウムの静注	・尿のアルカリ化による尿細管への結晶沈着の防止

いられる（☞ p.164）.

　ベンゾジアゼピン系薬およびバルビツール酸系薬の急性中毒でも呼吸抑制がみられることがある．ベンゾジアゼピン系薬の中毒ではベンゾジアゼピン受容体遮断薬（フルマゼニル）が投与され，バルビツール酸系薬中毒では尿中排泄の促進のために尿アルカリ化薬の炭酸水素ナトリウムの投与が行われる．

b アセトアミノフェン

　解熱鎮痛薬や総合感冒薬などの多くの一般用医薬品に含まれる．その急性中毒としては，多量服用例により2〜3日後に肝障害がみられ，肝不全から死亡することがある．その肝障害の原因物質は，アセトアミノフェンの肝臓での代謝産物（*N*-アセチル-*p*-ベンゾキノンイミン）である．その代謝産物は体内のグルタチオンにより解毒されるので，解毒薬にはグルタチオンの生合成に必要な **N-アセチルシステイン**が用いられる．

2 農薬中毒（表19-3）

　農薬には，除草剤，殺虫剤，殺鼠剤などがあり，化学的分類として有機リン剤，カルバメート剤，有機塩素系化合物，タリウムなどの種類がある．

　有機リン剤は，アセチルコリンを分解する酵素である**コリンエステラーゼ**を不可逆的に阻害し，アセチルコリン濃度を高めてコリン作動性神経の持続的な過剰興奮を起こす．そのため，縮瞳，徐脈，血圧低下などの副交感神経の過剰興奮の症状，意識障害，振戦などの中枢神経障害およびけいれんなどの運動神経の過剰興奮症状などを起こす．解毒薬としては，不活化したコリンエステラーゼを回復させる作用をもつ**プラリドキシムヨウ化メチル（PAM）**が用いられる．

　カルバメート剤はコリンエステラーゼを可逆的に阻害し，有機リン剤と同様の症状を示すが，有機リン剤よりも発症時間や回復時間が速い．気管支れん縮および気管支漏の軽減など呼吸系の症状には，解毒薬として**アトロピン**が用いられる．

3 化学用品・工業用品による中毒（表19-4）

a メタノール

　中毒症状としては，視力障害，消化器障害，意識障害などがあげられる．メタノールは肝臓で代謝されてホルムアルデヒドとなり，最終的にギ酸になる．ホルムアルデヒドやギ

表19-3 **農薬中毒と解毒薬・拮抗薬**

中毒原因物質	解毒薬・拮抗薬	解毒機構
有機リン剤（不可逆的コリンエステラーゼ阻害作用）	プラリドキシムヨウ化メチル（PAM）の静注	コリンエステラーゼの再賦活化
	アトロピンの筋注または皮下注	ムスカリン性アセチルコリン受容体の遮断
カルバメート剤（可逆的コリンエステラーゼ阻害作用）	アトロピンの筋注または皮下注	ムスカリン性アセチルコリン受容体の遮断
有機塩素剤	コレスチラミン	吸着して排泄の促進
タリウム	プルシアンブルー	結合による腸管吸収の抑制と排泄の促進

表19-4　化学用品・工業用品中毒と解毒薬・拮抗薬

中毒原因物質	解毒薬・拮抗薬	解毒機構
メタノール	ホメピゾール	肝臓のアルコール脱水素酵素を阻害して，ホルムアルデヒドとギ酸の生成抑制
金　属	ペニシラミン	キレート剤として水銀，銅，鉛，クロムなどと結合・解毒
	ジメルカプロール（BAL）の筋注	キレート剤として水銀，銅，鉛，クロム，ヒ素などと結合・解毒，カドミウム，鉄，セレン中毒には使用不可（毒性の増強）
	エデト酸カルシウム二ナトリウム水和物（EDTA）	キレート剤として鉛と結合・解毒
	デフェロキサミンメシル酸塩の筋注	キレート剤として3価鉄イオンと結合・解毒

酸はメタノールよりも強い毒性をもつ．解毒薬であるホメピゾールは，肝臓のアルコール脱水素酵素を阻害して，メタノールからホルムアルデヒドとギ酸の生成を抑制して中毒症状を改善する．

b 金　属

　ヒ素の毒性は有機ヒ素よりも無機ヒ素のほうが高く，初期の中毒症状としては悪心・嘔吐，腹痛，下痢，血圧低下などがみられ，その後，肝機能障害，四肢の感覚異常がみられる．解毒薬としては，ヒ素と錯体を形成するキレート剤が有効である．**ジメルカプロール**が第1選択であり，ペニシラミンや2,3-ジメルカプトコハク酸も用いられる．

　鉛（なまり）の長期曝露による中毒もあり，鉛入り塗料を扱う職業あるいは自動車用バッテリー廃品の電極板から鉛を精製する業務に従事するなかで中毒を起こすことがある．このような中毒の解毒に，EDTAなどのキレート剤[*1]を用いる．

＊1　**キレート剤**：金属イオンと錯体といわれるものを形成し，金属によるさまざまな影響を封じ込めてしまうようなはたらきがある．

20 漢方薬

漢方薬は，自然界にある植物，鉱物，動物などが起源となる生薬を組み合わせてつくられる薬剤である．数千年という長い歴史を重ねた経験を基に生み出されてきた．本章では，漢方（東洋医学）の基本概念および近年医療現場で広く用いられる漢方薬について説明する．

1 漢方の基本概念

漢方の体系は，「証（虚・実）」や「気・血・水」などの特徴的な基本的な概念により成り立っている．「虚・実」とは，患者の体力や体質および体力と病（邪）の間の相関的な強さの指標として使用される．具体的には，体力は「虚＝低下，実＝充実」，体格は「虚＝筋骨薄弱，実＝良好な筋骨発達」，病（邪）は「虚＝症状が必ずしも激しくはないが，いつまでも治りにくく，予後も芳しくない場合が多い，実＝症状が一見重篤にみえるが，時がくれば治りやすい」となる．「気・血・水」とは，人間の体と心を構成する3つの要素を示す概念であり，「気＝活力・生命力」「血＝血液」「水＝血液以外の体液（組織液やリンパなど）」を示す．「気」の不調を気虚といい，無気力，疲労感，倦怠感，食欲不振など，「血」の不調を瘀血といい，月経不順，便秘など，「水」の不調を水毒や水滞といい，むくみ，めまい，下痢，排尿異常などの症状がみられる．

臨床的には，患者の「虚・実」と「気・血・水」の概念を基に漢方薬処方が決められる．たとえば，食欲不振などには補中益気湯が用いられるが，この漢方処方は，「虚」で「気」が衰退して活発に活動できない「気虚」の患者が適応となる．

2 漢方薬の使用上の注意

a 漢方製剤の体内吸収

漢方薬を構成する生薬の主要な薬理活性には，主にアルカロイド，タンニン，それらの配糖体（成分内に糖をもつ）などがある．これらの成分の多くは，吸収や活性化に腸内細菌叢が関係しており，抽出成分の状態では腸管から吸収されて効果が現れることはない．たとえば，ニンジンの有効成分ジンセノサイドは配糖体であり，服用後に大腸まで運ばれて腸内細菌叢で活性化・吸収されることで薬効を示す．また，成分により吸収機構が異なり，薬効発現には個人差がある．したがって，漢方製剤の吸収率を高めるために空腹時（食前・食間）に服用することが多い．

b 漢方薬の作用

同じ漢方薬でも効果を示す人と示さない人がいる．それは「証（虚・実）」や「気・血・水」の違いによるものと考えられる．また，漢方薬は多種多様な生薬成分が総合的にはたらいて効果を現す．大建中湯は，構成生薬が乾姜（カンキョウ），人参（ニンジン），山椒（サンショウ），膠飴（コウイ）であり，カンキョウの腸管血流の増加作用とニンジンの抗

疲労作用や抗潰瘍作用などがあり，腸管通過障害による腹痛，腹部膨満感の改善や便秘などに効果を示して術後のイレウスにも用いられる．

▶ **副作用**　漢方薬は副作用が少ないという誤解があるが，多くの副作用がある（**表20-2**）．重篤な副作用や多剤との併用注意なども多くみられ，使用には可能な限り漢方の専門医師や薬剤師への確認が必要である．多くの漢方薬の構成生薬である甘草（カンゾウ）は，偽アルドステロン症（高血圧，低カリウム血症など）が現れることがある．麻黄（マオウ）は，エフェドリンを主成分とする生薬で，咳を抑える薬理作用があるが，中枢神経系を賦活する作用もある．そのため，不眠，動悸などが現れることがある．また，附子（ブシ）も，新陳代謝機能の衰えた患者に対して強心作用や鎮痛効果を示すが，体力の充実している患者では，逆に，心悸亢進，のぼせ，悪心などが現れることがある．

3 ｜ 漢方薬の使用上の注意

　　近年，医療機関で用いられる漢方薬の多くは抽出成分を乾燥させた散剤，顆粒剤，エキス剤である．ここでは，近年医療機関で広く用いられる代表的な漢方製剤の構成生薬成分と適応（**表20-1**）および代表的な副作用（**表20-2**）を示す．

表 20-1　**臨床でよく使われている漢方薬**　※構成生薬の赤字は副作用に注意が必要な生薬

呼吸器の病気

販売名	構成生薬	適応
カッコントウ 葛根湯	カッコン，マオウ，タイソウ，ケイヒ，シャクヤク，カンゾウ，ショウキョウ	かぜの初期（汗をかいていないもの），鼻かぜ，鼻炎，頭痛，肩こり，筋肉痛，手や肩の痛み
ショウセイリュウトウ 小青竜湯	マオウ，シャクヤク，カンキョウ，カンゾウ，ケイヒ，サイシン，ゴミシ，ハンゲ	気管支炎，気管支喘息，鼻炎，アレルギー性鼻炎，むくみ，かぜ，花粉症
バクモンドウトウ 麦門冬湯	バクモンドウ，ハンゲ，コウベイ，タイソウ，ニンジン，カンゾウ	空咳，気管支炎，気管支喘息，咽頭炎，しわがれ声

胃腸の病気

販売名	構成生薬	効能・効果
サイコケイシトウ 柴胡桂枝湯	サイコ，ハンゲ，ケイヒ，シャクヤク，オウゴン，ニンジン，タイソウ，カンゾウ，ショウキョウ	胃腸炎，かぜの中期から後期の症状
ショウサイコトウ 小柴胡湯	サイコ，ハンゲ，ショウキョウ，オウゴン，ニンジン，タイソウ，カンゾウ	食欲不振，吐き気，胃炎，胃痛，胃腸虚弱，疲労感，かぜの後期の諸症状
ダイケンチュウトウ 大建中湯	サンショウ，ニンジン，カンキョウ，コウイ	腹が冷えて痛み，腹部膨満感
ダイオウカンゾウトウ 大黄甘草湯	ダイオウ，カンゾウ	便秘症

婦人科系の病気

販売名	構成生薬	効能・効果
カミショウヨウサン 加味逍遙散	トウキ, シャクヤク, ビャクジュツ, ブクリョウ, サイコ, ボタンピ, サンシシ, カンゾウ, ハッカ, ショウキョウ	冷え症, 虚弱体質, 月経不順, 月経困難, 更年期障害, 血の道症*, 不眠症
トウキシャクヤク 当帰芍薬散	トウキ, センキュウ, ブクリョウ, ビャクジュツ, タクシャ, シャクヤク	月経不順, 月経異常, 月経痛, 更年期障害, 産前産後あるいは流産による障害（貧血, 疲労・倦怠感, むくみ）, めまい, 立ちくらみ, 頭重, 肩こり, 腰痛, 足腰の冷え症, しもやけ, むくみ, しみ, 耳鳴り

*血の道症：月経, 妊娠, 出産, 産後, 更年期など女性のホルモンの変動に伴って現れる精神不安やいらだちなどの精神神経症状および身体症状

精神・神経系の病気

販売名	構成生薬	効能・効果
サイボクトウ 柴朴湯	サイコ, ハンゲ, ショウキョウ, オウゴン, タイソウ, ニンジン, コウボク, カンゾウ, ソヨウ, ブクリョウ	気管支喘息, 小児喘息, 咳, 気管支炎, 不安神経症

外科手後に使用

販売名	構成生薬	効能・効果
シャクヤクカンゾウトウ 芍薬甘草湯	シャクヤク, カンゾウ	こむらがえり, 筋肉のけいれん, 腹痛, 腰痛
ホチュウエッキトウ 補中益気湯	ニンジン, ビャクジュツ, オウギ, タイソウ, サイコ, チンピ, トウキ, カンゾウ, ショウキョウ, ショウマ	夏やせ, 病後の体力増強, 食欲不振, 胃下垂, かぜ, 痔, 脱肛, 子宮下垂, 陰萎, 多汗症

高齢者

販売名	構成生薬	効能・効果
ゴシャジンキガン 牛車腎気丸	ジオウ, サンシュユ, サンヤク, タクシャ, ブクリョウ, ボタンピ, ゴシツ, シャゼンシ, ケイヒ, ブシ末	下肢痛, 腰痛, しびれ, 高齢者のかすみ目, かゆみ, 排尿困難, 頻尿, むくみ, 高血圧に伴う随伴症状の改善（肩こり, 頭重, 耳鳴り）
ハチミジオウガン 八味地黄丸	ジオウ, サンシュユ, サンヤク, タクシャ, ブクリョウ, ボタンピ, ケイヒ, ブシ末	下肢痛, 腰痛, しびれ, 高齢者のかすみ目, かゆみ, 排尿困難, 残尿感, 夜間尿, 頻尿, むくみ, 高血圧に伴う随伴症状の改善（肩こり, 頭重, 耳鳴り）, 軽い尿漏れ
チョレイトウ 猪苓湯	チョレイ, ブクリョウ, タクシャ, アキョウ, カッセキ	排尿困難, 排尿痛, 残尿感, 頻尿, むくみ

肥満

販売名	構成生薬	効能・効果
ボウフウツウショウサン 防風通聖散	トウキ, シャクヤク, センキュウ, サンシシ, レンギョウ, ハッカ, ケイガイ, ボウフウ, マオウ, ビャクジュツ, キキョウ, オウゴン, カンゾウ, セッコウ, ショウキョウ, ダイオウ, 乾燥硫酸ナトリウム, カッセキ	高血圧や肥満に伴う動悸, 肩こり, のぼせ, むくみ, 便秘, 蓄膿症（副鼻腔炎）, 湿疹, 皮膚炎, ざ瘡（ニキビ）, 肥満症
ボウイオウギトウ 防已黄耆湯	ボウイ, オウギ, ビャクジュツ, タイソウ, カンゾウ, ショウキョウ	肥満に伴う関節の腫れや痛み, むくみ, 多汗症, 肥満症（筋肉にしまりのない, いわゆる水ぶとり）

表20-2　漢方薬の代表的な副作用

漢方処方もしくは配合生薬	注意事項など
小柴胡湯	重篤な副作用：間質性肺炎（発熱，咳嗽，呼吸困難，肺音の異常），偽アルドステロン症 禁忌：インターフェロンの治療を受けている患者
ダイオウ	子宮収縮作用および骨盤内臓器の充血作用により流・早産 注意：妊娠または妊娠している可能性のある婦人
マオウ	キサンチン系薬やモノアミン酸化酵素阻害薬，カテーコルアミン製剤との併用で，不眠，発汗過多，頻脈，動悸，精神興奮
カンゾウ	偽アルドステロン症（高血圧，低カリウム血症：尿量減少，むくみなど）
ジオウ	消化器症状（胃部不快感，下痢） 注意：胃腸虚弱の患者
ニンジン	のぼせ，頭痛，興奮，睡眠障害 注意：体力のある患者
ブシ	心悸亢進，のぼせ，舌のしびれ，吐き気 注意：体力の充実している患者

21 薬物療法における看護のポイント

　　看護師は，対象者（患者）の傍らに寄り添い日常生活からかかわりをもち，患者のことを深く理解することができる職業である．最近，薬剤師が病棟をまわり，患者への服薬指導などを行う機会が増加している．しかし，看護師は対象者（患者）の体調，日常生活の様式，患者の性格や家族背景などを直接的に情報収集し，理解しているからこそ，患者の個別性にあった服薬方法を患者や他職種と共に考えることができる．

1 看護師が行う服薬指導時の留意点

　　患者が適切に服薬を行っていけるように，患者および，その家族の背景を把握する必要がある．以下，看護師が行う服薬指導時の留意点を述べる．

a 与薬時の確認事項

①処方箋や指示書の記載内容が適切であるか，また，処方箋と指示書が患者や家族のものであるか確認する．

②対象者（患者）に対して誤って薬物投与を行ってしまわないように看護師も責任をもち，誤薬を防止するための「与薬の6R（氏名，薬剤名，目的，用量，用法，時間）」の確認を行う（☞p.3）．

③患者の疾病，病態，症状，経過を把握する（既往歴やアレルギー体質，すでに内服している薬物などについても把握しておく）．

④処方薬の作用・副作用，服用時の注意点などを把握する．

b 家族およびキーパーソンの理解

　　家族構成，同居人はいるのか，キーパーソン（患者との関係性が最も高い人）を把握する．支援者が必要な場合，家族やキーパーソンにも服薬指導に同席してもらう．また，乳幼児，認知度が低下している患者の場合，家族にも薬物療法および服薬方法について理解してもらう．

c 薬物療法に対する理解

1）患者

①患者が疾病や薬物療法について，どのように思っているかを把握する．

②患者が疾病について，どの程度，知識をもち，理解できているかを把握する．

③患者が薬物について，どの程度，知識があり理解できているか，また管理能力がどの程度あるのかを把握する．

　・患者のアドヒアランスを確認する（☞p.4）．

　・服用時の患者を観察し，服用方法などを確認する．

④患者の過去，現在，退院後の1日の過ごし方を情報収集する．

　・食事時間や食事内容，仕事の有無および仕事内容などを把握する．

　・とくに患者自身も1日の過ごし方を振り返り，服薬について考える機会となるように

かかわる.

2）家族・キーパーソン

①家族やキーパーソンの理解力，管理能力，仕事の有無などを把握する.

②家族やキーパーソンが，患者の疾病について，どの程度知識があり理解しているか把握する.

③家族やキーパーソンが，患者の服用している薬物について，どの程度知識があり理解しているか把握する.

d　その他の注意点

①患者の症状の変化や薬物の効果を観察し，患者の状態に薬物が合っていないと判断した場合や服薬方法の変更が必要であると考えられた場合，医師や薬剤師に報告・相談する.

②小児の場合，心身共に発達途上のため，薬物に対する生体反応が成人とは異なる.年齢によっては患者のみで服用できないこともある.また薬物の剤形や味によりアドヒアランスに大きく影響することなど，小児の特徴が存在する.そのため本人の理解力に合わせて，患者自身に薬物の作用，服薬方法などについてわかりやすい言葉や方法で丁寧に説明すると共に，両親に理解してもらうことが重要となってくる.

③高齢者は，複数の慢性疾患を患っていることが多いため，薬物の種類も多く，飲み忘れなどの危険性も高くなる.また，薬物の飲み合わせや副作用にも注意する必要がある.

高齢者は，視力や聴力，認知機能の低下が原因となり，服薬指導の内容を理解すること自体が難しい状況となる.加えて独居などで周囲のサポートが不足している可能性も高く，服薬に対してのアドヒアランスにも影響する.そのためわかりやすい言葉で，患者自身に薬物の作用，服薬方法などを説明する.また服薬内容や方法を簡易にするために薬剤師や医師に相談し医療従事者間で連携をとる.

以上のように，服薬にかかわる観察のポイントとしては，服薬後，これらの内容を患者，家族が理解でき実施できているか話をしっかり聴く，薬包や残薬の状態を把握するなどがあげられる.

2　与薬時に共通するインシデント事例

医薬品による医療事故は高い頻度で慢性的に発生している.インシデントとは，対象者（患者）に傷害を及ぼす危険があった未然事故のことである.看護師は薬剤を患者に投与する最終段階にかかわることも多く「誤れば人は死ぬ」ということを意識する必要がある.また，安全を守れる知識や技術を習得することは大切な課題である.与薬時に共通するインシデント事例を提示するので，各事例の要因や対策案について考えながら読み進めてほしい.

a　患者の取り違え

事例：看護師は，患者Bの名前が書いてある薬をもって患者Aのところへ行った.看護師は患者Aを患者Bと思い，患者Bの薬を見せながら「Bさんですね」とフルネームで声をかけた.患者Aは「はい」と返答し，患者Bの薬を内服した.看護師は，その直後に患者Aのネームバンドの名前が目に入り，間違いに気づいた.

要因　医療従事者が氏名を呼ぶと，反射的に患者は「はい」と返事をしてしまうこと

もある．医療従事者は返事があったからといって，患者が特定できたとは思ってはならない．

対策例 誤薬を防止するための「与薬の6R」のRight Patient（正しい患者）の実施

・口頭で患者を確認する際は，患者に名乗ってもらい，医療従事者がもっている患者情報と照合する．

・患者にはリストバンドを装着してもらうなど，氏名の確認ができるものを身につけてもらう．

b 薬剤の取り違え

事例：「プリンペラン®」は茶色のアンプルという認識でペルジピン®と薬を取り違えた．

要 因 アンプルの色や形が類似している場合，錯覚し薬剤の取り違えが起きる（**図21-1**）．

対策例 誤薬を防止するための「与薬の6R」のRight Drug（正しい薬）の実施

・アンプルの色や形で判断せず，薬剤を手に取った際に薬剤名を確認する．

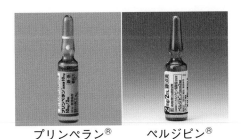

プリンペラン® ペルジピン®

図21-1 プリンペランとペルジピンの製剤写真
［写真提供：日医工株式会社，アステラス製薬株式会社］

c インスリンの単位の誤解

事例：看護師は，患者にインスリン製剤のヒューマリン®R注100単位/mL（1単位0.01 mL）4単位を皮下注射することを指示書で確認した．インスリンの4単位は4 mLであると思っていたため，注射器にヒューマリン®R注4 mL（400単位）準備した．

要 因 インスリン1単位を1 mLと誤って認識していた．

対策例 誤薬を防止するための「与薬の6R」のRight Dose（正しい用量）の実施

・インスリンのバイアル製剤は，1単位が0.01 mLであることを正しく理解しておく．

・製剤容器に表示されている「ヒューマリン®R注100単位/mL」の表示を注意深く確認する．

d 持参薬の確認不足

事例：医師は，肺炎治療の目的で緊急入院した患児にメロペネム（抗菌薬）を4日間静脈投与した．退院翌日，強い不穏（不安げで落ち着きがなく興奮するなど）状態が現れ，患児は他院を受診し，「バルプロ酸（抗てんかん薬）を服用中にメロペネムを投与したため，バルプロ酸の血中濃度が下がり不穏状態が生じた可能性がある」と説明を受けた．入院時の紹介状やカルテの病歴欄には，患児が持参薬として抗てんかん薬を服用している旨が記載されていたが，担当医も看護師も薬剤名を把握していなかった．

要因　緊急入院のため，症状の改善を優先した治療を行い，病歴や持参薬を確認していなかった．

対策例

・紹介状の病歴や持参薬の情報は見落とさないよう注意する．

・患者，家族に病歴・持参薬についての情報を確認する．

e PTPシートの誤飲

事例：病棟では，看護師が与薬する際，PTPシートから薬剤を取り出して患者に渡すことになっていた．夕食後，看護師は患者にワルファリンのPTPシートを1錠に切り離し，1回分をそのまま渡した．30分後にナースコールがあり，家族から「PTPシートごと飲み込んだかもしれない」といわれた．内視鏡にて胃内にPTPシートを確認し，摘出した．

要因　看護師がPTPシート（**図21-2**）から薬剤を取り出さずに患者へ渡した．

対策例

・患者に薬剤を渡す際は，PTPシートから取り出して渡す．

・PTPシートで包装されている薬は1つずつに切り離さない．

f 服用方法の説明不足

事例：医師は狭心症で発作を起こしている患者に対し，ニトログリセリン（舌下錠）を看護師に与薬するよう指示をした．看護師は患者に舌下錠の服用方法を説明しなかったため，患者は飲み込もうとした．

要因　看護師が薬を口に含む前に服用方法を説明しなかったため，患者は口から摂取する薬は飲み込むものと思ってしまった．

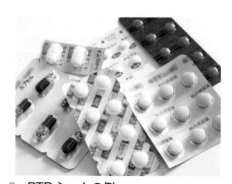

図21-2　PTPシートの例
PTPシート（press through pack）：固形内服薬の包装形態の1つ．

対策例　誤薬を防止するための「与薬の 6 R」の Right Route（正しい用法）の実施
・使用経験のある薬でも，与薬する際には必ず服用方法を説明する．

g 点滴チューブの確認不足

事例：患者にアミノレバン®（肝不全用アミノ酸輸液製剤）500 mL を 4 時間（125 mL/時）で点滴静脈内注射するよう指示されていた．1 時間後，確認すると残量が 450 mL であった．点滴の滴下状態に異常はなかったが，患者が体位変換をすると点滴のチューブが折れ曲がりやすくなっていた．

要因　患者の体位変換に伴う点滴チューブの閉塞の可能性を予測できなかった．

対策例　誤薬を防止するための「与薬の 6 R」の Right Time（正しい投与時間）の実施
・点滴速度の調整は，滴下開始時の正確な速度設定だけでなく，患者の体位変換などに伴う点滴チューブの閉塞が起きないようにチューブの位置を整える．
・患者の動きにより点滴速度が変化する可能性がある場合，滴下状態のチェックを怠らない．

索引

薬剤名は**ゴシック体**表記した．圇は商品名であることを示す．
表中に記載のある場合はページに t を付している．

和文索引

あ

アーガメイト圇　113t
アーゼラ圇　209t
アーチスト圇　45t,54t,59t,63t
アーテン圇　50t,231t
アービタックス圇　209t
アイオピジンUD圇　245t
アイセントレス圇　195t
アイトロール圇　59t
アイビーディ圇　174t
アイファガン圇　245t
アカルディ圇　63t
アカルボース　143t,146
アキネトン圇　50t,231t
悪性腫瘍　203
悪性症候群　223,232,255
悪性貧血　71
アクセノン圇　229t
アクチバシン圇　236t
アクテムラ圇　176t
アクトス圇　143t
アクロマイシン圇　187t
アゴニスト　10
アザクタム圇　186t
アザセトロン　92t
アザチオプリン　175t,176t
アザニン圇　176t
亜酸化窒素　249t
アシクロビル　197,197t,240t,243t
アジスロマイシン　187t,188
アジソン病　131
アシドーシス　259
アジルサルタン　54t,55,63t,64
アジルバ圇　54t,63t
アスコルビン酸　79t,80
アストミン圇　106t
アズトレオナム　186t
アスナプレビル　97t
アスパラ-CA圇　113t,179t
アスパラカリウム圇　113t
L-**アスパラギン酸カリウム**　113t
L-**アスパラギン酸カルシウム**　113t,
　178t,179t
アスピリン　59t,60,75,157t,158t,236t
アスピリン・ダイアルミート配合
　158t
アスピリンジレンマ　75
アスピリン喘息　76,159
アスベリン圇　106t
アスペルギルス属　192,193
アズレンスルホン酸ナトリウム水和物
　86t

アセタゾラミド　109t,110,114t,116,
　245t,246t
アセタノール圇　45t
アセチルコリン　46,234
アセチルコリンエステラーゼ　46,234
アセチルコリン作動性神経　230
アセチルシステイン　107t,108
N-**アセチルシステイン**　262t,263
アセトアミノフェン　161,263
アゼプチン圇　173t
アセブトロール　45t
アゼラスチン　173
アゾール系薬　192
アゾセミド　63t,114
アタザナビル　195t
アダラート圇　54t
アダリムマブ　175t,176t
アディポネクチン　146
アテゾリズマブ　209t,212
アデノシンA_{2A}受容体　217
アデノシン三リン酸二ナトリウム水和
　物　246t
アデノシン受容体遮断薬　233
アデノシン二リン酸　74
　　——P2Y12受容体遮断薬　60,76
アテノロール　45t,54t,67t,68
アデホス圇　246t
アデホビル ピボキシル　97
アテローム血栓性脳梗塞　235
アドエア圇　101t,103t
アドソルビン圇　93t
アドナ圇　79t
アトニン-O圇　127t
アドヒアランス　4
アトピー型気管支喘息　99
アドフィードパップ圇　158t
アドリアシン圇　206t
アトルバスタチン　148t,150t
アドレナリン　41,125t,215,257t,259t
　　——の反転現象　43
アドレナリン作動性神経　39
アドレナリン作動性神経遮断薬　45
アドレナリン作動薬　62
アドレナリン受容体遮断薬　45
アトロピン　48,49,243t,251t,257t,263
アトロピン代用薬　49
アトロベント圇　50t
アナストロゾール　136,212t
アナフィラキシーショック　31,170
アナフラニール圇　225t
アナペイン圇　254t
アネキセート圇　109t
アバカビル　195t
アバスチン圇　209t
アバタセプト　175t,176t

アビガン圇　196t
アピキサバン　75t,78
アビラテロン酢酸エステル　212t
アファチニブ　209t,210
アブストラル圇　163t,260t
アプニション圇　109t
アプラクロニジン　245t
アプレピタント　92t
アフロクアロン　255
アベルマブ　209t,212
アヘン　161
アポクリン汗腺　240
アボルブ圇　120t,138t
アマリール圇　143t
アマンタジン　196,231t,232
アミオダロン　67t,68,257t
アミカシン　187t
アミカマイシン圇　187t
アミティーザ圇　94t
アミドトリゾ酸ナトリウムメグルミン
　256t
アミトリプチリン　167t,225t,238
アミノ安息香酸エチル　254t
アミノグリコシド系薬　188
アミノフィリン　109t,110,259t
アミロイドβ　233
アミロライド感受性Na^+チャネル遮
　断薬　115
アミン系薬　193
アムビゾーム圇　193t
アムホテリシンB　193
アムロジピン　54t,55,59
アモキサピン　225t
アモキサン圇　225t
アモキシシリン　88,186t
アモスラロール　45t
アモバン圇　219t
アラキドン酸　156
アラキドン酸カスケード　156
アラセナ-A圇　197t
アラバ圇　176t
アリスキレン　54t,56
アリセプト圇　234t
アリピプラゾール　222,223t
アリミデックス圇　136t,212t
アリルエストレノール　120,138t
アリロクマブ　150t,151
アルガトロバン　75t,77,236t
アルキル化薬　205
アルクロメタゾン　241t
アルコール性肝炎　96
アルサルミン圇　86t
アルダクトンA圇　63t,114t
アルチバ圇　163t
アルツハイマー型認知症　234

アルツハイマー型認知症治療薬　234
アルテプラーゼ　59t,60,75t,79,236
アルドステロン　112,125t,130
　　　──の過剰分泌　131
アルドステロン拮抗薬　115,134
アルファカルシドール　139,178,179t
アルブミナー商　83t
アルブミン製剤　82
アルプロスタジル　75t,240t
アルベカシン　188
アルベンダゾール　198t
アルメタ商　241t
アレギサール商　172t
アレグラ商　173t
アレジオン　103t,173t
アレビアチン商　229t
アレルギー反応　31,170
アレルゲン　31,170
アレロック商　173t
アレンドロン酸　179
アロエ　94t
アローゼン商　94t
アロキシ商　92t
アログリプチン　143t,147
アロチノロール　54t,120t,154
アロマシン商　136t,212t
アロマターゼ阻害薬　136,212
アンカロン商　67t,257t
アンコチル商　193t
安全域　9
アンタゴニスト　10
アンチトロンビンⅢ　60
アンチトロンビン製剤　84
アンチレクス商　48t
アンドロゲン　125t,130,134
アンドロゲン受容体遮断薬　138
アンドロステンジオン　125t
アンピシリン　185,186t
アンプラーグ商　75t
アンブロキソール　107
アンペック商　163t
アンベノニウム　48
アンレキサノクス　172

い
イーケプラ商　229t
胃液　87
イオジキサノール　256t
イオトロクス酸メグルミン　256t
イオパミドール　256t
イオパミロン商　256t
イオヘキソール　256t
イオベルソール　256t
イオマゼニル（123I）　256t
イオメプロール　256t
イオメロン商　256t

イオンチャネル　11
イオンチャネル内蔵型受容体　11
イオンポンプ　13
イグザレルト商　75t
イクセロン商　234t
イコサペント酸エチル　150t,152
胃酸　85
異常運動　221
異常タウタンパク質　234
イスコチン商　191t
イストラデフィリン　231t,233
胃洗浄　261
イソクスプリン　44t
イソジン商　200t
イソゾール商　250t
イソソルビド　114t,116,245t
イソニアジド　191
イソバイド商　114t,245t
イソフルラン　249
イソプレナリン　41
dl-イソプレナリン　246t
イソプロパノール　200t
イソプロピルウノプロストン　245t
イソプロピルフェノール系麻酔薬　250
イソメニール商　246t
依存　31
痛み　160
　　　──の除去（鎮痛）　247
一次救命処置　257
一硝酸イソソルビド　59t
胃腸機能調節薬　80,90
一過性脳虚血発作　237
一酸化窒素　58
一般用医薬品　2
遺伝子組み換え製剤　175
遺伝子多型　23,29
イトラコナゾール　192,193t
イトリゾール商　193t
イナビル商　196t
胃粘膜修復薬　88
イノシトール1,4,5-三リン酸　11
イノバン商　63t,257t
イピリムマブ　209t,212
イブジラスト　174,246t
イブプロフェン　158t,240t
イプラグリフロジン L-プロリン　143t,146
イプラトロピウム　50t
イベルメクチン　198t
イマチニブ　209t,211
イミダフェナシン　118t
イミダプリル　54t,55t,63t,143t,148
イミフィンジ商　209t
イミプラミン　225

イミペネム・シラスタチンナトリウム配合　186t
イムラン商　176t
イメンド商　92t
医薬品　1
医薬品中毒　262
医薬部外品　1
イリノテカン　206t,207
イリボー商　95t
医療用医薬品　2
イレッサ商　209t
陰イオン交換樹脂　151
インヴェガ商　223t
インクレチン　146
インクレチン関連薬　146
インクレミン商　72t
インシデント　270
インスリン　125t,141
インスリン アスパルト　144t
インスリン グラルギン　144t
インスリン デテミル　144t
インスリン リスプロ　144t
インスリン製剤　142
インスリン抵抗性　142
インスリン抵抗性改善薬　146
陰性症状　220,222
インターフェロン　170
インターフェロン製剤　97
インタール商　103t,172t
インターロイキン　170
インテグラーゼ阻害薬　195
インテバン商　154t,158t
インデラル商　45t,67t
インテレンス商　195t
インドメタシン　154t,158t,240t
インフリキシマブ　95t,175,176t
インフルエンザ様症状　97

う
ウイキョウ　90
ウイルス性肝炎　96
ヴェノグロブリンIH商　83t
ヴォーン・ウィリアムス分類　67
右心不全　61
うつ病性障害　224
ウテメリン商　44t
ウトロゲスタン商　137t
ウブレチド商　48t,118t,245t
ウラピジル　118t
ウラリット商　120t
ウリアデック商　154t
ウリトス商　118t
ウルソ商　97t
ウルソデオキシコール酸　97t,98
ウルトラテクネカウ商　256t
ウロキナーゼ　75t,78,236

ウログラフィン圏　256t
ウロナーゼ圏　75t,236t
運動麻痺　221

え

エイコサノイド　156
エイゾプト圏　245t
エカベトナトリウム　86t
液剤　16
液性免疫　169,170
エキセナチド　143t,147
エキセメスタン　136t,212t
エクア圏　143t
エクセグラン圏　229t,231t
エクラー圏　241t
エクリン汗腺　239
エサンブトール圏　191t
壊死起因性抗がん薬　207,208
エジュラント圏　195t
エスカゾール圏　198t
エスタゾラム　219t
エストラジオール　125t,134,135,136t,
　179
エストラジオール吉草酸エステル
　135t
エストリール圏　135t
エストリオール　134,135,136t
エストロゲン　125t,134
エストロゲン受容体遮断薬　136
エストロゲン製剤　179
エストロゲン様作用薬　135
エストロン　134
エスポー圏　72t
エゼチミブ　150t,151
エタネルセプト　175,176t
エダラボン　236
エタンブトール　191t,192
エチゾラム　219t,220
エチニルエストラジオール　135
L-エチルシステイン　107
エチレフリン　44t
エディロール圏　179t
エデト酸カルシウムニナトリウム水和
　物　264t
エドキサバン　75t,78
エトスクシミド　229t
エトトイン　229t
エトドラク　158t
エトポシド　206t,207
エトラビリン　195t
エトレチナート　240t
エドロホニウム　48
エナラプリル　54t,55,63t,64
エナルモンデポー圏　138t
エノキサパリン　75t
エパデール圏　150t

エバミール圏　219t
エパルレスタット　143t,147
エビスタ圏　136t,179t
エピナスチン　103t,104,173
エピビル圏　195t
エビリファイ圏　223t
エピルビシン　206t,208
エピレオプチマル圏　229t
エファビレンツ　195t
エフィエント圏　59t,75t
エフェドリン　44
エフピー　231t
エプラジノン　106
エブランチル圏　118t
エプレレノン　63t,64,134
エペリゾン　255
エポエチンアルファ　72t
エポエチンベータ　72t
エポエチンベータペゴル　72t
エポジン圏　72t
エホチール圏　44t
エボロクマブ　150t,151
エムトリシタビン　195t
エムトリバ圏　195t
エリキュース圏　75t
エリスロポエチン　70,71
エリスロポエチン製剤　72
エリスロマイシン　188
エリックス　172t
エルカトニン　113t,139,178,179t
エルゴステロール　192
エルシトニン　113t,179t
エルデカルシトール　178,179t
エルトロンボパグ　80
エルプラット圏　206t
エルロチニブ　209t
エレトリプタン　238
エロビキシバット　94t
塩化インジウム（¹¹¹In）圏　256t
塩化カリウム　113t
塩化カルシウム注　113t
塩化タリウム-Tl201圏　256t
塩化ナトリウム注　113t
塩基性 NSAIDs　158
塩酸キニーネ圏　198t
塩酸バンコマイシン圏　187t
遠視性調節麻痺　243
炎症　155
炎症性サイトカイン　156
炎症性腸疾患　95
エンタカポン　231t,233
エンテカビル　97
エンテロクロマフィン様細胞　85
エンドキサン圏　176t,206t
エンピリック治療　184

エンフルラン　249t
エンブレル圏　176t
エンペシド圏　193t
塩類下剤　93

お

黄体形成ホルモン　124t
黄体ホルモン　125t,134
黄体ホルモン様作用薬　136
嘔吐　90
嘔吐中枢　90
オウバク　89
横紋筋融解症　148,149,151
オーキシス圏　103t
オータコイド　9,123
オートクリン　9
オキサゾラム　220
オキサゾリジノン系薬　189
オキサトミド　173
オキサリプラチン　206
オキシコドン　163
オキシコナソール　240t
オキシコンチン圏　163t
オキシドール　200t
オキシトシン　124t,127
オキシブチニン　118t
オキシブプロカイン　254t
オキセサゼイン　86t,87,92t,254t
オキノーム圏　163t
オクトレオチド　126t
瘀血　265
オザグレル塩酸塩　174
オザグレルナトリウム　75t,76,236t
オスバン圏　200t
オセルタミビル　196
オダイン圏　138t,212t
オノン圏　103t,174t
オピオイド　161
オピオイド拮抗薬　262
オピオイド受容体　90,162
オピオイド鎮痛薬　161
オピオイドローテーション　167
オファツムマブ　209t,211
オプジーボ圏　209t
オプソ圏　163t
オプチレイ圏　256t
オフロキサシン　243t
オマリズマブ　103
オムニスキャン圏　256t
オムニパーク圏　256t
オメガ-3 系多価不飽和脂肪酸　152
オメガ-3 脂肪酸エチル　150t
オメプラール圏　86t
オメプラゾール　86t,87
オランザピン　222,223t
オルメサルタン　54t,55,63t,64

オルメテック圏　54t,63t
オレキシン　216
オレキシン受容体遮断薬　218
オレンシア圏　176t
オロパタジン　173t
オンコビン圏　206t
オンダンセトロン　92t
オンダンセロトン圏　92t

か

概日リズム　217
カイトリル圏　92t
外用剤　18
潰瘍性大腸炎　95,96
化学受容器引金帯　90
化学療法　203
過活動膀胱治療薬　118
可逆的コリンエステラーゼ阻害薬
　48
核酸系逆転写酵素阻害薬　195
核酸合成阻害薬　190
核受容体　123
覚醒　216
覚醒剤　35
拡張不全　61
獲得免疫　169
核内受容体　11,123
下行性抑制系　161
カサンスラノール　94t
下垂体後葉ホルモン関連薬　127
下垂体前葉ホルモン関連薬　126
下垂体ホルモン関連薬　126
ガス性麻酔薬　249
ガスター圏　86t
ガストリン　85,125t
ガストリン抑制薬　87
ガストローム圏　86t
ガストロゼピン圏　50t
カスポファンギン　193t,194
カソデックス圏　138t,212t
カタプレス圏　44t
カタリン圏　245t
ガチフロキサシン　243t
カッコントウ（葛根湯）　266t
活性型ビタミンD₃　139
活性型ビタミンD₃製剤　178
活性酸素　236
活動電位持続時間　65
渇望　31
カディアン圏　163t
家庭血圧　53
カテコール-O-メチル基転移酵素　233
カテコールアミン　41,125t,130,215
果糖　114t,116
ガドジアミド　256t
カナグリフロジン　143t,146

カナグル圏　143t
カナマイシン　191t,192
カバサール圏　126t,231t
ガバペン圏　167t,229t
ガバペンチン　167t,229t
カピステン圏　158t
過敏性腸症候群　95,96
カプセル剤　16
下部尿路閉塞疾患　173
過分極　13
ガベキサート　98
カペシタビン　206t
カベルゴリン　126t,231t
カミショウヨウサン（加味逍遙散）
　267t
カモスタット　98
ガランタミン　234t,235
カリウム保持性利尿薬　114,115
カリメート圏　113t
顆粒球　69
顆粒球単球コロニー刺激因子　70
顆粒剤　16
顆粒層　239
カルグート圏　44t,63t
カルシウム製剤　178
カルシウム代謝　177
カルシトニン　124t,128,139,177
カルシトニン製剤　178
カルシトリオール　139,178,179t
カルシニューリン　175
カルタン圏　113t
カルチコール圏　113t
カルテオロール　45t,245t
カルデナリン圏　54t
カルバゾクロム　79t,80
カルバペネム系薬　185
カルバマゼピン　167t,229t
カルビスケン圏　45t
カルビドパ　232
カルプロニウム　47
カルベジロール　45t,54t,56,59,63
カルペリチド　63t,64,114t,116
カルボカイン圏　254t
カルボシステイン　107t,108
カルボプラチン　206
カルメロースナトリウム　94t
ガレノキサシン　187t,190
がん　203
眼圧上昇　173,244
肝炎　96
肝炎治療薬　97
緩下薬　93
冠危険因子　58
肝機能障害　161
肝クリアランス　26

肝血流量　30
カンサイダス圏　193t
ガンシクロビル　197t,198
カンジダ属　192,193
眼疾患　242
間質細胞刺激ホルモン　124t
間質性肺炎　97
肝障害　191
乾性咳嗽　105
肝性昏睡　258
がん性疼痛　165
関節炎発作　152
間接型コリン作動薬　46,47
関節リウマチ　180
完全拮抗薬　164
完全遮断薬　10,164
感染症　183
感染症法　183
感染性腸炎　95
甘草　266
乾燥水酸化アルミニウムゲル　86t
乾燥濃縮ヒトアンチトロンビンⅢ
　83t,84
肝代謝型薬物　15
間代発作　228
含糖酸化鉄　71,72t
肝庇護薬　98
カンプト圏　206t
眼房水（房水）　242
漢方薬　265
カンレノ酸カリウム　114t,115,134
緩和療法　203

き

偽アルドステロン症　266
キイトルーダ圏　209t
器官形成期　29
気管支拡張薬　104
気管支喘息　99
気管支喘息患者　57
気管支喘息治療薬　102
気・血・水　265
基剤　240
キサラタン圏　245t
キサンチンオキシダーゼ　154
キサンチン誘導体　104
キサンボン圏　75t,236t
キシロカイン圏　67t,254t,260t
拮抗作用　31
拮抗的二重支配　37
拮抗薬　10
気道潤滑薬　107
気道粘液修復薬　108
気道粘液溶解薬　108
気道分泌促進薬　107
気道分泌抑制作用　106

キニーネ　198t
キネダック圏　143t
揮発性麻酔薬　249
キプレス圏　103t,174t
気分安定薬　224,228
気分障害　224
偽膜性大腸炎　185
偽薬効果　4
逆転写酵素阻害薬　97
キャップ依存性エンドヌクレアーゼ阻
　害薬　196
キャンディン系薬　194
救急　257
吸収　14,19
急性狭隅角緑内障　250
急性心不全　61
急性腎不全　187
急性膵炎　98
急性中毒　261
吸着薬　92,93
吸入　19
吸入器具　100
吸入副腎皮質ステロイド薬（ICS）
　100
吸入麻酔薬　248,249
吸入薬　100
キュバール圏　101t
キュビシン圏　187t
狭域スペクトル抗菌薬　184
強オピオイド　166
競合性筋弛緩薬　253
競合的拮抗薬　10
競合的遮断薬　10
凝固促進薬　79
狭心症　57
狭心症治療薬　58
強心薬　62
強直間代発作　228
強直発作　228
強迫性障害　219
キョウベリン圏　93t
強力ネオミノファーゲンシー圏　97t
局在関連性てんかん　228
局所麻酔法　247
局所麻酔薬　251
虚血性心疾患　57
虚・実　265
巨赤芽球性貧血　71
去痰薬　107
筋強剛・固縮　230
菌交代現象　185
筋弛緩（作用）　217,247
筋弛緩薬　252
金属による中毒　264
キンダベート圏　241t

筋肉内投与　18

く

クアゼパム　219t
グアナベンズ　44t
隅角流出路　242
グーフィス圏　94t
クエストラン圏　150t
クエチアピン　222,223t
クエン酸カリウム・クエン酸ナトリウ
　ム配合剤　120t
クエン酸ガリウム-Ga67圏　256t
クエン酸第一鉄　71,72t
クエン酸第二鉄水和物　113t
クエン酸マグネシウム　94t
駆虫薬　198
クッシング症候群　131
クッシング病　131
クマリン系薬　77
苦味健胃薬　89
くも膜下出血　235,237
くも膜下投与　19
グラクティブ圏　143t
グラケー圏　179t
グラナテック圏　245t
グラニセトロン　92t
クラビット圏　187t
クラミジア属　188,190
グラム陰性桿菌　188,190
グラム陽性菌　190
クラリス圏　187t
クラリスロマイシン　88,187t,188
クリアクター圏　59t,75t
クリアナール圏　107t
クリアランス　26
グリクラジド　143t,145
グリコピロニウム　50t
グリコペプチド系薬　186
グリコラン圏　143t
グリシン　216
グリセオール圏　114t,236t
グリセリン　94t
グリセレブ圏　245t
グリチルリチン製剤　97t,98
クリノフィブラート　150t
クリノリル圏　158t
クリプトコックス属　192,193
クリプトン（81mKr）圏　256t
グリベック圏　209t
グリベンクラミド　143t,145
グリミクロン圏　143t
グリメピリド　143t,145
クリンダマイシン　187t,189,240t
グルカゴン　125t,141
グルカゴン様ペプチド-1　125t
グルカゴン様ペプチド-1 アナログ

　147
グルココルチコイド　130
グルコバイ圏　143t
グルコン酸カルシウム水和物　113t
グルタチオン　245t
グルタミン酸　216
L-グルタミン　86t
グルタラール　200t
グルトパ圏　59t,75t,236t
グルファスト圏　143t
クレアチニン・クリアランス　25
グレイ症候群　189
グレープフルーツジュース　55
クレキサン圏　75t
クレストール圏　150t
クレゾール　200t
クレゾール石けん圏　200t
クレチン症　129
クレブシエラ属　188
クレンブテロール　118t,222,223t
グロウジェクト圏　127t
クローン病　96
クロザピン　222,223t
クロザリル圏　223t
クロスエイト圏　79t,83t
クロストリジウム・ディフィシル
　187
クロトリマゾール　193t,240t
クロナゼパム　167t,229t
クロニジン　44t
クロバザム　229t
クロピドグレル　59t,60,75t,76
クロフィブラート　150t,151
クロベタゾール　241t
クロベタゾン　241t
クロミッド圏　136t
クロミフェン　136t
クロミプラミン　225
クロモグリク酸　103t,104,172
クロラムフェニコール　187t,189,243t
クロラムフェニコール系薬　189
クロルプロマジン　222,223t,251t
クロルヘキシジン　200t
クロルマジノン　120,136,137t,138
クロロマイセチン圏　187t

け

ケイキサレート圏　113t
経験的治療　184
経口血糖降下薬　145
経口投与　15
経口避妊薬　137
経口補水5%ブドウ糖液　113t
経口薬　78
ケイツー圏　79t
ケイヒ　90

経皮投与　18
傾眠　257
けいれん　258
ケーワン圏　79t
外科手術　247
外科療法　203
劇薬　32
下剤　93
ケタス圏　174t,246t
ケタミン　250t,260t
ケタラール圏　250t,260t
血圧　52
血液　69
血液/ガス分配係数　249
血液凝固因子　73
血液凝固因子製剤　79,80,83
血液凝固第Ⅷ因子　79t,80,83
血液凝固第Ⅸ因子　79t,80,83
血液凝固反応　73
血液障害　153
血液製剤　81
血液成分製剤　81
血液-組織関門　21
血液-胎盤関門　22
血液-脳関門　19,21
結核　190
血管拡張薬　58,64
血管強化薬　79,80
血管新生阻害薬　210
血管性認知症　234
血管内皮細胞増殖因子　210
血管内皮細胞増殖因子受容体　210
月経異常　134
結合型薬物　21
血漿　69
血漿成分製剤　82
血小板　69
血小板成分製剤　82
血漿分画製剤　81,82
欠神発作　228
血清　69
血栓溶解薬　60,74,78,236
欠損症　123
血中濃度曲線　14
血糖値　142
欠乏症　123
血友病　80
解毒　262
解毒薬　261
ケトコナゾール　240t
ケトチフェン　173
ケトプロフェン　158t,240t
ゲフィチニブ　209t,210
ケフラール圏　186t
ケミカルメディエーター　170

ケミカルメディエーター遊離抑制薬
　172
下痢　92,185,206
健胃薬　89
原因療法　2
嫌気性菌　188,190
ゲンタマイシン　188,243t
ゲンチアナ　89
原尿　111
ゲンノショウコ　93t
原発性アルドステロン症　131

こ

抗CD20抗体薬　211
抗CTLA-4抗体薬　212
抗Dヒト免疫グロブリン製剤　83
抗HBsヒト免疫グロブリン製剤　83
抗HIV薬　194
抗HSV・VZV薬　197
抗IgE抗体　103
抗PD-1抗体薬　211
抗PD-L1抗体薬　212
降圧薬　53
抗アドレナリン薬　45
抗アルドステロン薬　64,115,134
抗アレルギー作用　131
抗アレルギー薬　104,172
抗アンドロゲン薬　119,120,138
広域スペクトル抗菌薬　184
抗インフルエンザウイルス薬　196
抗ウイルス薬　97,194
抗うつ薬　224,225,234
抗エストロゲン薬　136
抗炎症作用　131
抗炎症薬　102,155,157
口渇　141,173
高カリウム血症　115,116,259
高カルシウム血症　115
交感神経　37,40
交感神経遮断薬　45,59,63
交感神経終末に作用する薬物　40
抗感染症薬　183
抗がん薬　203
抗凝固薬　74
抗凝固療法　237
抗胸腺免疫グロブリン　72
抗菌活性　184
抗菌スペクトル　184
抗菌薬　184,185
口腔内崩壊錠　16
抗けいれん薬　217
攻撃因子抑制薬　86,87
高血圧症　53,113
抗結核薬　191
抗血小板薬　59,74
抗血小板療法　237

抗血栓薬　73,74
抗血栓療法　236
高血糖症　115
抗原提示細胞　169
抗コリン作用　173
抗コリン薬　48,87,118,233
高コレステロール血症治療薬　148
抗サイトメガロウイルス薬　198
虹彩毛様体炎　243
鉱質コルチコイド　125t,130
抗腫瘍抗生物質　208
抗腫瘍ホルモン薬　212
甲状腺機能低下症　128,129
甲状腺刺激ホルモン放出ホルモン
　124t
甲状腺刺激ホルモン　124t
甲状腺疾患　128
甲状腺中毒症　128,129
甲状腺ホルモン　124t,128
抗真菌薬　192
合成ケイ酸アルミニウム　86t
合成鉱質コルチコイド　132
合成コリンエステル類　46
抗精神病薬　222,224
向精神薬　35
合成糖質コルチコイド　132
合成バソプレシン　127t
抗線溶薬　79,80
酵素　14
酵素活性内蔵型受容体　11
酵素製剤　79,80
酵素阻害　24
酵素誘導　24
抗体　170
抗体製剤　208
抗てんかん薬　228
後天性免疫不全症候群　194
高トリグリセリド血症治療薬　148
高尿酸血症　115,152
高尿酸血症治療薬　153
更年期障害　135
後発医薬品　2
抗ヒスタミン薬　173
抗ヒト胸腺細胞ウサギ免疫グロブリン
　72
抗不安薬　217,219
抗不整脈薬　67
抗ヘルペスウイルス薬　197
コウボク　90
硬膜外投与　19
硬膜外麻酔　252
抗リウマチ薬　181
抗利尿ホルモン　112,124t
抗利尿ホルモン不適合分泌症候群
　222

効力 10
抗レトロウイルス療法 194
コートロシンⓇ 127t
コカイン 254t
呼吸 99
呼吸困難 61
呼吸刺激薬 109
呼吸障害 259
呼吸中枢 108
呼吸抑制 106,108,163
黒質-線条体系ドパミン作動性神経
　230
黒色便 71
ゴシャジンキガン（牛車腎気丸） 267t
ゴセレリン 126t,212t
骨格筋の弛緩（筋弛緩） 247
骨吸収 177
骨吸収抑制薬 178
骨吸収抑制作用 178
骨形成 177
骨形成促進薬 180
骨質改善薬 178
骨粗鬆症 135,178
骨粗鬆症治療薬 178
骨軟化症 230
骨の石灰化 178
骨のリモデリング 177
コデイン 106
コデインリン酸塩Ⓡ 106t
ゴナールエフⓇ 127t
ゴナックスⓇ 126t,212t
ゴナドトロピン 124t
ゴナドレリン 126
ゴナトロピンⓇ 127t
コニールⓇ 59t
コペガスⓇ 97t
コムタンⓇ 231t
誤薬 3
ゴリムマブ 175,176t
コリンエステラーゼ 263
コリンエステラーゼ阻害薬
　47,118,234,235
コリンエステル類 46
コリン作動性神経 39
コルチコレリン 126t
コルチゾン 125t,131t,132,
コルヒチン 153,154t
コレキサミンⓇ 150t
コレシストキニン 125t
コレスチミド 150t,151
コレスチラミン 150t,151,263t
コレステロール異化促進薬 151
コレステロール吸収阻害薬 151
コレステロールトランスポーター
　151

コレバインⓇ 150t
コロニー刺激因子 170
昏睡 257
根治療法 203
コントミンⓇ 223t
コントローラー 100
コンバントリンⓇ 198t
コンプライアンス 4
昏迷 257

さ
サーカディアンリズム 217
サーファクタント 99
サーファクテンⓇ 109t
ザイアジェンⓇ 195t
催奇形性 28,29
サイクリック AMP 11
サイクリック GMP 11
最高血中濃度 14
最高血中濃度到達時間 14
サイコケイシトウ（柴胡桂枝湯） 266t
最小肺胞濃度 249
最小発育阻止濃度 184
再生不良性貧血 71,189
ザイティガⓇ 212t
サイトカイン 123,170
サイトテックⓇ 86t
サイトメガロウイルス 197
催不整脈作用 67
サイブレジンⓇ 50t
細胞質受容体 123
細胞周期特異性薬 204
細胞周期非特異性薬 203
細胞傷害性 T 細胞 170
細胞性免疫 169,170
細胞増殖抑制薬 175
細胞毒性 204
細胞内受容体 11,123
細胞壁合成阻害薬 185
細胞膜機能阻害薬 189
細胞膜受容体 11,123
サイボクトウ（柴朴湯） 267t
ザイボックスⓇ 187t
サイモグロブリンⓇ 72t
サイラムザⓇ 209t
サイレースⓇ 219t
ザイロリックⓇ 120t,154t
サインバルタⓇ 143t,167t,225t
ザガーロⓇ 138t
サクシゾンⓇ 103t
坐剤 17
ザジテンⓇ 173t
左心不全 61
ざ瘡 188
殺菌 185
殺細胞性抗がん薬 204

作動薬 10
ザナミビル 196
サムスカⓇ 114t,127t
作用点 9
作用薬 10
サラゾスルファピリジン 95t
サラゾピリンⓇ 95t
サリン 48
サルタノールⓇ 101t,103t
ザルトプロフェン 158t
サルブタモール 101t,103t,44t
サルポグレラート 75t,77
サルメテロール 101t,103t
サワシリンⓇ 186t
酸化 23
酸化マグネシウム 86t,87,94t,120t
三環系抗うつ薬 225
散剤 16
サンショウ 90
酸性 NSAIDs 157
サンディミュンⓇ 176t
散瞳薬 243
サンドスタチンⓇ 126t
サンピロⓇ 245t
サンリズムⓇ 67t
三量体 G タンパク質 11

し
次亜塩素酸ナトリウム 200t
ジアシルグリセロール 11
ジアゼパム 229t,251t,258,259
シアノコバラミン 71,72t
シーエルセントリⓇ 195t
シーブリⓇ 50t
ジェイゾロフトⓇ 225t
ジエチルカルバマジン 198t
ジェニナックⓇ 187t
ジェネリック医薬品 2
ジエノゲスト 137t
**ジオクチルソジウムスルホサクシネー
　ト** 94t
ジオトリフⓇ 209t
ジカベリンⓇ 254t
時間依存性抗菌薬 184
時間依存性薬 204
ジギタリス製剤 62
ジギタリス中毒 62
子宮体がん 135
糸球体ろ過 24,25
糸球体ろ過値 25
シグマートⓇ 59t
シクロオキシゲナーゼ 74,156
シクロオキシゲナーゼ阻害薬 60,75
シクロスポリン 72t,73,175,176t
ジクロフェナク 157,158t,243t
シクロペントラート 50t,243t

シクロホスファミド　176t,205,206t
刺激性下剤　93
刺激薬　10
止血機構　73
止血薬　73,79
ジゴキシン　62,63t
自己抗体　71
ジゴシン圏　63t
自己免疫疾患　175
自殺企図　227
脂質異常症　148
脂質異常症治療薬　148
耳疾患　246
止瀉薬　92
視床下部ホルモン関連薬　125
次硝酸ビスマス圏　93t
支持療法薬　204
視神経障害　244
ジスチグミン　48,118t,245t
シスプラチン　206
ジスロマック圏　187t
自然免疫　169
ジソピラミド　67t,68
シタグリプチン　143t,147
疾患修飾性抗リウマチ薬　180,181
シックデイ　147
湿性咳嗽　105
シトクロム P450　23
シナカルセト　139
シナジー作用　10
シナプス　39
耳鼻咽喉科用薬　246
ジヒドロコデイン　106
ジピベフリン　245t
ジフェニドール　246t
ジフェンヒドラミン　92t,173
ジブカイン　254t
ジフラール圏　241t
ジフルカン圏　193t
ジプレキサ圏　223t
シプロキサン圏　187t
ジプロフィリン　92t
シプロフロキサシン　187t,190
シプロヘプタジン　173t
ジフロラゾン　241t
ジベカシン　187t,243t
嗜癖　31
ジベトス圏　143t
シベノール圏　67t
ジペプチジルペプチダーゼ-4 阻害薬　147
シベレスタットナトリウム　259t
シベンゾリン　67t
シムレクト圏　176t
シメチジン　86t,87

ジメモルファン　106
ジメルカプロール　264
ジメンヒドリナート　92t,246t
ジモルホラミン　109
弱オピオイド　166
ジャクスタピッド圏　150t
弱毒生ワクチン　200
シャクヤクカンゾウトウ(芍薬甘草湯)　267t
社交不安障害　219
遮断薬　10
ジャヌビア圏　143t
シュアポスト圏　143t
収縮不全　61
自由神経終末　160,239
重炭酸（炭酸水素）ナトリウム注射液　260
絨毛性ゴナドトロピン　125t
収れん薬　92,93
粥状硬化巣　57
縮瞳薬　244
熟眠障害　217
主剤　240
主作用　8
出血性疾患　79
出血性膀胱炎　205
術後補助化学療法　203
術前補助化学療法　203
受動輸送　11
腫瘍　203
腫瘍壊死因子　170
受容体　10,11
ジュリナ圏　135t,179t
シュレム管排出路　242
消化器系疾患治療薬　85
消化酵素薬　89,90
消化性潰瘍　85
消化性潰瘍治療薬　86
消化不良　89
笑気ガス圏　249t
上気道　99
ショウキョウ　90
証（虚・実）　265
錠剤　16
ショウサイコトウ（小柴胡湯）　97,266t
硝酸イソソルビド　59t,63t,64
硝酸薬　58,64
上室性（心房性）不整脈　65
ショウセイリュウトウ（小青竜湯）　266t
静注用キシロカイン圏　257t
小腸コレステロールトランスポーター阻害薬　151
小腸性下剤　94

消毒薬　198
消毒用エタノール　200t
小脳萎縮　230
上皮機能変容薬　93
上皮小体ホルモン　124t,177
上皮性がん　203
上皮増殖因子　210
上皮増殖因子受容体　210
静脈血栓症　73
静脈内投与　18
静脈麻酔薬　248,249
初回通過効果　15,17
食後過血糖改善薬　146
植物アルカロイド　207
食欲・消化用薬　89
食欲不振　89
ジョサマイシン　187t
女性化乳房　115,134
女性ホルモン　134
助燃性気体　249
徐放カプセル　17
徐放錠　17
処方箋　4
徐脈性不整脈　65
自律神経系　37
自律神経障害　207
自律神経節　37
自律神経反射の消失　247
視力障害　87,192
ジルチアゼム　54t,55t,59t,67t,68
シロスタゾール　75t,76
シロドシン　45t,119,120t
真菌　192
心筋梗塞　57,236
真菌症　192
腎クリアランス　26
シングレア圏　103t
神経因性膀胱　117
神経遮断性麻酔　251
神経障害性疼痛　167
神経伝達物質　123,215
腎結石　154
心原性脳塞栓症　235
深昏睡　257
深在性真菌症　192
診察室血圧　53
心室性不整脈　65
浸潤性下剤　93
浸潤麻酔　252
腎障害　188,194
腎性貧血　71
振戦　221
新鮮凍結血漿　82,83t
身体依存　31
浸透圧利尿薬　116

心毒性　208
侵入阻害薬　195
腎排泄　24
腎排泄型薬物　16
心拍出量　52
心不全　60
心不全治療薬　62
心房細動　74,236
心房性ナトリウム利尿ペプチド　64,116,125t
シンポニー圏　176t
シンメトレル圏　196t,231t
シンレスタール圏　150t
親和性　10

す

膵炎　98
水酸化マグネシウム　86t
水晶体混濁　244
膵臓疾患　96
錐体外路障害　230
錐体外路症状　221
水痘・帯状疱疹ウイルス　197
睡眠　216
睡眠作用　217
睡眠薬　217,218
スーグラ圏　143t
スーテント圏　209t
スープレン圏　249t
スキサメトニウム　251t,255
スクアレン-23-エポキシダーゼ　193
スクラルファート　86t,88
スコポラミン　49,251t
スタチン系薬　148
スチグミン　243t
スチバーガ圏　209t
スティーブンス・ジョンソン症候群　31,230
ステップダウンブリッジ方式　180
ステリハイド圏　200t
ステロイド外用剤　240
ステロイド性抗炎症薬　131,157
ステロイド薬　☞副腎皮質ステロイド薬
ストックリン圏　195t
ストレス障害　219
ストレプトマイシン　188,191t,192
ストロカイン圏　86t,92t,254t
ストロメクトール圏　198t
スニチニブ　209t,210
スパトニン圏　198t
スピリーバ圏　50t,103t
スピリーバレスピマット圏　101t
スピリーバハンディヘラー圏　101t
スピロノラクトン　63t,64,114t,115,134

スピロペント圏　44t,118t,223t
スプラタスト　174
スプリセル圏　209t
スプレキュア圏　126t
スボレキサント　218
スマトリプタン　238
スミスリン圏　198t
スミフェロン圏　97t
スリンダク　158t
スルバクタムナトリウム・アンピシリンナトリウム配合　186t
スルバクタムナトリウム・セフォペラゾンナトリウム配合　186t
スルピリド　88,86t,222,223t,225t,227
スルファメトキサゾール・トリメトプリム合剤　187t
スルペラゾン圏　186t
スルホサクシネート　94t
スルホニル尿素薬　145
スルホンアミド系薬　189
スローケー圏　113t
スロンノン圏　75t,236t
スンベプラ圏　97t

せ

静菌　185,192
生合成ヒトイソフェンインスリン　144t
生合成ヒト中性インスリン　144t
生合成ヒト二相性イソフェンインスリン　144t
制酸薬　87,188
静止時振戦　230
正常洞調律　65
精神依存　31
性腺刺激ホルモン　124t
生体防御反応　155
成長ホルモン　124t
成長ホルモン放出ホルモン　124t
成長ホルモン放出抑制ホルモン　124t
整腸薬　92
制吐薬　91
生物学的製剤　175,180
生物学的半減期　14
生物学的利用率　19
セイブル圏　143t
性別　26
性ホルモン　134
生理食塩液　113t
セカンドメッセンジャー　11
咳受容器　105
脊髄腔内投与　18
脊髄くも膜下（脊椎）麻酔　252
咳中枢　105
咳反射　105
セクレチン　125t

セスデン圏　50t
ゼチーア圏　150t
セチプチリン　225t,226
舌下錠　17
舌下投与　17
セツキシマブ　209t,210
赤血球成分製剤　82
赤血球濃厚液　83t
切迫性尿失禁　118
セトロタイド圏　126t
セトロレリクス　126t
セビメリン　47
セファクロル　186t
セファゾリン　185,186t
セファドール圏　246t
セファメジンα圏　186t
セファロスポリナーゼ　186
ゼフィックス圏　97t
セフェピム　186t
セフェム系薬　185
セフォゾプラン　186t
セフォチアム　186t
セフカペンピボキシル　186t
セフジニル　185,186t
セフゾン圏　186t
セフタジジム　186t
セフトリアキソンナトリウム　186t
セフメタゾールナトリウム　186t
セフメタゾン圏　186t
セフメノキシム　243t
ゼプリオン圏　223t
セベラマー　113t
セボフルラン　249t
セボフレン圏　249t
セラチア属　188
セラトロダスト　174
セララ圏　63t
セルシン圏　229t
セルセプト圏　176t
セルタッチパップ圏　158t
セルトラリン　220,225t,226
セルベックス圏　86t
セルラーゼAP3　90
セレキノン圏　93t,95t
セレギリン　231t,233
セレコキシブ　158
セレコックス圏　158t
セレナール圏　220
セレネース圏　223t
セレベント圏　101t,103t
ゼローダ圏　206t
セロクエル圏　223t
セロケン圏　45t
セロトニン　74,215
セロトニン・ノルアドレナリン再取り

込み阻害薬　227
セロトニン 5-HT$_{1A}$ 受容体刺激薬
　220
セロトニン 5-HT$_2$ 受容体遮断作用
　220
セロトニン 5-HT$_2$ 受容体遮断薬　77
セロトニン 5-HT$_3$ 受容体　90
セロトニン症候群　220
セロトニン-ドパミン遮断薬　222
全血製剤　81,82
線条体　215
全静脈麻酔　249
全身クリアランス　26
全身麻酔法　247
全身麻酔薬　247
選択的 a_1 受容体遮断薬　119
選択的エストロゲン受容体モジュレー
　ター　136
選択的エストロゲン受容体モジュレー
　ター製剤　179
選択的セロトニン再取り込み阻害薬
　220,226
センノシド　94t
先発医薬品　2
全般性不安障害　219
全般てんかん　228
全般発作　228
センブリ　89
せん妄　233
線溶　73
前立腺肥大　48
前立腺肥大症　119
前立腺肥大症治療薬　119

そ

造影剤　256
相加作用　10,31
臓器移植　175
早期覚醒　217
臓器障害　26
双極性障害　224
双極性障害治療薬　228
造血　69
造血因子　70
造血幹細胞　69,70
相乗作用　10,31
総末梢血管抵抗　52
塞栓　74
組織移行性　184
組織型プラスミノゲンアクチベーター
　（t-PA）　60,78
組織接着剤　83
ゾシン圏　186t
蘇生　257
ソセゴン圏　164t,260t
ソタロール　67t,68

速効型インスリン　258
速効型インスリン分泌促進薬　145
ゾニサミド　229t,231t,233
ソバルディ圏　97t
ゾピクロン　219t
ゾビラックス圏　197t
ゾフルーザ圏　196t
ソホスブビル　97t
ソマゾン圏　127t
ソマトスタチン　124t,125t
ソマトレリン　126t
ソマトロピン　127t
ソマバート圏　127t
ゾメタ圏　113t,179t
ソメリン圏　219t
ゾラデックス圏　126t,212t
ソラフェニブ　209t
ソランタール圏　158t
ソリフェナシン　118t
ソル・コーテフ圏　259t
ソルダクトン圏　114t
ゾルピデム　218,219t
ソル・メドロール圏　259t
ゾレア圏　103t
ゾレドロン酸水和物　113t,179
ソレトン圏　158t

た

第 I 相反応　23
第 II 相反応　23
第 8 脳神経障害　187,188
ダイアート圏　63t,114t
ダイアコート圏　241t
ダイアモックス圏　109t,114t,245t,
　246t
体液調節　111
ダイオウ　94t
ダイオウカンゾウトウ（大黄甘草湯）
　266t
タイケルブ圏　209t
ダイケンチュウトウ（大建中湯）266t
胎児毒性　29
代謝　14,22
代謝拮抗薬　206
代謝系疾患治療薬　141
代謝性アシドーシス　116
体重減少　141
対症療法　2
対人恐怖症　219
大腸菌　188
大腸性下剤　94
大脳辺縁系　215
胎盤透過性　28
タイロゲン圏　127t
ダオニール圏　143t
タガメット圏　86t

タカルシトール　240t
タキソール圏　206t
タキソテール圏　206t
ダクラタスビル　97t
ダクルインザ圏　97t
タクロリムス　175,176t,240t
タケプロン圏　86t
多元受容体標的化抗精神病薬　222
タゴシッド圏　187t
多剤耐性菌　190
多剤併用療法　204
ダサチニブ　209t,211
タシグナ圏　209t
タゾバクタム・ピペラシリン水和物配
　合　186t
タチオン圏　245t
脱水　146
脱分極　13,65
脱分極性筋弛緩薬　253,255
脱力発作　228
タナトリル圏　54t,63t,143t
ダパグリフロジン　143t
ダビガトラン　75t,78
ダプトマイシン　187t,189
タミフル圏　196t
タムスロシン　45t,119,120t
タモキシフェン　136,212t
ダラシン S 圏　187t
タリペキソール　231t
タルセバ圏　209t
ダルテパリン　75t
ダルナビルエタノール付加物　195t
ダルベポエチンアルファ　72
ダルメート圏　219t
単球　69
炭酸水素ナトリウム　86t,87,262t
炭酸脱水酵素阻害薬　114,116
炭酸リチウム　228
短時間作用性 β_2 刺激薬　100
胆汁酸トランスポーター　94
胆汁酸トランスポーター阻害薬　93
胆汁中排泄　24
胆汁排泄　25
単純拡散　20
単純部分発作　228
単純ヘルペスウイルス　197
男性ホルモン　137
胆石溶解薬　98
タンドスピロン　220
ダントロレン　223,255
タンニン酸アルブミン　93
タンパク質結合率　30
タンパク質合成阻害薬　188
タンパク質分解酵素阻害薬　98
タンパク同化ステロイド薬　73

タンポコール圏　67t

ち

チアジド系利尿薬　114,115
チアゾリジン薬　146
チアマゾール　129
ヂアミトール圏　200t
チアミラール　250,251t,260t
チアラミド　158
チーム医療　3
チエナム圏　186t
チオトロピウム　50t,101t,103t,104
チオプロニン　120t,245t
チオペンタール　250,251t,259
チオラ圏　120t,245t
蓄尿　117
蓄尿障害治療薬　118
チクロピジン　75t,76
チザニジン　255
チスタニン圏　107t
腟内投与　17
チトゾール圏　250t,260t
チニダゾール　198t
チペピジン　106
チメピジウム　50t
チモプトール圏　45t,245t
チモロール　45t,245t
チャネル　11
注射投与　18
注射薬処方箋　5
注射用エラスポール圏　259t
中枢化学受容野　108
中枢神経系　215
中枢神経抑制作用　173
中枢性筋弛緩薬　252
中枢性呼吸興奮薬　109
中枢性鎮咳薬　106
中枢性筋弛緩薬　255
中枢抑制薬　262
中性 NSAIDs　158
中途覚醒　217
中毒　261
中毒性表皮壊死症　230
腸運動抑制薬　92
腸管出血性大腸菌　188
腸肝循環　25
長期管理薬　100
チョウジ　90
長時間作用性抗コリン薬　104
腸疾患　95
腸内細菌叢　265
腸内殺菌薬　92,93
貼付剤　18,235
腸閉塞　151
腸溶錠　16
聴力障害　192

直接型コリン作動薬　46
直接監視下短期化学療法　190
直接作用型経口抗凝固薬　78
直接作用型抗ウイルス薬　98
直接的Ｘa阻害薬　78
直接的トロンビン阻害薬　77,78
直腸内投与　17
チョレイトウ（猪苓湯）　267t
チラミン　44
治療係数　9
チロキシン　124t,128
鎮咳薬　105
沈降炭酸カルシウム　113t
鎮静　247
鎮静作用　217
鎮静薬　259
鎮痛薬　259,160

つ

追加分泌　141
痛風　152
痛風発作　152
痛風発作治療薬　153
ツロブテロール　44t,103t

て

手足症候群　206
ティーエスワン圏　206t
低活動性膀胱治療薬　118
低カリウム血症　104,115,116
定型抗精神病薬　221,222
低血糖　144,147
　――による昏睡　258
　――によるけいれん　258
テイコプラニン　186,187t
ディスオーパ圏　200t
ディナゲスト圏　137t
低ナトリウム血症によるけいれん　258
ディプリバン圏　250t,260t
低分子化合物　208
低分子ヘパリン　77
デ・エスカレーション　184
テオフィリン　103t,104,110
テオロング圏　103t
デカドロン圏　259t
テガフール・ギメラシル・オテラシルカリウム配合剤　206t
デガレリクス　126t,212t
デキサメタゾン　103t,131t,132,241t,243t
デキサメタゾンリン酸エステル　259t
デキストロメトルファン　106
デクスメデトミジン　260t
テグレトール圏　167t,229t
テシプール圏　225t
テストステロン　125t,138t

テストステロンエナント酸エステル　138t
テストロン圏　138t
デスフルラン　249t
デスモプレシン　127t
デセントリク圏　209t
デタントール圏　45t,245t
鉄欠乏性貧血　71
鉄剤　71,188
テトカイン圏　254t
テトラカイン　254t
テトラコサクチド　127t
テトラサイクリン　187t,188
テトラミド圏　225t
デトルシトール圏　50t
テノーミン圏　45t,54t,67t
デノシン圏　197t
デノパミン　44t,63t
テノホビル　97
テノホビル ジソプロキシル　195t
デパケン圏　229t
デパス圏　219t,220
テビケイ圏　195t
デヒドロエピアンドロステロン　125t
デフェロキサミンメシル酸塩　264t
テプレノン　86t,88
デプロドン　241t
デプロメール圏　225t
テモゾロミド　205,206t
テモダール圏　206t
デュタステリド　120,138t
デュルバルマブ　209t,212
デュロキセチン　143t,147,167t,225t,227
テラプチク圏　109t
テリパラチド　139,179t,180
テリボン圏　179t
テルビナフィン　193
デルモベート圏　241t
テレミンソフト圏　94t
電解質コルチコイド　130
電解質平衡異常　112
添加剤　240
点眼　19
てんかん　228
点眼剤　243
てんかん重積症　228
伝達麻酔　252
点滴静脈内投与　19
点滴の血中濃度　26
天然アルカロイド　47
天然ケイ酸アルミニウム　93
天然糖質コルチコイド　132
点鼻　19
添付文書　5

と

糖化菌　93t
トウキシャクヤク(当帰芍薬散)　267t
凍結赤血球濃厚液　83t
統合失調症　220
糖質コルチコイド　125t,130
　——の過剰分泌　131
糖質コルチコイド関連薬　131
疼痛緩和　165,178
糖尿病　141
糖尿病性昏睡　258
糖尿病性腎症治療薬　148
糖尿病性末梢神経障害治療薬　147
糖尿病治療薬　142
トウヒ　90
動脈系　51
動脈血栓症　73
投与経路　15
投与量　8
トータルペイン　165
ドキサゾシン　54t,57
ドキサプラム　109,259t
トキソイド　200
ドキソルビシン　206t,208
特殊アミノ酸製剤　258
特発性血小板減少性紫斑病　80
毒物　1
ドグマチール圏　86t,223t,225t
毒薬　32
トシリズマブ　175,176t
トスフロキサシン　243t
ドセタキセル　206t,207
ドネペジル　234t,235
ドパストン圏　231t
ドパミン　43,62,63t,124t,215t,257t
ドパミンD₂受容体　90
ドパミンD₂受容体遮断作用　220,
　222
ドパミンD₂受容体遮断薬　88,91,234
ドパミン受容体刺激薬　232
ドパミン前駆物質　232
ドパミン部分刺激薬　222
ドパミン分解抑制薬　233
ドパミン遊離促進薬　232
トビナ圏　229t
トピラマート　229t
トピロキソスタット　154
ドプス圏　231t
ドブタミン　43,62,63t
ドブトレックス圏　63t
トフラニール圏　225t
トブラマイシン　243t
ドプラム圏　109t,259t
トポイソメラーゼ　208
トポイソメラーゼI　207

トポイソメラーゼII　190,207,208
トポイソメラーゼIV　190
トポイソメラーゼ阻害薬　207
ドミン圏　231t
ドメナン圏　174t
ドラール圏　219t
トライコア圏　150t
トラスツズマブ　209t,211
トラセミド　114
トラニラスト　172
トラネキサム酸　79t,80
トラフェルミン　240t
トラベルミン圏　92t
トラマール圏　164t
トラマドール　164
トラマドール・アセトアミノフェン
　164t
ドラマミン圏　92t,246t
トラムセット圏　164t
トランコロン圏　50t,93t,95t
トランサミン圏　79t
トランスペプチダーゼ　185
トランスポーター　11,13
トランデート圏　45t
トリアゾラム　219t
トリアムシノロン　131t,132
トリアムシノロンアセトニド　241t
トリアムテレン　114t,115
トリグリセリド　148
トリクロルメチアジド
　54t,56,114t,115t,120t
トリテレン圏　114t
トリバプタン　127t
トリプタノール圏　167t,225t
トリヘキシフェニジル　50t,231t,233
トリメブチン　90,92t,93t,95t
トリヨードチロニン　124t,128
トリロスタン　134
トルソプト圏　245t
ドルゾラミド　245t
ドルテグラビルナトリウム　195t
トルテロジン　50t
ドルナー圏　75t
トルバプタン　114t,116
ドルミカム圏　219t,250t,260t
トレチノイントコフェリル　240t
トレドミン圏　225t
トレミフェン　136t,212t
ドロキシドパ　231t,232,233
トロピカミド　50t,243t
ドロペリドール　250t,251
ドロレプタン圏　250t
トロンビン　79t,83t
トロンビン製剤　80
トロンボキサンA₂　74,157

トロンボキサン関連薬　174
トロンボキサン合成酵素阻害薬　76
トロンボポエチン　70
トロンボポエチン受容体作動薬　79,
　80
ドンペリドン　92t

な

内因子　71
内活性　10
ナイキサン圏　154t
ナウゼリン圏　92t
ナジフロキサシン　240t
ナゼア圏　92t
ナチュラルキラー細胞　169
ナテグリニド　143t,145
ナファゾリン　44t,243t
ナファモスタット　98
ナフトピジル　45t,119,120t
ナプロキセン　154t
ナロキソン　109,164,262
難聴　246
ナンドロロン　138t

に

ニガキ　89
ニキビ　188
ニコチン酸系薬　152
ニコチン受容体　39
ニコチン様作用　39,46,48
ニコモール　150t,152
ニコランジル　58,59t
二次救命処置　257
二次性高血圧症　53
ニセリトロール　150t,152
二相性プロタミン結晶性インスリン
　アスパルト　144t
ニトラゼパム　219t,251t
ニトロール圏　63t
ニトログリセリン　58,59t,63t,64,257t
ニトロペン圏　59
ニフェジピン　54t,55
ニプラジロール　245t
ニプラノール圏　245t
ニポラジン圏　173t
ニボルマブ　209t,211
日本薬局方　1
乳がん　135,211
ニューキノロン系薬　190
乳酸アシドーシス　146
乳酸菌　93t
入眠障害　217
ニューロタン圏　54t,63t,143t
尿アルカリ化薬　154,263
尿細管　24,25,111
尿酸　152
尿酸生成抑制薬　153

尿酸排泄促進薬　153,154
尿中排泄　24
尿の生成　111
尿路感染症　146
尿路結石治療薬　120
ニロチニブ　209t
妊娠　26
認知機能障害　222,233
認知症　233

ね

ネオーラル圖　72t,176t
ネオシネジン圖　44t
ネオスチグミン　48,118t,243t
ネオフィリン圖　259t
ネガティブ・フィードバック調節　128
ネクサバール圖　209t
ネシーナ　143t
ネスプ圖　72t
眠気　173
粘膜保護薬　86,88
年齢　26

の

ノアルテン圖　137t
ノイアート圖　83t
ノイラミニダーゼ阻害薬　196
濃グリセリン　114t,116,236
濃グリセリン・果糖　245t
**濃グリセリン10%・果糖5%・Na
　ClO.9%**　236t
脳血管障害　235
脳梗塞　235
濃厚パンクレアチン　90
脳出血　235,237
脳循環改善薬　234,237
濃度依存性抗菌薬　184
濃度依存性薬　204
能動輸送　11,20
脳内ドパミン作動性神経経路　221
脳浮腫　113
脳浮腫治療薬　236
脳保護薬　236
農薬中毒　263
ノウリアスト圖　231t
ノービア圖　195t
ノスカピン　106
ノバクト圖　79t,83t
ノボラピッド圖　144t
ノボラピッド30,50,70ミックス圖
　144t
ノボリン圖　144t
ノリトレン圖　225t
ノルアドレナリン　41,63t,125t,215,
　251t
ノルアドレナリン作動性・特異的セロ

トニン作動性抗うつ薬　227
ノルアドレナリン前駆物質　232,233
ノルエチステロン　136,137t
ノルトリプチリン　225t
ノルバスク圖　54t,59t
ノルバデックス圖　136t,212t
ノルフロキサシン　243t
ノンアドヒアランス　4t
ノンコンプライアンス　4t

は

パーキンソン病　230
パーキンソン病治療薬　232
パージェタ圖　209t
ハーセプチン圖　209t
パーロデル圖　126t,231t
バイアスピリン圖　59t,75t,236t
バイエッタ圖　143t
バイオアベイラビリティ　19
肺サーファクタント　109t,110
ハイシー圖　79t
排泄　14,24
肺毒性　208
バイナス圖　174t
排尿　117
排尿困難　173
排尿障害治療薬　118
ハイペン圖　158t
パキシル　225t
パキソカプセル圖　158t
バクトラミン圖　187t
白内障　244
白内障治療薬　244
バクモンドウトウ（麦門冬湯）　266t
パクリタキセル　206t,207
バクロフェン　255
橋本病　129
バシリキシマブ　175,176t
バセドウ病　129
バゼドキシフェン　136t,179
バソプレシン　112,124t,127,257t
バソプレシンV2受容体遮断薬　116
パチニ小体　239
ハチミジオウガン（八味地黄丸）　267t
ハッカ　90
バッカル錠　17
バップフォー圖　50t,118t
パナルジン圖　75t
パニック障害　219
パニツムマブ　209t,210
パニマイシン圖　187t
バファリン圖　158t
バベンチオ圖　209t
パミドロン酸二ナトリウム水和物
　113t
パラクリン　9

バラクルード圖　97t
バラシクロビル　197
パラチオン　48
パラトルモン　124t,138,139,177
パラプラチン圖　206t
バランス麻酔　248
パリエット圖　86t
バリキサ圖　197t
パリペリドン　222,223t
バルガンシクロビル　197t,198
バルコーゼ圖　94t
ハルシオン圖　219t
ハルナール圖　45t,120t
バルビツール酸系麻酔薬　250
バルプロ酸　229t,238
パルミコート圖　101t,103t
ハロキサゾラム　219t
バロキサビルマルボキシル　196
パロキセチン　220,225t,226
ハロタン　249t
パロノセトロン　92t
ハロペリドール　222,223t
ハロペリドールデカン酸エステル
　223t
ハロマンス圖　223t
パンクロニウム　251t
汎血球減少症　230
バンコマイシン　186,187t,243t
半昏睡　257
バンスポリン圖　186t
バンデル圖　241t
ハンプ圖　63t,114t

ひ

非アトピー型気管支喘息　99
非アルコール性脂肪性肝炎　96
ビーマス圖　94t
ピオグリタゾン　143t,146
ビオスリー圖　93t
ビオヂアスターゼ1000　90
非オピオイド鎮痛薬　161
ビオフェルミン圖　93t
非可逆的コリンエステラーゼ阻害薬
　48
非核酸系逆転写酵素阻害薬　195
皮下組織　239,240
非カテコールアミン　43
皮下投与　18
ビカルタミド　138t,212t
非がん性慢性疼痛　165
非競合的拮抗薬　11
非競合的遮断薬　11
ビグアナイド（BG）薬　146
ビクシリン圖　186t
ビクトーザ圖　143t

非結核性抗酸菌　188,190
ピコスルファート　94t
ビサコジル　94t
ビジパーク圏　256t
ビ・シフロール圏　231t
微小管　207
微小管阻害薬　207
非上皮性がん　203
ヒスタミン　85,171,173,215
ヒスタミン作動性神経系　216
非ステロイド性抗炎症薬　88,153,157,180
ビスホスホネート製剤　179
ビスマス製剤　93
ビソプロロール　54t,56,59,63,67t,68
ビソルボン圏　107t
非脱分極性筋弛緩薬　253,255
ビタミンB₁₂　71,72t
ビタミンD₃　139
ビタミンK　78,262t
ビタミンK製剤　79
ビタミンK₂製剤　178
ビダラビン　197t,240t
非定型抗精神病薬　221,222
ヒトCRH圏　126t
ヒトインスリン　144t
ヒト下垂体性性腺刺激ホルモン　127t
ヒト血清アルブミン　82,83t
ヒト絨毛性性腺刺激ホルモン　127t
ヒト上皮増殖因子受容体2型　211
ヒトチロトロピン アルファ　127t
ヒト免疫グロブリン　82,83t
ヒト免疫不全ウイルス（HIV）感染症　194
ピトレシン圏　127t,257t
ヒドロキシジン　220
ヒドロキシコバラミン　72t
ヒドロクロロチアジド　114t,115
ヒドロコルチゾン　102,103t,125t,131t,132,241t,243t
ヒドロコルチゾンコハク酸エステル　259t
ビバレフリン圏　245t
ビビアント圏　136t,179t
ヒビテン圏　200t
ビフィズス菌　93t
皮膚糸状菌　192
皮膚疾患　239
皮膚疾患治療薬　240
ピペラシリンナトリウム　186t
ビペリデン　50t,231t,233
ヒベルナ圏　92t
ヒマシ油　94t
非麻薬性鎮咳薬　106
非麻薬性鎮痛薬　163

ピマリシン　243t
ピモベンダン　63
ヒューマリン圏　144t
ヒューマログ圏　144t
ピューラックス圏　200t
ヒュミラ圏　176t
病原微生物　183
表在性真菌症　192
表面麻酔　252
ピラジナミド　191
ピラマイド圏　191t
ピランテル　198t
ビリアード圏　195t
ビリスコピン圏　256t
ピリドスチグミン　48
ピルシカイニド　67t,68
ビルダグリプチン　143t,147
ヒルトニン圏　126t
ビルトリシド圏　198t
ビレチア圏　173t
ビレノキシン　245t
ピレンゼピン　50t,86t,87
ピロカルピン　47,243t,245t
ピロキシカム　158
広場恐怖症　219
ビンクリスチン　206t,207
貧血　70
貧血治療薬　71
ピンドロール　45t
頻尿　118
頻脈性不整脈　65

ふ
ファーストシン圏　186t
ファスジル　237
ファスティック圏　143t
ファビピラビル　196t,197
ファムシクロビル　197
ファムビル圏　197t
ファモチジン　86t,87,251t
ファルモルビシン圏　206t
ファロペネムナトリウム　186t
ファロム圏　186t
ファンガード圏　193t
ファンギゾン圏　193t
不安障害　219
フィズリン圏　127t
フィトナジオン　79
フィナステリド　138t
ブイフェンド圏　193t
フィブラート系薬　151
フィブリノゲン　83t
フェアストン圏　136t,212t
フェキソフェナジン　173t
フェジン圏　72t
フェソロデックス圏　136t,212t

フェニトイン　229t,258,259
フェニレフリン　44t,243t,251t
フェノチアジン系薬　222
フェノトリン　198t
フェノバール圏　229t
フェノバルビタール　229t
フェノフィブラート　150t,151
フェブキソスタット　154
フェブリク圏　154t
フェマーラ圏　136t,212t
フェルビナク　158t
フェルム圏　72t
フェロベリン圏　93t
フェロミア圏　72t
フェロン圏　97t
フェンシクリジン系麻酔薬　250
フェンタニル　163,260t
フェントス圏　163t
フェントラミン　45t
フォサマック圏　179t
フォシーガ圏　143t
フォスブロック圏　113t
フォリアミン　71,72t
フォルテオ圏　179t
不活化ワクチン　200
負荷量　26
不規則的下行性麻痺　247
副交感神経　37
副交感神経系に作用する薬　46
副交感神経遮断薬　48
副甲状腺機能亢進症　138
副甲状腺機能低下症　138
副甲状腺ホルモン　138
複雑部分発作　228
副作用　8
副腎皮質機能低下症　131
副腎皮質刺激ホルモン　124t
副腎皮質刺激ホルモン放出ホルモン　124t
副腎皮質ステロイド薬　72t,95,96,102,131,157,180,240
副腎皮質ホルモン　130
副腎皮質ホルモン合成阻害薬　134
副腎皮質ホルモン分泌異常症　131
副腎皮質ホルモン薬　240
副反応　201
附子　266
浮腫　113
不随意運動　232
ブスコパン圏　50t,86t
ブスルファン　205,206t
不整脈　65
ブセレリン　126t
フタラール　200t
ブチリルコリンエステラーゼ　46,234

ブチルスコポラミン　50t,86t,87
ブチロフェノン系薬　222,251
フッ化ピリミジン系薬　194
ブデソニド　101t,103t
ブテナフィン　193
ぶどう膜-強膜排出路　243
フドステイン　107t,108
ブナゾシン　45t,245t
不燃性揮発性液体　249
ブピバカイン　254t
ブフェキサマク　240t
ブプレノルフィン　164
部分アゴニスト　10
部分刺激薬　10
部分発作　228
ブホルミン　143t,146
フマル酸第一鉄　71,72t
不眠症　217
プラーク　57
フラグミン圖　75t
プラザキサ圖　75t
フラジール圖　198t
プラジカンテル　198t
ブラジキニン　160
プラスグレル　59t,60t,75t,76
プラスミノゲン　78
プラセボ効果　4
プラゾシン　45t
ブラダロン圖　118t
プラチナ（白金）製剤　206
プラノプロフェン　243t
プラバスタチン　148,150t
プラビックス圖　59t,75t
フラボキサート　118t
プラミペキソール　231t,232
プラリドキシム　48
プラリドキシムヨウ化メチル　263
プラルエント圖　150t
フランドル圖　59t
プランルカスト　103t,104,174
フリーラジカル　236
プリジスタ圖　195t
フリバス圖　45t,120t
プリビナ圖　44t
プリミドン　229t
ブリモニジン　245t
プリモボラン圖　72t,138t
ブリンゾラミド　245t
プリンペラン圖　92t
フルアンタゴニスト　10
フルイトラン圖　54t,114t,120t
フルオロウラシル　206
フルオロメトロン　243t
フルコナゾール　192,193t
プルシアンブルー　263t

フルシトシン　193t,194
プルゼニド圖　94t
フルタイド圖　103t
フルタイドエアゾール圖　101t
フルタイドディスカス圖　101t
フルタミド　138t,212t
フルチカゾン　101t,102,103t
フルチカゾン・サルメテロール　103t
フルチカゾン・ホルモテロール　103t
フルティフォーム圖　103t
フルデカシン圖　223t
フルドロコルチゾン　132
フルニトラゼパム　219t
フルバスタチン　148,150t
フルフェナジン　222,223t
フルフェナジンデカン酸エステル
　223t
ブルフェン圖　158t
フルベストラント　136,212t
フルボキサミン　220,225t,226
フルマゼニル　109,110,218,262t,263
フルメジン圖　223t
フルラゼパム　219t
フルルビプロフェン　158t
ブレオ圖　206t
ブレオマイシン　206t,208
フレカイニド　67t
プレガバリン　143t,147,167t
フレスミン圖　72t
プレセデックス圖　260t
プレタール圖　75t
ブレディニン圖　176t
プレドニゾロン　72,95t,131t,132,154t,
　241t,243t
プレドニン圖　72,95t,154t
プロ・バンサイン圖　50t
プロカイン　254t
プロカテロール　44t,101t,103t,104,
　259t
プロカニン圖　254t
プログラフ圖　176t
プロゲステロン　125t,134,136,137t
プロゲホルモン圖　137t
プロジフ圖　193t
プロスタール圖　120t,137t,138t
プロスタグランジンE製剤　88
プロスタット圖　137t,138t
プロセキソール圖　135t
フロセミド　63t,113t,114
プロタミン　77,262t
ブロチゾラム　219t
プロチレリン　126t
ブロッカー　10
プロテアーゼ阻害薬　195
プロドラッグ　23

プロトロンビン時間国際標準比　80
プロトンポンプ　13,85
プロトンポンプ阻害薬　86,87,88
ブロニカ圖　174t
プロノン圖　67t
プロパフェノン　67t
プロパンテリン　50t
プロピベリン　50t,118t
プロピルチオウラシル　129
プロブコール　150t,151
プロプラノロール　45t,67t,251t
プロペシア圖　138t
プロベネシド　154
プロポフォール　250,251t,260t
ブロムフェナク　243t
ブロムヘキシン　107
ブロムペリドール　222,223t
プロメタジン　92t,173
ブロモクリプチン　126t,231t,232
フロモックス圖　186t
プロラクチン　124t
プロラクチン放出抑制ホルモン　124t
フロリードF圖　193t
プロレナール圖　75t
分子標的薬　208
分泌異常症　123
分布　14,21
分布容積　22

ヘ

閉経後骨粗鬆症　178
ベイスン圖　143t
ペガシス圖　97t
ペグイントロン圖　97t
ベクティビックス圖　209t
ペグビソマント　127t
ベクロニウム　251t,255
ベクロメタゾン　101t
ベサコリン圖　118t
ベザトールSR圖　150t
ベザフィブラート　150t,151
ベシケア圖　118t
ベタキソロール　245t
ベタニス圖　44t,118t
ベタネコール　47,118t
ベタヒスチン　246t
ベタメタゾン　131t,132,241t,243t
ベタメタゾンリン酸エステル　259t
ペチジン　163t,251t,260t
ベトネベート圖　241t
ベトプティック圖　245t
ベニジピン　59
ベニシラミン　264t
ペニシリナーゼ　186
ペニシリンG圖　186t
ペニシリン系薬　185

ベネシッド圖 154t
ベネット圖 179t
ベネトリン圖 44t
ペネム系薬 185
ベノキシール圖 254t
ベバシズマブ 209t,210
ヘパリン 59t,60
ヘパリンカルシウム 75t
ヘパリン製剤 77
ヘパリンナトリウム 59t,75t
ペプシド圖 206t
ヘプスブリン圖 83t
ヘプセラ圖 97t
ペプチドグリカン 185,186,187
ペミロラスト 172t
ペムブロリズマブ 209t,211
ベムリディ圖 97t
ヘモグロビン濃度 70
ベラドンナアルカロイド 49
ベラニン圖 135t
ベラパミル 67t,68
ベラプロスト 75t,77
ペラミビル 196
ペリアクチン圖 173t
ヘリコバクター・ピロリ 88
ベリシット圖 150t
ペルオキシソーム増殖因子活性化受容
　　体γ 146
ペルオキシダーゼ 129
ペルゴリド 231t,232
ペルツズマブ 209t,211
ヘルベッサー圖 54t,59t,67t
ベルベリン 93
ベルマックス圖 231t
ペロスピロン 222,223t
ベンザミド系薬 222
ベンザリン圖 219t
ベンザルコニウム 200t
ベンジルペニシリンカリウム 186t
片頭痛 237
片頭痛治療薬 238
ベンズブロマロン 154
ベンセラジド 232
ベンゾジアゼピン系抗不安薬 220
ベンゾジアゼピン系睡眠薬 217,218
ベンゾジアゼピン系麻酔薬 250
ベンゾジアゼピン受容体遮断薬 263
ベンゾダイン圖 256t
ベンタサ圖 95t
ペンタゾシン 164,251t,260t
ベントシリン圖 186t
便秘 92,151,173

ほ
ボウイオウギトウ（防已黄耆湯） 267t
防御因子 86

防御因子促進薬 86,88
芳香性 L-アミノ酸脱炭酸酵素阻害薬
　　232
芳香性健胃薬 90
抱合体 23
放射性医薬品 256
放射線療法 203
放出ホルモン 125
放出抑制ホルモン 125
膨潤性下剤 93
房水 242,244
ボウフウツウショウサン（防風通聖散）
　　267t
ホクナリン圖 44t,103t
ボグリボース 143t
補充療法 3
ホスカビル圖 197t
ホスカルネットナトリウム 197t
ホスフルコナゾール 193t
ホスホジエステラーゼ３阻害薬 63
ホスホジエステラーゼ５阻害薬 121
ホスホマイシン 187
ホスホマイシン系薬 187
ホスホリパーゼ A₂ 156
ホスミシン圖 187t
ボスミン圖 257t,259t
ホスリボン圖 113t
ホチュウエッキトウ（補中益気湯）
　　267t
勃起不全治療薬 121
発作治療薬 100
発作予防薬 238
ボツリヌス毒素 255
ポビドンヨード 200t
ポプスカイン圖 254t
ホメピゾール 264t
ポラキス圖 118t
ポリエチレングリコール製剤 93
ポリエン系薬 193
ポリカルボフィルカルシウム 95t
ボリコナゾール 192t,193t
ポリスチレンスルホン酸カルシウム
　　113t
ポリスチレンスルホン酸ナトリウム
　　113t
ホリトロピン アルファ 127t
ホリナートカルシウム 262t
ポリフル圖 95t
ポリペプチド系薬 189
ポリミキシン B 187t,189
ポリメラーゼ 208
ボルタレン圖 158t
ホルモテロール 103t,104
ポンタール圖 158t
本態性高血圧症 53

ま
マーカイン圖 254t
マーズレン圖 86t
マーロックス圖 86t
マイコプラズマ属 188,190
マイスタン圖 229t
マイスネル小体 239
マイスリー圖 219t
マイテラーゼ圖 48t
マイトマイシン C 208
麻黄 266
マキシピーム圖 186t
マグコロール圖 94t
膜電位 13
マグミット圖 86t,120t
膜輸送 11
マクロゴール 94t
マクロライド系薬 188
麻酔前投薬 251
マスキン圖 200t
末梢化学受容器 108
末梢神経障害 191,207
末梢性筋弛緩薬 252,253
末梢性呼吸興奮薬 109
末梢性制吐薬 91
末梢性鎮咳薬 106
マドパー圖 231t
マブリン圖 206t
マプロチリン 225t,226
麻薬 34,161
麻薬管理者 34
麻薬拮抗性呼吸刺激薬 109
麻薬拮抗性鎮痛薬 163
麻薬拮抗薬 164
麻薬処方箋 5
麻薬性鎮咳薬 106
麻薬施用者 34
マラビロク 195t
慢性心不全 61
慢性膵炎 98
慢性中毒 261
マンニトール圖 114t,245t
D-マンニトール 114t,116,236t,245t

み
ミアンセリン 225t,226
ミオクロニー発作 228
ミオコールスプレー圖 59t
ミカファンギン 193t,194
ミグリトール 143t,146
ミケラン圖 45t,245t
ミコール酸 191
ミコナゾール 192t,193t,240t
ミコフェノール酸モフェチル
　　175t,176t
ミソプロストール 86t,88

ミゾリビン　175,176t
ミダゾラム　219t,250,251t,260t
ミチグリニド　143t,145
ミドドリン　44t
ミドリンM圖　50t
ミニプレス圖　45t
ミネラルコルチコイド　130
ミノサイクリン　187t,188
ミノマイシン圖　187t
未分画ヘパリン　77
耳鳴り　246
ミラベグロン　44t,118t
ミリスロール圖　63t,257t
ミルセラ圖　72t
ミルタザピン　225t,227
ミルトン圖　200t
ミルナシプラン　225t,227
ミルマグ圖　86t
ミルリーラ圖　63t
ミルリノン　63
ミロル圖　245t

む

無顆粒球症　87,129
ムコスタ圖　86t
ムコソルバン圖　107t
ムコダイン圖　107t
ムコフィリン圖　107t
無水カフェイン　109t,110
無水リン酸水素二ナトリウム　113t
ムスカリン受容体　39
ムスカリン様作用　39,46,48
ムスカリン性アセチルコリン受容体　90
無動　230

め

メイエストン圖　120t,138t
メイラックス圖　220
メインテート圖　54t,59t,63t,67t
メカセルミン　127t
メキシチール圖　67t,143t
メキシレチン　67t,68,143t,147
メキタジン　173
メクロフェノキサート　246t
メコバラミン　71,72t
メサデルム圖　241t
メサドン　163t
メサペイン圖　163t
メサラジン　95t
メジコン圖　106t
メスチノン圖　48t
メスナ　262t
メソトレキセート圖　206t
メタノール中毒　263
メタンフェタミン　44
メチコバール圖　72t

メチシリン耐性黄色ブドウ球菌　187,190
メチラポン　134
メチルテストステロン　138t
メチルプレドニゾロン　131t,132
メチルプレドニゾロンコハク酸エステル　259t
滅菌　198
メテノロン酢酸エステル　72t,73,138t
メトグルコ圖　143t
メトクロプラミド　92t
メトトレキサート　175,176t,181,206
メトプロロール　45t
メトホルミン　134t,146
メトリジン圖　44t
メトロニダゾール　198t
メナテトレノン　79,178,179t
メネシット圖　231t
メバロチン圖　150t
メピバカイン　254t
メファキン圖　198t
メフェナム酸　157,158t
メプチン圖　44t,101t,103t,259t
メプチンエアー圖　101t
メプチンスイングヘラー圖　101t
メフロキン　198t
メペンゾラート　50t,92,93t,95t,198t
めまい　246
めまい治療薬　246
メマリー圖　234t
メマンチン　234t,235
メラトニン　124t,217
メラトニン受容体刺激薬　218
メリスロン圖　246t
メルカプトプリン　206
メロキシカム　158t
メロペネム　185,186t
メロペン圖　186t
免疫関連有害事象　211
免疫グロブリン製剤　82
免疫増強薬　213
免疫チェックポイント　211
免疫チェックポイント阻害薬　211
免疫調節薬　181
免疫抑制作用　131
免疫抑制薬　73,174,181
メンタックス圖　193t

も

モービック圖　158t
モキシフロキサシン　243t
モザバプタン　127t
モダシン圖　186t
モノアミン酸化酵素-B（MAOB）　233
モノバクタム系薬　185
モビコール圖　94t

モルヒネ　161,163,251t
モルヒネ塩酸塩　163t
モルヒネ硫酸塩　163t
モンテプラーゼ　59,60,75t,79
モンテルカスト　103t,104,174

や

ヤーボイ圖　209t
薬剤耐性　190
薬剤耐性菌　190
薬毒物　261
薬物　1
薬物アレルギー　31,185
薬物依存　31
薬物（間）相互作用　31
薬物血中濃度-時間曲線下面積　14
薬物血中濃度モニタリング　25
薬物代謝酵素による肝クリアランス　30
薬物代謝反応　23
薬物耐性　30
薬物体内動態　14
薬物のタンパク質結合率　30
薬物の排泄　24
治療薬物モニタリング　188
薬物療法　2
薬用炭　93
薬理作用　8

ゆ

有害作用　8
有害事象　8
有機リン化合物　48
遊離型薬物　21
ユーロジン圖　219t
輸血用血液製剤　81
ユナシンS圖　186t
ユニフィルLA圖　103t
ユリーフ圖　45t,120t
ユリノーム圖　154t

よ

ヨウ化ナトリウム圖　256t
溶血性貧血　71
葉酸　71,72t,189
葉酸合成阻害薬　189
陽性症状　220,222
溶性ピロリン酸第二鉄　72t
用量-反応曲線　8
ヨードカプセル-123圖　256t
抑肝散　234
予防接種　200
予防療法　3
与薬の6R　3,269
四環系抗うつ薬　226

ら

ライ症候群　159
ラキソベロン圖　94t

酪酸菌　93t
ラクナ梗塞　235
ラジカット®　236t
ラシックス®　63t,113t,114t
ラジレス®　54t
ラステット®　206t
ラタノプロスト　245t
ラニナビル　196
ラニナミビルオクタン酸エステル　196t
ラパチニブ　209t,211
ラピアクタ®　196t
ラベタロール　45t
ラベプラゾールナトリウム　86t
ラボナール®　250t
ラマトロバン　174
ラミクタール®　229t
ラミシール®　193t
ラミブジン　97,195t
ラムシルマブ　209t,210
ラメルテオン　218
ラモセトロン　92t,95t
ラモトリギン　229t
ラルテグラビルカリウム　195t
ラロキシフェン　136t,179
ランゲルハンス島　141
ランソプラゾール　86t,87
ランダ®　206t
ランタス®　144t
ランドセン®　229t
卵胞刺激ホルモン　124t
卵胞ホルモン　125t,134

り

リアノジン受容体　255
リウマトレックス®　176t
リオチロニン　129
リオナ®　113t
リガンド　10
リクシアナ®　75t
リケッチア　188
リザベン®　172t
リスパダール®　223t
リスペリドン　222t,223t
リスミー®　219t
リスモダン®　67t
リセドロン酸　179
リゾチーム　240t
離脱症状　31,133,228
リツキサン®　209t
リツキシマブ　209t,211
リドカイン　67t,254t,257t,260t
リトドリン　44t
リトナビル　195t
利尿薬　56,64,113
リネゾリド　187t,189

リパーゼAP6　90
リバーロキサバン　75t,78
リバウンド現象　87
リバスジル　245t
リバスタッチ®　234t
リバスチグミン　234t,235
リバビリン　97
リピトール®　150t
リファジン®　191t
リファンピシン　191
リプル®　75t
リフレックス®　225t
リポキシゲナーゼ　156
リポクリン®　150t
リボソーム30Sサブユニット　188
リボソーム50Sサブユニット　188,189
リボトリール®　167t,229t
リポペプチド系薬　189
リマプロスト　75t,77
硫酸カナマイシン®　191t
硫酸ストレプトマイシン®　191t
硫酸ポリミキシンB®　187t
硫酸マグネシウム　94t,113t
リュープリン®　126t,212t
リュープロレリン　126t,212t
良性腫瘍　203
緑内障　48,113t,173t,243,244
緑内障治療薬　244
緑膿菌　188
リラグルチド　143t,147
リリーバー　100
リリカ®　143t,167t
リルピビリン　195t
リルマザホン　219t
リレンザ®　196t
リンコマイシン　189
リン酸水素カルシウム　178,179t
リン酸二水素ナトリウム一水和物　113t
リンデロン®　259t
リンデロン-DP®　241t
リンデロン-V®　241t
リンパ球　69
リンパ球機能阻害薬　175

る

ループ利尿薬　64,114
ルーラン®　223t
ルジオミール®　225t
ルシドリール®　246t
ルティナス®　137t
ルテウム®　137t
ルトラール®　137t,138t
ルビプロストン　94t
ルプラック®　114t

ルボックス®　225t
ルリコナゾール　240t

れ

レイアタッツ®　195
レギチーン®　45t
レゴラフェニブ　209t
レジオネラ属　188,190
レスキュー薬　166
レスキュラ®　245t
レスタミン®　173t
レスピア®　109t
レスプレン®　106t
レセルピン　45
レダコート®　241t
レトロゾール　136t,212t
レナジェル®　113t
レニベース®　54t,63t
レニン　56
レニン・アンギオテンシン系阻害薬　55,64
レニン阻害薬　56
レパーサ®　150t
レパグリニド　143t,145
レバミピド　86t,88
レバロルファン　164
レビー小体型認知症　234
レフルノミド　176t
レペタン®　164t
レベチラセタム　229t
レベトール®　97t
レベミル®　144t
レボチロキシン　129
レボドパ　231t,232
レボドパ・カルビドパ　231t
レボドパ・ベンセラジド　231t
レボドパ賦活薬　233
レボブノロール　245t
レボブピバカイン　254t
レボフロキサシン　187t,190,243t
レミケード®　95t,176t
レミニール®　234t
レミフェンタニル　163t
レメロン®　225t
レンドルミン®　219t

ろ

ロイケリン®　206t
ロイコトリエン関連薬　174
ロイコトリエン受容体遮断薬　104
ロイコトリエン類　157
老年性骨粗鬆症　178
ローガン®　45t
ローコール®　150t
ロカルトロール®　179t
ロキソニン®　158t
ロキソプロフェン　157,158t

ロクロニウム　255
ロサルタン　54,55,63t,143t,148
ロスバスタチン　148,150t
ロセフィン圏　186t
ロトリガ圏　150t
ロピバカイン　254t
ロフラゼプ酸　220
ロプレソール圏　45t
ロペミン圏　93t
ロペラミド　92,93t
ロミタピド　150t,151
ロミプロスチム　80
ロメフロキサシン　243t
ロメリジン　238
ロラゼパム　220
ロルメタゼパム　219t
ロレルコ圏　150t

わ

ワーファリン圏　75t
ワイテンス圏　44t
ワイパックス圏　220
ワクチン　200
ワゴスチグミン圏　48t,118t
ワソラン圏　67t
ワルファリン　75t,77
ワンアルファ圏　179t
ワンクリノン圏　137t
ワンデュロ圏　163t

欧文索引

数字

1,25-ジヒドロキシビタミン D_3　139
^{111}In-塩化インジウム（^{111}In）　256t
11β-水酸化酵素　134
^{123}I-ヨウ化ナトリウム（^{123}I）　256t
^{131}I-ヨウ化ナトリウム（^{131}I）　256t
1型糖尿病　141
I型肺胞上皮細胞　99
1-ヒドロキシビタミン D_3　139
^{201}Tl-塩化タリウム（^{201}Tl）　256t
2型糖尿病　141
II型肺胞上皮細胞　99
3β-ヒドロキシステロイド脱水素酵素　134
5-FU圏　206t
5-HT　215
5-HT$_{1A}$受容体　227
5-HT$_{1B}$受容体　238
5-HT$_{1D}$受容体　238
5-HT$_2$受容体　227
5-HT$_{2A}$受容体遮断作用　222
5-HT$_3$受容体　227
5-HT$_3$受容体遮断薬　91

5α還元酵素阻害薬　119,120,138
5-アミノサリチル酸製剤　95,96
50%致死量　8
50%中毒量　8
50%ブドウ糖液　258
50%有効量　8
6R　3,269
^{67}**Ga-クエン酸ガリウム**（^{67}**Ga**）　256t
70S複合体形成　189
^{81m}**Kr-クリプトン**（^{81m}**Kr**）　256t
^{99m}**Tc-過テクネチウム酸ナトリウム**（^{99m}**Tc**）　256t

ギリシア文字

α-グルコシダーゼ阻害薬　146
α遮断薬　57
α受容体　39
α_1受容体　39
α_1受容体遮断薬　118,119
α_2自己受容体　227
α_2受容体　39
α_2ヘテロ受容体　227
$\alpha\beta$遮断薬　56,59,63
β遮断薬　56,59,63
β受容体　39
β_1受容体　39
β_2受容体　39
β_2受容体刺激薬　104,118,259
β_3受容体　39
β_3受容体刺激薬　118
β-D-グルカン　192
β-ラクタマーゼ　186
β-ラクタム系薬　185
γ-アミノ酪酸　216

A

$A\beta$（amyloid β）　233
AADC阻害薬　232
ACE阻害薬　55,64
ACh　38,46,234
AChE　234
ACTH（adrenocorticotropic hormone）　124t
ADH（antidiuretic hormone）　124t
adjuvant chemotherapy　203
ADP　74
ADP P2Y$_{12}$受容体遮断薬　60,76
AIDS（acquired immunodeficiency syndrome）　194
all or none法則　29
ALS（advanced life support）　257
ANP（atrial natriuretic peptide）　64,116,125t
ARB　55,64
ATP感受性 K^+ チャネル　58,145
AUC（area under the curve）　14

Augsberger式　27

B

Bcr/Abl阻害薬　211
blood-brain barrier（BBB）　19
BLS（basic life support）　257
BPSD（behavioral and psychological symptoms of dementia）　233
BuChE　234

C

C-14脱メチル酵素　192
Ca拮抗薬　55,59
Ca^{2+}チャネル　12
cAMP　11
CD20　211
cGMP　11
Cl^-チャネル　12
CL（clearance）　26
CLtot（total clearance）　26
Cmax　14
CMV（cytomegalovirus）　197
COMT　233
COMT阻害薬　233
COX　74,156
COX阻害薬　60,75
CRH（corticotropin-releasing hormone）　124t
CSF　170
CTLA-4　211
CYP　23

D

D_2受容体遮断作用　220,222
D_2受容体遮断薬　88,91,234
DAA（direct-acting antiviral agent）　98
DMARDs　180,181
DNA依存性RNAポリメラーゼ　191,208
DNA合成　71
DNAジャイレース　190
DNAポリメラーゼ　197,198,208
DOAC（direct oral anticoagulant）　78
dose-response curve　8
DOTS（direct observed treatment short-course）　190
DPA（dopamin partial agonist）　222
DPP-4阻害薬　147

E

ED50　8
EGF　210
EGFR　210
EGFR阻害薬　210
EPA製剤　152

F

Faces Pain Scale（FPS）　166

FSH（follicle-stimulating hormone）124t

G

G タンパク質共役型受容体　11
GABA　216
GABA 作動性神経　217,231
GABAA 受容体　217
GFR（glomerular filtration rate）　25
GH（growth hormone）124t
GHIH（growth hormone-inhibiting hormone）124t
GHRH（growth hormone-releasing hormone）124t
GIP　147
GLP-1（glucagon-like peptide-1）125t,147
GLP-1 アナログ　147
GnRH 受容体刺激薬　212
GnRH 受容体遮断薬　212
GRF図　126t

H

H^+,K^+-ATPase　13
H_1 受容体　173
H_1 受容体遮断薬　91,173
H_2 受容体遮断薬　86,87
HBs　83
HDL-C　148
Helicobacter pylori　88
HER2　211
HER2 阻害薬　211
HHV（human herpes virus）　197
HIV（human immunodeficiency virus）　194
HMG図　127t
HMG-CoA 還元酵素　148
HMG-CoA 還元酵素阻害薬　148
HSV（herpes simplex virus）　197

I

IBS（irritable bowel syndrome）　95
ICSH（interstitial cell-stimulating hormone）124t
IFN　170
IFN-α　97t
IFN-β　97t
IgE　99,103,171t
IL　170
irAE（immune-related adverse event）　211

J

Japan Coma Scale（JCS）　257

K

K^+ チャネル　12
KCL 注図　113t

L

LATA　104

LD50　8
LDL-C　148
LH（luteinizing hormone）　124t
LH-RH図　126t
LT 類　157
LTRA　104

M

M 受容体　39
M_2 イオンチャネル阻害薬　196
M_3 受容体刺激薬　118
MAC（minimum alveolar concentration）　249
MAOB 阻害薬　233
MARTA（multi-acting receptor-targeted antipsychotic）　222
MIC（minimum inhibitory concentration）　184
MRSA　187,189,190
MS コンチン図　163t
MTP 阻害薬　151

N

Na^+,K^+-ATPase　13
Na^+/Ca^{2+} 交換輸送体　13
$Na^+/$グルコース共輸送体　146
Na^+-K^+-$2Cl^-$ 共輸送体　13,112
Na^+-K^+ 共輸送体　13
Na^+ チャネル　12,251
Na^+ ポンプ　13
NaSSA（noradrenergic and specific serotonergic antidepressant）227
neoadjuvant chemotherapy　203
NK_1 受容体遮断薬　91
NK 細胞　169
NMDA 型グルタミン酸受容体遮断薬　234,235
NM 受容体　39,255
NN 受容体　39
NPC1L1　151
NRS（Numerical Rating Scale）　166
NSAIDs　88,153,157,161,180
NSAIDs パルス療法　153

O

O-157　188
OD 錠　16
on-off 現象　232
OTC 医薬品　2

P

P 糖タンパク質　22
PCSK9　151
PCSK9 阻害薬　151
PD-1　211
PDE 阻害薬　76
PDE 3 阻害薬　63
PDE 5 阻害薬　121

PD-L1　212
PG 製剤　77
PEG-IFN-α2a　97t
PEG-IFN-α2b　97t
PGE　156
PGF2α　156
PGI2　156
PIH（prolactin-inhibiting hormone）124t
PPARγ　146
proton pump inhibitor（PPI）　86
PT-INR　80
PTP シート　272
PTSD　219

Q

QT 延長　188

R

RNA ポリメラーゼ阻害薬　97,197

S

SABA　100
SDA（serotonin-dopamine antagonist）　222
SERM（selective estrogen receptor modulator）　136
SERM 製剤　179
SGLT2 阻害薬　146
SIADH　222
SNRI（serotonin noradrenaline reuptake inhibitor）227
SSRI（selective serotonin reuptake inhibitor）220,226
SU 薬　145

T

T 細胞抗原受容体　169
$t_{1/2}$　14
T_3　124t,128
T_4　124t,128
TD_{50}　8
TDM（therapeutic drug monitoring）　25,188
Th1 細胞　169
Th2 サイトカイン阻害薬　174
Th2 細胞　170
therapeutic index　9
TIA（transient cerebral ischemic attack）　237
TIVA（total intravenous anesthesia）　249
t_{max}　14
TNF　170
t-PA　60,78,236
t-PA 製剤　79
TRH（thyrotropin-releasing hormone）124t
TSH（thyroid-stimulating hormone）

124t
TX 合成酵素　74
TX 合成酵素阻害薬　76
TXA$_2$　74,157

V

Vaughan Williams 分類　67
Vd（volume of distribution）　22

VEGF　210
VEGFR　210
Von Harnack　27
VZV（varicella-zoster virus）　197

W

wearing off 現象　232
WHO 方式 3 段階除痛ラダー　165

WHO 方式がん性疼痛治療法の基本 5
　原則　165

Y

Young 式　27

看護学テキスト NiCE

薬理学

2020年11月30日	第1刷発行
2023年2月9日	第2刷発行

編集者 荻田喜代一, 首藤　誠
発行者 小立鉦彦
発行所 株式会社 南 江 堂
〒113-8410 東京都文京区本郷三丁目42番6号
☎(出版)03-3811-7189　(営業)03-3811-7239
ホームページ https://www.nankodo.co.jp/
印刷・製本 日経印刷